21世纪体育系列教材 • 西南区体育教材教法研究会教材编审委员会审订

运动医学

YUNDONG YIXUE

主 编 邹克扬 贾 敏

北京师范大学出版集团
BEIJING NORMAL UNIVERSITY PUBLISHING GROUP
北京师范大学出版社

图书在版编目（CIP）数据

运动医学/邹克扬，贾敏主编．—北京：北京师范大学出版社，2010．4（2022．8 重印）

ISBN 978-7-303-10924-1

Ⅰ．①运…　Ⅱ．①邹…②贾…　Ⅲ．①运动医学　Ⅳ．①R87

中国版本图书馆 CIP 数据核字（2010）第 058195 号

营销中心电话　010-58802755　58800035
北师大出版社职业教育分社网　http：//zjfs.bnup.com
电子信箱　zhijiao@bnupg.com

出版发行：北京师范大学出版社　www.bnup.com
北京市西城区新街口外大街 12-3 号
邮政编码：100088

印　　刷：北京天泽润科贸有限公司
经　　销：全国新华书店
开　　本：730 mm×980 mm　1/16
印　　张：19.25
字　　数：310 千字
版　　次：2010 年 6 月第 1 版
印　　次：2022 年 8 月第 4 次印刷
定　　价：32.00 元

策划编辑：周光明　　责任编辑：宋淑玉
美术编辑：高　霞　　装帧设计：张　虹
责任校对：李　菡　　责任印制：陈　涛

西南区体育教材教法研究会理事会成员名单

教材编审委员会

前言

运动医学是医学与体育运动相结合的综合性应用学科，属于医学学科的范畴。本书根据国际运动医学联合会关于运动医学的定义而编写，主要内容包括运动医务监督、运动营养学、运动性损伤和运动性疾病治疗和预防等。

本书共七章。

第一章主要介绍体育运动的医务监督。包括体育教学、运动训练、比赛期间的医务监督和自我监督等。

第二章主要介绍营养卫生。主要介绍糖、脂肪、蛋白质、维生素、矿物质、水等营养素。

第三章主要介绍儿童少年、老年人、女子体育卫生。包括儿童少年、女子生长发育规律及其特点、老年人的生理特点、体育运动对抗衰老的作用，以及女子体育运动中的卫生问题和女运动员月经周期的医学问题。

第四章比较详细地介绍了运动性损伤和运动性疾病的急救（包扎、软组织损伤、关节脱位、骨折、出血、休克、心跳呼吸骤停的急救等）。

第五章比较详细地论述了运动性损伤和运动性疾病的常用十大治法。包括祖国医学的中药治疗、推拿按摩、针灸疗法、拔罐疗法和小夹板固定法，以及现代医学的封闭疗法、物理疗法、石膏绷带固定法、牵引疗法和手术疗法。

第六章比较详细地介绍了临床常见的29种运动性损伤的治疗。分为软组织损伤、关节脱位和骨折三大类。包括肩部、肘部与前臂、手部、骨盆与股部、膝部、小腿、足踝部、头颈、胸腹部和腰背部运动性损伤。

第七章比较详细地介绍了临床常见的20种运动性疾病的治疗。包括过度紧张、运动性疲劳、运动性贫血、运动性高血压、运动性心律失常、运动性晕厥、运动性猝死、运动性哮喘、血管运动性鼻炎、运动性头痛、运动性腹痛、肌肉痉挛、运动性低血糖、运动性血尿、运动性蛋白尿、运动性月经失调、运动性中暑、游泳性中耳炎、溺水和运动性冻伤等。

本书具有两大特色。一是强调学以致用，具有较强的实用性和操作性。重点介绍运动性损伤和运动性疾病的急救、常用治法和诊疗技术。二是突出中医元素，具有中国特色。充分体现中医药治疗运动性损伤和运动性疾病，具有的独特诊治手段和显著的临床疗效。

通过学习本书，力求实现以下目标：

一、熟悉掌握运动医学的基本知识和基本理论。

二、运用运动医学的知识和技术，对体育运动参加者在体育教学、运动训练、比赛和体育健身运动等方面，进行有效的医学监督和科学的指导，达到防治伤病、保障运动者的健康、增强体质的目的。

三、运用运动医学的基本知识和基本理论，研究运动性损伤和运动性疾病，有利于科学的锻炼；有利于改善运动条件，改进体育教学和训练方法，提高运动成绩。

本书比较适合于高等院校体育（非体育）专业的教师和学生。比较适合于专业运动员、集训运动员以及舞蹈、戏剧、杂技演员等文艺工作者。可以广泛用于从事体育健身活动的人民群众。还可以作为医务工作者的参考书。

贵阳中医学院第一附属医院骨科主任刘金华教授对书稿提出了有益的建议，贵州师范大学美术学院潘峰老师为本书绘图，贵阳中医学院第一附属医院唐挺老师为本书做了一些工作，在此一并致谢！

本书在编写过程中，参考了有关书籍，在此谨向作者深表谢意！由于水平有限，时间仓促，书中不妥之处难免，恳请同行和读者指正！

编　者

2009 年 11 月

目录

Contents

第一章　体育运动的医务监督

医务监督是指运用现代医学基本知识和体育运动理论，对从事体育运动者的身体进行全面的检查，对身体的健康状况、发育情况和训练水平进行客观的评价。医务监督为体育教师和教练员提供了科学的健身、训练和比赛的依据，确保健身、训练和比赛的顺利进行，有利于训练和在比赛中取得较好成绩。体育运动的医务监督，包括体育教学的医务监督、体育训练的医务监督、体育比赛的医务监督和自我医务监督等。

第一节　体育教学的医务监督

一、健康分组

体育课教学内容和方法要因人而异，合理安排与人体生理负荷相适应的运动量。根据学生的年龄、性别、健康状况、发育状况、机能水平、身体素质和基本的运动能力，进行健康分组。一般分为基本组、准备组和医疗体育组。

(一)基本组

基本组由身体健康，发育良好，功能正常，或发育与健康状况有轻微异常，但功能检查结果良好，且有一定锻炼基础的学生构成。基本组的教学要求，其根据是国家教育部制定的学校体育教学大纲，要求学生达到《国家体育锻炼标准》，鼓励学生加入学校体育代表队和参加比赛。

(二)准备组

准备组由身体发育和健康状况有轻微异常，但功能检查结果无明显改变，平时参加体育活动较少的学生构成。准备组的教学要求，可按国家教育部制定的体育教学大纲进行，但进度宜慢，活动强度宜小，中间休息时间宜长。准备组的学生不宜参加激烈的训练和剧烈的比赛，通过体育锻炼标准的期限也要适当延长。

(三)医疗体育组

医疗体育组由发育或健康状况有明显异常(如脊柱畸形、小儿麻痹后遗症、先天性心脏病等)或身患重病刚刚康复，或身体存在严重的永久性缺陷，不宜参加一般的体育活动的学生构成。医疗体育组的教学培养方案，由体育教师和医生共同研究制定。医疗体育组的学生考核标准要降低，学习期限适当延长。医疗体育组应多开设医疗体育课程，禁止参加激烈的体育活动。

基本组、准备组和医疗体育组的学生可以互相转组。经过一段时间的锻炼后，准备组的学生功能水平提高后，可转入基本组。医疗体育组的学生，可转入准备组或基本组。如果有不适应基本组或准备组教学要求的学生，应转入医疗体育组。

(四)体育运动的禁忌症

(1)体温升高的疾病，如感冒、咽喉炎、肺炎等。

(2)各种内脏疾病(如心、肺、肾、肝、胃、肠等)的急性期。

(3)有出血倾向的疾病，如肺结核咯血，伤后有出血危险，消化道出血不止等。

(4)化脓性疾病，如脓肿、甲沟炎等。

(5)月经过多或严重痛经的发作时期。

(6)恶性肿瘤。

二、运动场地设备的医务监督

建立健全运动场地、器材设备的检查制度。运动场地设备的医务监督，主要包括以下几个方面。

(1)认真做好运动场地的管理和安全卫生检查，及时维修损坏的场地设备。检查训练场地有无坑洼或障碍物、室内场地是否灰尘太多、游泳池水是否清洁；检查跑道是否平整，是否太硬太滑，沙坑是否过硬，或沙坑内是否有砖头石块等；检查坑沿是否高出地面，踏跳板是否与地面平齐等；检查爬绳、爬竿、跳箱、单双杠等固定器械有无年久失修的潜在危险；检查地面是否有厚度足够、大小适宜的海绵垫，海绵垫之间相互衔接得是否严密等。投掷场地应有明显的标志。

(2)认真做好体育运动器械的维护。检查体育运动器械安装是否牢固，接头是否松动或锈蚀，或放置位置是否欠妥；检查器械表面是否光滑或有裂缝。运动器械的高低、大小或重量是否符合锻炼者或运动员的年龄、性别、生理特点。

(3)检查室内体育馆的通风、照明、空气的温度和湿度等。

三、体育教学课中的医务监督

加强体育教学中的医务监督，有利于改进教学工作和提高教学质量，有利于预防运动性损伤和运动性疾病，增强学生体质。

(一)课前检查

(1)体育教师要以人为本，因人施教。在上体育课前和课间休息时，要认真做好场地器材设备的卫生监督和安全保障工作。充分了解学生健康状况，要根据健康分组进行体育教学，特别是要了解体弱多病学生的身体情况。建立学生健康档案，建立女生经期登记卡等。

(2)检查有无必要的防护用具(如护腕、护踝、护膝、护腰等)，运动时的服装和鞋袜是否符合运动卫生要求等。教育学生不要穿易滑的塑料底鞋上体育课。运动服装不要过于肥大或过紧，以宽松合适为宜。禁止将胸花、别针、小刀、铅笔等尖锐锋利的物品放在衣服口袋里，以免刺伤身体。

(二)课中检查

要密切注意学生的神色形态变化。在剧烈运动或教学比赛时，要注意观察学生的动态表情，如出现异常现象，应及时采取急救措施。要善于从学生语言、笑声、叹息或呻吟中，了解学生情绪和疲劳程度。通过询问，了解学生的主观感觉。测定学生脉搏，可及时评估运动量和运动负荷的大小，进而观察学生身体变化情况等。

(三)课外体育活动的医务监督

1. 早锻炼的医务监督

早锻炼的运动量和运动强度不宜过大，以身体发热、微有汗出，脉搏 150 次/分以内，锻炼时间以 20～30 分钟为宜。运动项目以广播体操、慢跑、气功、太极拳等为主。冬季锻炼务必注意防冻保暖。雾天尘埃多，要注意呼吸卫生，讲究呼吸方法。

2. 课间操的医务监督

课间操的运动量要适当控制。可选择轻松愉快的运动项目，如广播体操、韵律操、眼保健操、素质操、武术操、游戏或跳集体舞等。做眼保健操，手法要规范，穴位要准确。

四、体育教学组织的医务监督

学校应该建立医务监督组织，由学校附属医院或卫生院(所)负责。明确健康教育老师或专职医生负责学生体育教学、运动训练或比赛的医务监督工作。设有体育院系的学校，可以开设运动医学专业，培养运动医学人才，开展运动医学的教学和科学研究。

第二节　运动训练的医务监督

运动训练的医务监督，主要是根据运动员的年龄、性别、健康水平和训练程度等，合理安排运动强度和运动量，使运动员在不超过生理限度的情况下，潜力得到充分发挥，获得最好的运动成绩。同时，又要防止出现过度训练。运动训练的医务监督主要指标如下。

一、脉搏

在安静时，正常成年人脉搏(心率)在70次/分左右，正常范围是60～100次/分。如安静时心率超过100次/分者，称为窦性心动过速；安静时心率低于60次/分者，称为窦性心动过缓。心动过速常见于心脏疾病、甲状腺机能亢进、发热等。经常参加体育活动的人心率较低。训练有素的耐力项目运动员，常常出现窦性心动过缓，即安静时脉搏低于60次/分。这是由于长期训练，迷走神经紧张性增高所致，是心血管系统对长期训练产生适应的表现。运动员窦性心动过缓是普遍存在的。

可以通过脉搏来了解运动量的大小。在运动训练或比赛时，如脉搏超过180次/分者，为大运动量训练；150～180次/分为中等运动量；脉搏低于144次/分为小运动量。以脉搏恢复时间5～10分钟为标志，在5～10分钟内恢复运动前的脉搏次数者，为小运动量；在5～10分钟后比运动前快2～5次/分者，为中等运动量；在5～10分钟后比运动前快6～9次/分者，为大运动量。

二、血压

血压是体循环动脉血压的简称，是指血液在血管内流动时，作用于血管壁的压力，分为收缩压和舒张压。正常成年人动脉收缩压低于18.6kPa(140mmHg)，舒张压低于12kPa(90mmHg)。血压是反映运动员机能状态及疲劳程度的常用指标。正常情况下，清晨血压比较稳定。排除健康原因，如果清晨血压较平时增高20%，或经常在18.66/9.33kPa毫米汞柱以上，且持续两天以上不恢复者，常常是运动量过大、过度疲劳或机能下降的表现。

青少年运动员由于受到神经、内分泌系统发育的影响，易引起血压升高，称为青春期高血压。患青春期高血压的运动员，应避免进行连续紧张、激烈的比赛，尽可能少参加举重、摔跤等有屏气动作的运动项目。

三、血红蛋白

血红蛋白是红细胞中具有携氧功能的含铁蛋白质，是评定身体机能状况的一个重要生理指标。我国正常男子血红蛋白含量为120～160g/L，女子为105～150g/L。在训练期间，血红蛋白浓度正常，说明机体功能状况好；如血红蛋白下降10％以上，男子低于120g/L，女子低于105g/L，称为运动性贫血。同时，运动成绩下降，表示身体机能状况不好，应当注意调整运动量。一般说来，在一次紧张的比赛后，血红蛋白普遍下降，但经过赛后调整，大都能恢复至赛前水平。

四、心电图

心电图是记录心肌发生电激动的图形，既是临床上检查心脏疾病的一种重要方法，又是观察运动员机能状况的重要指标。训练有素的耐力项目运动员，由于迷走神经作用加强，心脏产生适应性变化，心电图往往表现出某些特征，如窦性心动过缓，房室传导阻滞等。当运动员运动量和运动负荷过大时，由于训练过度，也会出现窦性心动过缓等。如果心电图出现多发性早搏、显著窦性心律不齐、长期存在的不完全性右束枝传导阻滞、S～T段降低和T波倒置等假缺血性复极异常改变，尤其要密切关注。这是由于过度训练、过度疲劳等引起的心肌损害、心功能下降的典型表现。运动员常常有更明显的不良感觉，应调整训练计划，或暂停训练，进行临床检查。

五、最大摄氧量

最大摄氧量既是反映人体在有氧极限运动负荷时心肺功能水平的一个重要指标，又是判断运动员身体工作能力的重要依据。最大摄氧量受民族、性别、年龄、遗传和训练等多种因素的影响。正常成年人为2～3L/分。训练有素的运动员可达5～6L/分。最大摄氧量值的高低，主要取决于最大心输出量，即与心功能的强弱密切相关。新参加运动队训练的运动员，在训练期间最大摄氧量值稳步提高，说明训练计划得当，心肺功能提高明显，机体功能状况良好。经过长期运动训练，特别是耐力训练的运动员的最大摄氧量要高于从事其他运动项目的运动员。

六、血糖

血糖是血液中各种单糖的总称，主要是葡萄糖、半乳糖、果糖和甘露糖等。正常人清晨空腹时静脉血糖浓度为3.89～6.11mmol/L(70～110mg/dL)。临床上将空腹血糖浓度低于2.80mmol/L(50mg/dL者，称为低血糖。在训练期间，血糖正常，成绩提高，说明机体功能状况良好；如血糖持续下降，运动成绩下降，说明运动时间过长、运动量过大，血糖利用过度，葡萄糖过量消耗。

七、心脏

经常参加运动特别是从事耐力项目的运动员，心脏增大，形成运动性心脏肥厚。长期运动训练，可以导致毛细血管增多，冠状动脉扩张，并伴有心脏血管机能一系列的良好反应，如心动徐缓，心输出量增加，运动负荷试验反应良好，没有任何临床症状等。心电图有左室高电压、窦性心动过缓、S～T段和T波变化、房室传导异常等。病理性的心脏肥大，除了有病理性的心脏杂音外，还出现心悸、心律不齐、胸闷、气喘等。

第三节 比赛期间的医务监督

一、赛前医务监督

(1)坚持赛前体检制度

赛前要对运动员进行体格检查。重点检查心血管系统，主要有脉搏、血压、心脏听诊、胸透等，必要时还可做机能试验。如发现有感冒、发烧、过度疲劳、心动过速、心脏有病理性杂音、心电图有异常改变、外伤未愈或各种内脏器官的病变期等，不得参加比赛。女运动员要注意有无月经来潮，量多者不要参加剧烈活动。

(2)医务人员协助教练员做好比赛日程安排

根据运动员的年龄、性别进行分组。每个运动员每天比赛的项目不宜过多，比赛之间要保证有适当的休息时间。在制定计划时，要充分考虑气候条件。在炎热的夏天进行比赛，中午休息时间不得少于2.5～3小时。不在一天中最热的时间安排比赛。尽可能地将长距离跑项目安排在早晨第一项或下午天气凉爽的时候。另外，还应注意日程时间的安排，注意克服时差反应。

(3)做好赛前的运动场地、体育器械检查工作

饮食、救护配备的准备工作，以保障运动员的安全和比赛的顺利进行。选择合适的运动服装、运动鞋等。

(4)做好准备活动

运动员正式参赛前，针对不同项目的特点进行准备活动，先进行一般准备活动，然后做专项准备活动，特别要注意易伤部位的准备活动。

(5)注意赛前营养

应根据比赛项目、能量消耗等情况，妥善安排赛前膳食及就餐时间，增加蛋白质、糖、脂肪的供应量。

(6)做好赛前的各种宣传教育工作

介绍体育比赛的有关知识、比赛中的医务监督和保护、运动性损伤和运动性疾病等的急救等。特别是在冬春季，由于气温较低，一定要做好准备活动，避免肌肉和关节、韧带僵硬，导致运动性损伤和运动性疾病。

二、赛中医务监督

(1)现场救护

建立赛期临场医疗急救站，准备好必要的药品和医疗器械。密切关注运动员的身体情况和运动状态，以备随时急救。

(2)做好饮食饮水卫生工作

在炎热的气候条件下，要注意补充水和盐分，以防中暑、水和电解质代谢紊乱。注意运动员的营养卫生，讲究营养效果。

(3)严格遵守各项竞赛规则

发扬高尚的体育道德风尚，不要做出有可能伤及对方的粗野动作。如运动员受伤或受重击倒地，应根据伤情，做出是否终止比赛的决定。

三、赛后医务监督

(1)做好体格检查

针对比赛项目的特点和需要，在赛后的一定时间内，选择性地测定某些生理、生化指标，如脉搏、血压、体重、尿蛋白、心电图以及心功能实验等，密切观察机体疲劳以及体力的恢复情况。若发现异常改变，应该分析原因，并且及时处理。

(2)调配膳食，营养丰富

比赛时体能消耗很大，在比赛后的2～3天内，仍应补充丰富的营养物质，如含有高蛋白、高热量以及维生素B_1、维生素C等的食物，促进能量物质的代谢和机体功能恢复。

(3)注意休息，消除疲劳

在赛后休整期内，严格遵守运动员生活制度，保证充足的睡眠时间，使机体得到充分的休息。同时，通过整理活动、局部推拿按摩、热敷、温水浴、理疗、吸氧等，或采用暗示、心理调整、放松练习等心理疗法，或运用中药等，帮助消除疲劳，恢复体力。

(4)预防疾病

剧烈的比赛后，身体疲惫，抵抗力降低，容易患病。因此，要特别注意预防感冒及其他疾病。

第四节　自我监督

自我监督是指体育锻炼者对个人健康状况、身体反应、功能状况等进行自我观察和检查的方法。通过自我监督，有利于体育锻炼者对运动量大小做出间接评定，合理安排运动负荷；有利于避免运动性损伤和运动性疾病的发生。自我监督分为主观感觉和客观检查两大部分。

一、主观感觉

(1)精神状态

一是正常的感觉，主要表现在运动后疲劳消除较快，功能恢复较快，精神饱满，没有全身不适的感觉；二是不良感觉，主要表现在运动后出现四肢无力、肌肉酸痛、关节疼痛、头痛、恶心甚至呕吐、头晕、气喘、心前区憋闷和上腹部疼痛等，这是身体健康状况不良或运动量过大的表现。

(2)运动心情

分为渴望锻炼、愿意锻炼、不愿意锻炼三种。运动心情主要反映有没有训练的欲望。如有训练的欲望，则表明身体的机能状况良好。当身体机能正常时，精神饱满，体力充沛，渴望训练。如果健康状况不佳或出现过度训练时，就会出现心情不佳、厌烦训练等。特别是惧怕参加紧张训练和比赛，更加说明运动心情不好。

(3)睡眠

睡眠是反映神经系统功能状态的指标。睡眠状态良好，表现为入睡快，醒后精力充沛。如果入睡迟、夜间易醒、失眠，醒后仍有疲劳感等，说明睡眠状态不好，表明运动负荷已超过了机体的负担能力，或机体已过度疲劳，需要进行调整。

(4)食欲

食欲是反映中枢神经系统是否疲劳的指标之一。参加适当的体育运动后，能量消耗大，食欲良好，想进食，食量大。如果运动后不想进食，食量减少，并在一定时期内不能恢复食欲，排除其他疾病之后，则表明中枢神经系统已疲劳。消化系统功能下降，身体机能和健康状况也较低。

(5)出汗量

运动时出汗量的多少与运动量大小、训练程度、饮水量、空气温度、湿度、衣着厚薄以及神经系统状况密切相关。在观察出汗时，应特别注意是否有盗汗(即夜间睡眠中出大量冷汗的现象，医学上称为盗汗)。盗汗是植物神经系统功能紊乱或身体疲劳的表现，也是内脏器官患病的征兆，应高度注意。在相同条件下，出汗多表明技能水平下降。

二、客观感觉

(1)脉搏

脉搏主要反映心血管的机能状况。临床上测量脉搏是一个不可缺少的检查项目，中医更将切脉作为四诊之一。正常人的脉搏和心跳是一致的。脉搏的频率与年龄、性别、运动、情绪、休息和睡眠密切相关。脉搏与训练水平有关，一般说来，经过半年系统训练后，脉搏可在原有的基础上下降 3～4 次/分；经过一年训练后可下降 5～8 次/分。训练水平高特别是参加耐力项目训练的运动员，常常出现心动过缓，这是系统训练后的良好反应，属于正常生理现象。

早晨安静时(平卧或静坐)，健康青少年脉搏 68～82 次/分。经过一段时间的锻炼后，心脏机能增强，脉搏可逐渐减少，一般是一月后减少到 65～72 次/分。一般运动量，锻炼后一小时内脉搏即可恢复到锻炼前的水平。运动量较大时，经过一夜的休息，次日凌晨也应恢复正常。运动量过大，运动中脉搏可达到 140～180 次/分，运动结束一小时后恢复为 90～100 次/分，次日可恢复到 80～90 次/分，这都是属于生理性疲劳。若次日早晨脉搏仍维持在 90～100 次/分，甚至更高，则说明前一天运动量过大，机能反应不良，疲劳未能消除或存在感染，应减少运动量。

(2)体重

体重综合反映了人体肌肉、脂肪、内脏器官及骨骼等生长发育的情况，是评定学生身体发育的基本标准之一。健康青少年的体重是相对稳定增长的。运动训练或者比赛后，体重常常下降。体重下降的幅度与运动强度、运动持续时间成正比。一般说来，经过系统的体育运动后，体重变化呈现三个特点：第一阶段：由于机体失去过多的水分和脂肪，体重有逐渐下降的趋势，一般下降 2～3kg。这个阶段一般持续 3～4 周。体型较胖或参加系统训练前较少活动者，体重下降的幅度可能还要大一些。第二阶段：体重处于稳定时期。运动后体重减轻，但在 1～2 天内得到完全恢复。这个阶段持续 5～6 周以上。第三阶段：由于肌肉等组织逐渐发达，体重有所增加，并保持在一定的水平上。如果发现体重减轻了 2～3kg 以上，应考虑是否运动量太大。如减少运动量，体重仍不能回升，就需去医院检查。

如果体重持续下降并伴有其他异常情况，如睡眠失常、情绪恶化等，可能为早期过度训练或身体患有慢性消耗性病变(如肺结核、甲状腺机能亢进)、热能不足等。进行大运动量训练的运动员在停止训练后，体重增加，是生理反应。如果体重逐渐增加，表明运动量小，热量累积过多。

(3)运动成绩

坚持进行科学合理的训练，运动成绩能够逐渐提高，并保持在较高的水平上。从运动医学的角度来看，运动成绩长期不提高或下降，主要反映了两个方面的问题：一是身体机能状况不良，二是早期过度训练。

第二章 营养卫生

营养是指人体从外部环境摄取、消化、吸收与利用食物和养料的综合过程。营养是人体正常生长发育、进行各种生理活动、物质代谢的重要物质保证。营养素是指能在体内吸收，具有供给热能，构成机体组织，调节生理功能，参与机体正常代谢所必需的物质。

人体需要的营养素共分为六大类：蛋白质、脂肪、糖、维生素、矿物质和水。营养素分为宏量营养素和微量营养素。宏量营养素包括蛋白质、脂肪、糖、维生素和水。它是构成膳食的主要部分，提供能量，维持生命活动，促进生长发育所需要的必需营养素。微量营养素是指矿物质，主要有铁、锌、钙、碘、硒、磷和镁等。微量营养素是机体骨骼、牙齿组成的重要成分，在维护正常的生理活动，参与机体新陈代谢等方面，发挥着极其重要的作用。

营养素来源于食物。每一种食物都包含有人体所需的营养素，每一种食物中的营养素的种类和含量不尽相同，任何一种营养素只具备一定的营养功能。因此，需要从多种食物中获取人体所需要的各种营养素。

第一节 糖

糖类物质又称为碳水化合物，是人体三大营养素之一，是人类赖以生存的重要物质之一。

一、营养功用

(1)提供能量

糖是人体能量的主要来源，人体所需总热能的60%～70%是由糖供给的。1g葡萄糖在体内完全氧化分解，可释放约4千卡的能量。体内所有组织细胞都可以利用葡萄糖，其中有些组织更是依赖葡萄糖供能，如脑组织就是直接利用血液中的葡萄糖供给能量。疲劳或饥饿时，糖被迅速吸收以升高血糖，改善疲劳或饥饿状态。

(2)构成机体的重要物质

糖是合成体内某些氨基酸、脂肪、胆固醇、核苷等物质的原料，也是机体组织细胞如糖蛋白、蛋白聚糖、糖脂等的组成成分，如糖蛋白是细胞膜的重要成分，黏蛋白是结缔组织的重要成分，糖脂是神经组织的重要成分。另外，人体血浆蛋白、抗体、某些酶和激素中也含有糖。

(3)维持脑细胞的正常功能

人体大脑细胞必须依靠血糖供给能量，葡萄糖是维持大脑正常功能的必需营养素。当血糖浓度下降或出现低血糖时，脑组织可因缺乏能量而使脑细胞功能受损，造成功能障碍，出现头晕、心悸、出冷汗甚至昏迷等。

(4)调节脂肪代谢

在糖供给能量的基础上，脂肪在人体内完全氧化。当体内糖不足时，或身体不能充分利用糖时(如糖尿病患者)，所需的能量大部分将由脂肪供给。脂肪氧化不完全，会产生一定数量的酮体。如果酮体聚积过多，血液的酸度偏高，碱度偏低，就会引起酮性昏迷。因此，糖有抗酮作用。另外，吃糖过多，剩余的部分就会转化为脂肪，容易导致肥胖。

(5)节省蛋白质

蛋白质进入机体后，组织中游离氨基酸浓度增加。氨基酸在合成蛋白质时，需要耗能。在合成蛋白质的过程中，同时摄入糖类补充能量，可节省部分氨基酸，有利于蛋白质的合成，同时，可使更多的蛋白质用于组织的建造和再生。

(6)提供膳食纤维

食物纤维是一种糖类。人体消化酶无法分解食物纤维，因此，食物纤维不能被吸收。食物纤维能吸收水分，使粪便变软，体积增大，促进肠蠕动的加快加强，有利于排便。同时，纤维素又能给肠道内的微生物提供能量，合成维生素B。

二、来源和供给量

(1)来源

在自然界中，糖是最丰富的有机化合物。糖类主要以淀粉、纤维素等形式存在于大米、面粉、玉米、小米、薯类、豆类、米面制品、蔬菜和水果中。在植物中糖约占其干物质重的80%。

(2)供给量

由于人们生活习惯、饮食结构和劳动强度的不同，糖的食用量也不相同。国外近几年比较一致的看法是：糖的食用量每日每公斤体重控制在0.5g左右。婴幼儿的主食是牛羊奶，应注意少加糖，培养不嗜甜食的饮食习惯。

三、过量摄入糖对人体的危害

(1)导致心血管疾病

长期过量的摄入糖，容易影响体内脂肪的消耗，造成脂肪堆积。世界卫生组织调查发现，食糖摄入过多会导致心脏病、高血压病、血管硬化症及脑溢血、糖尿病等。

(2)降低抵抗力

长期过量的摄入糖，容易产生饱胀感，食欲不佳，影响食物的摄入量，导致多种营养素的缺乏。同时，由于糖属酸性物质，长期高糖饮食，容易导致人体内环境失调，改变人体血液的酸碱度，出现酸性体质，容易降低白细胞的抵御能力，从而降低抵抗力。

(3)破坏牙齿

长期过量的摄入糖，如又不注意口腔卫生，则为口腔内的细菌提供繁殖的良好条件。在乳酸菌作用下，产生大量的酸，容易导致口腔溃疡。由于牙齿脱钙，容易发生龋齿。

(4)影响骨骼的生长发育

长期过量的摄入糖，直接影响儿童骨骼的生长发育和身高。维生素 B_1 是糖在体内转化为能量时必需的物质，长期过量的摄入糖，使体内维生素 B_1 的含量减少。当维生素 B_1 不足时，降低了神经和肌肉的活动能力。因此，偶然摔倒容易发生骨折。长期过量的摄入糖还可导致软骨症、佝偻病、近视、老年性白内障和消化道疾病等。

第二节　脂　　肪

脂肪是甘油和三分子脂肪酸合成的甘油三酯，主要有中性脂肪和类脂等。中性脂肪即甘油三酯，是猪油、花生油、豆油、菜油和芝麻油的主要成分；类脂包括磷脂(卵磷脂、脑磷脂、肌醇磷脂等)。食物中的脂肪通过胃肠消化吸收后，大部分又转变为脂肪。脂肪主要分布在人体皮下组织、大网膜、肠系膜和肾脏周围等处。

一、营养功用

(1)提供和储存热量

脂肪是高效的热量物质，每 g 脂肪含有 37.63 千焦耳(9 千卡)的热量，而碳水化合物和蛋白质每 g 仅含 16.72 千焦耳(4 千卡)的热量，相当于碳水化合物和蛋白质的两倍多。人体从脂肪中获得的热量占总热量的 35％～40％，这些热量支撑着人体的生理活动。脂肪还具有储存热量的功能。当人体需要大量的热量时，脂肪就会把储存起来的热量释放出来供人体消耗。

(2)身体细胞的重要组成成分

脂肪是生命的重要物质基础，约占人体总重的 10％～14％。脂肪中的磷脂、固醇、糖脂构成细胞膜的类脂层，是形成新组织和修补旧组织、调节代谢、合成激素所不可缺少的物质。胆固醇又是合成胆汁酸、维生素 D 和类固醇激素的原料。

(3)维持体温

脂肪本身不易导热，主要储存于皮下。皮下脂肪既可减少身体热量散失，又可阻止外界热能传导到体内，具有维持正常体温的作用。

(4)保护机体和内脏

脂肪组织具有固定心、肺、胃、肾等器官的作用，使它们不会发生移位。脂肪组织对器官、关节和神经组织起到隔离层的作用，能够有效地避免组织之间和器官之间的相互摩擦。此外，脂肪还具有缓冲外力冲击，保护内脏的作用。

(5)促进脂溶性维生素的吸收

脂溶性维生素(维生素 A、维生素 D、维生素 E、维生素 K)只存在于脂肪中。脂溶性维生素只有在脂肪存在的环境中才能被吸收，如果脂肪缺乏，脂溶性维生素无法被人体吸收和利用。

(6)增进食欲，增加饱腹感

脂肪有利于提高食品的香气和味道，增进食欲。脂肪在胃肠道内停留时间长，既有利于各种营养素的消化吸收，又增加了饱腹感。

二、来源和供给量

(1)来源

脂肪的主要来源有三：一是烹调用油脂(花生油、菜籽油、豆油、葵花籽油、红花油，亚麻油等)和动物的肉、内脏；二是各类坚果(核桃仁、杏仁、花生仁、葵花籽仁等)；三是各种豆类，如黄豆、红小豆、黑豆等。

(2)供给量

脂肪供给量尚无标准。由于经济发展水平和饮食习惯的差异，在不同地区，脂肪的实际摄入量差异很大。我国营养学会建议膳食脂肪供给量在总能量的 30%以下比较合适，其中饱和、单不饱和、多不饱和脂肪酸的比例应为 1∶1∶1。亚油酸提供的能量能达到总能量的 1%～2%即可满足人体对必需脂肪酸的需要。

三、过量摄入脂肪对人体的危害

(1)脂肪肝

长期过量的摄入脂肪容易引起脂肪肝。肝脏内的脂肪含量超过肝脏重量

(湿重)的5%，即为脂肪肝。近年来，脂肪肝发病率有不断上升的趋势，脂肪肝已成为一种临床常见病。

(2)肥胖

长期过量的摄入脂肪将产生肥胖，并导致一些慢性病的发生。膳食脂肪总量增加，还会诱发或者增大某些癌症的发病率。

(3)诱发心脑血管疾病和高血压

长期过量的摄入脂肪容易诱发心脑血管疾病、高血压、糖尿病等。

第三节　蛋白质

蛋白质是一种复杂的有机化合物，是生命的物质基础，没有蛋白质就没有生命。人体的生长、发育、运动、遗传、繁殖等都离不开蛋白质。

一、营养功用

(1)构成机体组织细胞的主要原料

蛋白质是生命的物质基础，是肌体的重要组成部分。正常人体内16%～20%是蛋白质。人体的肌肉、神经、结缔组织、腺体、精液、皮肤、血液、毛发、角、喙等，其主要成分就是蛋白质。蛋白质具有传导、运输、支持、保护、连接、运动等多种功能。肌肉、肝、脾等组织器官的干物质含蛋白质80%以上。同时，蛋白质还是人体组织更新和修补的主要原料。

(2)构成体内各种重要的生理活性物质

在生命和代谢活动中起催化作用的酶、某些起调节作用的激素、构成神经递质乙酰胆碱、五羟色氨、具有免疫和防御机能的抗体(免疫细胞和免疫蛋白)等，其主要成分就是蛋白质。

(3)维持机体正常的新陈代谢和各类物质在体内的输送

细胞膜和血液中的蛋白质担负着各类物质运输的载体作用。如血红蛋白输送氧、脂蛋白输送脂肪、细胞膜上的受体还有转运蛋白等作用。

(4)维持机体内的渗透压的平衡及体液的酸碱平衡

(5)提供热能

当机体需要热能时，1g蛋白质在体内约产生16.72千焦耳(4千卡)的能量。在机体能量供应不足时，蛋白质被分解释放能量，维持机体的代谢活动。当摄入蛋白质过多或氨基酸不平衡时，多余的部分也可能转化成糖、脂肪。

二、来源和供给量

(1)来源

蛋白质分为动物蛋白和植物蛋白两大类。动物蛋白主要来源于牛奶、羊奶、牛肉、羊肉、猪肉、狗肉、鸡肉、鸭肉、鹅肉、鹌鹑肉、鸡蛋、鸭蛋及鱼、虾、蟹等。植物蛋白主要来源于豆类和豆制品，包括黄豆、大青豆和黑豆等，其中以黄豆的营养价值最高。另外，芝麻、瓜子、核桃、杏仁、松子等干果类的蛋白质含量也较高。动物蛋白的生物利用度比植物蛋白要高，所以被认为是优质蛋白。

(2)供给量

成年人蛋白质需要量以每日每 kg 体重 1.2g 为宜。婴幼儿、青少年、怀孕期间的妇女、伤员和运动员通常每日需要摄入更多蛋白质。早餐必须摄取充分的蛋白质。

三、过量摄入蛋白质对人体的危害

蛋白质在体内不能贮存，多了人体无法吸收。长期过量的摄入蛋白质，将会因代谢障碍产生蛋白质中毒甚至死亡。长期过量的摄入蛋白质容易使人发胖，并引发多种疾病，如冠心病、心脏病、中风等。

第四节　维生素

维生素是维持人体生命活动必需的营养物质。维生素需要量虽小，但大多数维生素在人体内不能合成，所以必须通过食物有规律地从外界摄取。维生素种类较多，每种维生素的功能各有不同，不能相互替代，也没有其他可以替代的物质。维生素分为脂溶性维生素和水溶性维生素两种。

一、维生素 A

维生素 A 又称视黄醇、类胡萝卜素，是脂溶性维生素，存在于哺乳动物和鱼的肝脏中。

(一)营养功用

(1)维持视觉

维生素 A 能够促进视觉细胞内感光色素的形成，具有调试眼睛适应外界光线强弱的能力，以降低夜盲症和视力减退的发生，维持正常的视觉反应。

(2)丘脑、脑垂体等分泌的激素的营养成分

维生素A是丘脑、脑垂体等分泌的激素的营养成分，具有相当于类固醇激素的作用，可促进糖蛋白的合成，促进生长、发育，强壮骨骼，维护头发、牙齿和牙床的健康。

(3)维持上皮结构的完整与健全

维生素A能够调节上皮组织细胞的生长，维持上皮组织的正常形态与功能，保持皮肤湿润，防止皮肤黏膜干燥角质化，不易受细菌伤害。维生素A治疗粉刺、脓包、疖疮，皮肤表面溃疡，祛除老年斑等有较好的疗效。

(4)增强免疫力

维生素A有助于维持免疫系统功能正常，有抗呼吸系统感染的作用，能够加强对传染病及寄生虫感染的抵抗力，有利于肺气肿、甲状腺机能亢进的治疗。

(5)清除自由基

维生素A具有一定的抗氧化作用，可以中和有害的游离基。

(二)来源和供给量

(1)来源

维生素A主要来源于动物的肝脏、鳕鱼、大比目鱼和鱼油、鸡蛋、肉类、奶及奶制品。除此之外，还有富含维生素A原(胡萝卜素)的食物，如绿叶菜类、黄色菜类以及水果类，如胡萝卜、豌豆苗、红心甜薯、青椒、菠菜、苜蓿等。

(2)供给量

正常成人每天维生素A的需要量约为3000国际单位(0.3μg维生素A)，女性、儿童约为2000～2500国际单位。孕妇需特别注意其安全用量，以免产生畸形儿。哺乳期女性，可另外增加500国际单位。

(三)过量摄入维生素A对人体的危害

(1)如成人连续几个月每天摄取5000国际单位以上，就会引起中毒现象，出现易激动、疲乏、头痛、恶心、呕吐、肌肉无力、坐立不安；食欲降低、腹痛、腹泻、肝脾肿大、黄疸；骨关节疼痛；皮肤干燥、发痒、鳞皮、皮疹、脱皮、脱发、指(趾)甲易脆；血液中血红蛋白和钾减少，凝血时间延长，易于出血等。

(2)孕妇摄入过量的维生素A，既对母体不利，导致倦睡、头痛、呕吐、乳头水肿等，又影响到胎儿的生长发育，主要表现为新生儿面部、头部、心脏、肾脏、神经系统的先天性缺陷或畸形。

二、维生素B

维生素B是一种水溶性维生素，有10余种。人体所需的维生素B主要有

维生素 B_1、维生素 B_2、维生素 B_6、维生素 B_{12}、烟酸、泛酸、叶酸等。

(一)维生素 B_1

1. 营养功用

(1)构成辅酶，维持体内正常代谢。

(2)抑制胆碱酯酶的活性，促进胃肠蠕动。

(3)强化神经系统功能，保持心脑功能的正常活动，可增强儿童的学习能力。

(4)维生素 B_1 具有一定程度的驱蚊防蚊作用。

维生素 B_1 缺乏主要影响心血管系统和神经系统，导致的疾病称脚气病，临床上根据年龄差异分为成人脚气病和婴儿脚气病。

2. 来源和供给量

(1)来源

主要来源于豆类、糙米、牛奶、家禽、葵花子仁、花生、瘦猪肉等，以及小麦、小米、玉米、大米等谷类食物。

(2)供给量

正常成人每天的维生素 B_1 需要量为 1.3～1.4mg，可耐受最高摄入量(UL)为每天 50mg。

3. 过量摄入维生素 B_1 对人体的危害

维生素 B_1 从肾脏排出，一般不会出现维生素 B_1 的中毒现象。如果摄入量超过推荐量的 100 倍，可出现头痛、口苦、皮肤潮红、发热、恶心、呕吐等不良反应，甚至抽搐、衰弱、麻痹、心律失常和过敏反应等。

(二)维生素 B_2

维生素 B_2 又称核黄素，是一种水溶性维生素，具有耐热、耐酸、耐氧化特点。

1. 营养功用

(1)参与机体多种辅酶的构成和体内一系列复杂的生化反应过程，如参与碳水化合物、蛋白质、核酸和脂肪的代谢，能够提高机体对蛋白质的利用率，促进生长发育。在人体生理负荷增加或应激时，机体对维生素 B_2 的需要量大为增加。

(2)参与细胞的生长代谢，是机体组织代谢和修复的必需营养素。强化肝功能、调节肾上腺素的分泌。

(3)保护皮肤毛囊黏膜及皮脂腺，防止白内障，防止皮肤粗糙；维持口腔及消化道黏膜的健康；可校正、维持视力。

2. 来源和供给量

(1)来源

主要来源于瘦肉、蛋黄、糙米、小米及绿叶蔬菜、紫菜、香菇、鲜豆、花生等。在牛肝、鸡肝、螃蟹、鳝鱼、小麦胚芽、鸡蛋、乳、奶酪中，也含有丰富的维生素 B_2。

(2)供给量

正常成人每天的维生素 B_2 需要量为 15～20mg。

3. 摄入不够对人体的危害

服用避孕药、妊娠中、哺乳期的妇女，维生素 B_2 的需要量增大；不经常吃瘦肉和奶制品的人应注意补充维生素 B_2。因患溃疡病或糖尿病而长期进行饮食控制的人较易产生维生素 B_2 不足的现象。

维生素 B_2 缺乏，可导致维生素 B_2 缺乏症，又称为核黄素缺乏病，出现口腔、唇、皮肤、生殖器的炎症和机能障碍。维生素 B_2 缺乏还可导致眼结膜充血、易流泪、易有倦怠感、头晕等。

(三)维生素 B_6

维生素 B_6 是一种水溶性维生素。

1. 营养作用

(1)参与多种酶的反应

维生素 B_6 以辅酶形式存在时，参与约 100 种酶反应，除参与神经递质、糖原、神经鞘磷脂、血红素、类固醇和核酸的代谢之外，还参与所有氨基酸代谢。

(2)参与碳水化合物和脂肪的代谢

维生素 B_6 是制造抗体和红血球的必要物质，能适当地消化、吸收蛋白质和脂肪；可促进核酸的合成，防止组织器官的老化；参与胰岛素的合成，防治糖尿病；作为转氨酶等的辅酶，对治疗肝炎、肝硬化有重要作用；能够降低胆固醇，防治血管硬化。

(3)刺激白细胞生成，提高免疫力。

2. 来源和供给量

(1)来源

主要来源于肝、鸡肉、鱼肉、牛奶、酵母、豆类、蛋黄、糙米、绿叶蔬菜、香蕉和坚果类等。

(2)供给量

维生素 B_6 的适宜摄入量(AI)18 岁以上、50 岁以下为每天 1.2～1.5mg，孕妇、乳母为 1.9mg。可耐受最高摄入量(UL)为儿童每天 50mg，成人每天 100mg。

3. 维生素 B_6 摄入不当对人体的危害

维生素 B_6 缺乏，可以引起贫血、脂溢性皮炎、舌炎等。维生素 B_6 缺乏对儿童的影响高于成年人，可导致烦躁、肌肉抽搐、癫痫样惊厥、呕吐、腹痛、体重下降以及脑电图异常等。

每天服用维生素 B_6 200mg 即产生药物依赖。长期大剂量补充维生素 B_6，能够导致神经功能紊乱、贫血、失眠和变形性皮肤损伤。还容易导致周围神经炎，出现神经感觉异常，进行性步态不稳，手足麻木，停药后症状虽可缓解，但仍可感觉软弱无力。

(四)维生素 B_{12}

维生素 B_{12} 又叫钴胺素，因含有钴而呈红色，又称为红色维生素，是一种水溶性维生素。

1. 营养作用

(1)参与、促进红细胞的发育、分裂和成熟，维护正常造血机能，使机体造血机能处于正常状态，预防恶性贫血。

(2)促进碳水化合物、脂肪和蛋白质代谢，以辅酶的形式间接参与三羧酸循环；参与髓磷脂的合成，在维护有鞘神经纤维的正常功能中起重要作用。

(3)具有活化氨基酸的作用和促进核酸的生物合成，可促进蛋白质的合成，促进人体生长发育。它对婴幼儿的生长发育有重要作用。

(4)参与叶酸代谢，是叶酸活化利用的前提因素，因此，可增加叶酸的利用率，增强体力，消除烦躁不安，促使注意力集中，增进记忆力与平衡感。

2. 来源和供给量

(1)来源

主要来源于动物的肝、肾、肉，以及蛋、鱼、奶等。

(2)供给量

人体对维生素 B_{12} 的需要量极少，在一般情况下不会缺少。正常成人每天的维生素 B_{12} 需要量为 $3\mu g$。

在月经期间或月经前、孕妇及哺乳期妇女补充维生素 B_{12}，老人、素食且不吃蛋和奶制品者、经常大量喝酒者，都有必要补充维生素 B_{12}。

3. 维生素 B_{12} 摄入不足对人体的危害

维生素 B_{12} 缺乏症：疲倦、精神抑郁、记忆力衰退、恶性贫血，背痛，四肢疼痛，神态呆滞，精神或其他神经失常。也有可能引起贫血症，但非常少见。

三、维生素 C

维生素 C 又称抗坏血酸，是一种水溶性维生素。

(一)营养功用

(1)促进胶原蛋白的合成，构成身体骨架，如骨骼、血管、韧带，并保护大脑，促进人体组织创伤的愈合。

(2)预防和治疗坏血病、牙龈萎缩、出血。维生素C促进食物铁在肠道内的吸收，有利于预防和治疗缺铁性贫血、恶性贫血等。

(3)改善脂肪和类脂特别是胆固醇的代谢，防止胆固醇在动脉内壁沉积，预防动脉硬化。

(4)能够预防滤过性病毒和细菌的感染，增强免疫系统功能，具有抗衰老和防癌抗癌作用。

(5)维持细胞膜的完整性，保护细胞和维护细胞的正常代谢，保护肝脏的解毒能力。

(6)是强有力的抗氧化剂，防止自由基对人体的伤害。

(7)对某些有毒物质具有解毒作用。充足的维生素C有利于缓解铅化物、砷化物、苯以及细菌毒素的毒性，降低这些有害物质对人体健康的危害程度。

(二)来源和供给量

(1)来源

主要来源于水果、蔬菜等植物性食物中。刺梨、猕猴桃、鲜枣等含有大量的维生素C。还存在于辣椒、苦瓜、柑橘、番茄、菜花、草莓、荔枝、白菜、西芹、莴笋、南瓜、梨、苹果、香蕉、桃子、樱桃等水果、蔬菜中。

(2)供给量

成人及早期孕妇维生素C的推荐摄入量为每天100mg，中、晚期孕妇及乳母维生素C的推荐摄入量为每天130mg。

(三)过量摄入维生素C对人体的危害

(1)短期内摄入过量的维生素C，会产生多尿、皮肤发疹等副作用。如果长期服用过量的维生素C，可能导致高尿酸症、泌尿系统结石等。少年儿童在生长时期过量服用维生素C，容易产生骨骼疾病。

(2)摄入过量的维生素C，还可引起子宫颈黏液中糖蛋白二硫键改变，阻止精子的穿透，造成不育。妊娠期摄入过量的维生素C，容易影响胚胎的发育。

(3)长期过量服用维生素C，可破坏食物中的维生素B_{12}，阻碍食物中的钙离子和锌离子的吸收，导致维生素B_{12}、铜、锌的缺乏。

(4)大量应用(每日用量1g以上)维生素C可引起腹泻、皮肤红而亮、头痛、尿频、恶心呕吐、胃痛等。滥用维生素C会削弱人体免疫能力，可引起恶心呕吐，胃部不适等。

四、维生素D

维生素D是一种脂溶性维生素，存在于部分天然食物中。

(一)营养功用

(1)促进小肠对钙的吸收和肾小管对钙、磷的重吸收，使血浆钙和血浆磷的水平达到饱和程度。

(2)促进骨骼生长发育和骨骼的钙化，促进牙齿健全。

(3)维持血液中柠檬酸盐的正常水平。

(4)防止氨基酸通过肾脏流失。

(二)来源和供给量

(1)来源

主要来源于动物肝脏特别是海鱼肝脏制成的鱼肝油、鱼肉、蛋黄、奶油等。人体从食物中摄取的维生素D很少，主要靠日光照射后，人体内的胆固醇转化成维生素D。

当维生素D缺乏时，儿童容易导致佝偻病、婴儿手足搐搦症、蛀牙等，成人容易导致骨质软化症、老年骨质疏松等。

(2)供给量

维生素D供给量应与钙、磷的供给量联系起来考虑。成人每日获得7.5～10μg(300～400国际单位)维生素D即可满足生理需要。婴幼儿和青少年以及孕妇、乳母每日10μg，60岁以上每日10μg。多晒太阳是维生素D最好的来源。

(三)过量摄入维生素D对人体的危害

无论口服或注射，维生素D过量均可导致中毒。服用剂量达到1 250μg可能造成中毒。出现头痛、恶心、口渴、低热、嗜睡、心律不齐、血压升高、抽搐、腹泻、尿频等。

过量摄入维生素D，可以导致血清钙、磷增加，软组织钙化，肾、心血管、肺、脑等脏器钙沉着，严重者可致肾功能衰竭甚至危及生命。孕妇补充过量维生素D，可导致胎儿的大动脉和牙齿发育异常。

五、维生素E

维生素E又称生育酚，是一种脂溶性维生素，是人体最主要的抗氧化剂之一，故有“护卫大使”之称。

(一)营养功用

(1)抗氧化作用

能够清除体内的自由基并阻断其引发的链反应，防止生物膜(包括细胞膜、细胞器膜)和脂蛋白中多不饱和脂肪酸、细胞骨架及其他蛋白质的巯基受自由基和氧化剂的攻击。

(2)抗动脉粥样硬化

能够起到抑制血小板在血管表面凝集和保护血管内皮的作用，因此，每天摄入维生素E 100mg以上，具有预防动脉粥样硬化和心血管疾病的作用，能够减慢轻、中或重度冠状动脉粥样硬化的进展。

(3)抗衰老作用

能够消除脂褐素在细胞中的沉积，改善细胞的正常功能，延缓细胞因氧化而老化，减慢组织细胞的衰老过程。

(4)免疫功能作用

维生素E对维持正常的免疫功能，特别是维持T淋巴细胞的功能发挥了重要的作用。老年人补充维生素E，可以使迟发型变态反应皮肤试验阳性率提高，淋巴细胞转化试验活性增强。

(5)能够维持生殖器官正常的机能

使卵巢重量增加，促进卵泡的成熟，使黄体增大，并可抑制孕酮在体内的氧化，从而增加孕酮的作用。可治疗免疫性不孕症、无排卵性不孕及习惯性流产。

除此之外，维生素E能够减轻疲劳，对月经过多、外阴瘙痒、夜间性小腿痉挛、痔疮等具有辅助治疗作用。

(二)来源和供给量

(1)来源

主要来源于小麦胚芽、大豆、植物油(向日葵籽油、芝麻油、玉米油、橄榄油、花生油、山茶油等)、绿叶蔬菜、猕猴桃、坚果类。瘦肉、乳类、蛋类、鱼肝油也含有一定的维生素E。

(2)供给量

维生素E常用口服量每次10～100mg，每日1～3次。

(三)过量摄入维生素E对人体的危害

维生素E是延续生命必需的营养素之一，但应在医生或营养师指导下服用，将毒副作用降到最低的程度。如果长期服用大剂量维生素E，如每日超过800mg，可以导致血栓性静脉炎或肺栓塞，或两者同时发生；导致血压升高，停药后血压可以降低或恢复正常；引起头痛、头晕、眩晕、视力模糊、皮肤豁裂、唇炎、口角炎、荨麻疹等；过量摄入维生素E容易诱发糖尿病或心绞痛，或者使症状明显加重；容易导致血中胆固醇和甘油三酯水平升高，血小板增加与活力增加；容易导致内分泌代谢紊乱，降低免疫反应，出现性功能衰退等。长期过量摄入维生素 E，男女两性均可出现乳房肥大；妇女可引起月经过多或闭经。

第五节　矿物质

矿物质又称无机盐，是人体内无机物的总称。和维生素一样，矿物质是人体必需的，却又无法自身合成。人体重量中 96％是有机物和水分，4％由矿物质或无机盐组成。矿物质可分为常量元素(钙、磷、钾、钠、氯等)和微量元素(铁、锌、铜、锰、钴、钼、硒、碘、铬等)两大类。

一、铁

铁是人体内含量最多的微量元素，人体内铁的总量约为 4～5g。

(一)营养功用

(1)铁是血红蛋白的重要组成部分，参与氧的运输，向细胞输送氧气，并将二氧化碳带出细胞。

(2)构成细胞色素酶系统，参与组织呼吸，推动细胞生理氧化还原过程，增强免疫功能。

(3)催化促进 β 胡萝卜素转化为维生素 A、嘌呤与胶原的合成，抗体的产生，以及药物在肝脏的解毒等。

(二)来源和供给量

(1)来源

主要来源于动物血、肝脏、蛋黄、猪肾、羊肾、牛肾、大豆、黑木耳、芝麻酱、牛肉、羊肉、蛤蜊和牡蛎，以及干果(杏干、葡萄干)、啤酒酵母菌、海草、麦和谷物、菠菜、扁豆、豌豆、芥菜叶、蚕豆、瓜子等。

(2)供给量

正常成年人每天铁的需要量为 15～20mg，婴幼儿以及青少年约为 20～25mg。

(三)过多或者过少摄入铁对人体的影响

长期大量的摄入铁，铁在人体内贮存过多可以导致铁中毒，引起呕吐、腹泻和肠损害。体内铁的贮存过多与心脏疾病、肝纤维化甚至肝硬化，以及结肠、直肠、肺、食管、膀胱等多种器官肿瘤的发生有密切的关系。

缺铁能引起缺铁性贫血，缺铁性贫血是世界卫生组织确认的四大营养缺乏症之一。铁缺乏可引起心理活动和智力发育的损害及行为改变，免疫系统的功能和抗感染能力降低，体温调节也受到影响。

二、锌

锌是人体必需的微量元素之一，在人体的含量仅次于铁，约有 2～2.5g。锌主要集中在眼、毛发、骨骼、男性生殖器官等组织里。

(一)营养作用

(1)锌是人体 200 多种酶的重要组成部分，在组织呼吸、蛋白质、脂肪、糖和核酸等的代谢中发挥重要作用。

(2)锌是促进生长发育的关键元素之一，对骨骼、皮肤的生长，促进机体的生长发育和组织再生，特别是对胎儿的生长发育、儿童和青少年的生长发育，具有重要作用。锌是非常重要的营养素，能保护皮肤健康。

(3)参加唾液蛋白构成，改善味觉，促进食欲。

(4)锌促进性器官的正常发育和性功能的正常。

(5)参与免疫过程，增强免疫力。

(6)参加维生素 A 还原酶和视黄醇结合蛋白的合成，维持维生素 A 的正常代谢和水平，保护视力。

锌还有助于抑制癌症的发生和体内胆固醇的清除，防治动脉粥样硬化。

(二)来源和供给量

(1)来源

主要来源于牡蛎、牛肉、猪肉、羊肉、动物肝脏、鱼类和海产品类，以及豆类、粮谷类、坚果类等。

(2)供给量

正常成人每天锌的需要量为 3～15mg，婴儿、儿童少年、妊娠期和哺乳期的妇女锌的需要量要高于正常人。

(三)过量摄入锌对人体的影响

在治疗中过量服用锌剂，或者使用锌容器储存食品时，长期过量吸入、食入锌，容易导致锌中毒。锌中毒会出现口渴、胸部紧束感、干咳、头痛、头晕、高热、寒战、恶心、呕吐、急性腹痛、腹泻等症状。通常在停止锌的接触或摄入后，症状在短期内即可消失。

三、钙

钙是人体中含量最丰富的元素之一，约占人体体重的 1.5%～2.0%，约 99%的钙存在于骨骼、牙齿中。

(一)营养作用

(1)形成和维持骨骼、牙齿的结构，促进骨骼发育。

(2)参与神经肌肉的应激过程。能够促进神经介质的释放，调节激素的分泌，维持神经冲动的传导、心脏的跳动。

(3)维持细胞的正常生理状态。调节细胞的功能，激活蛋白激酶，促进体内某些细胞内蛋白质的磷酸化过程。促进内分泌腺的分泌和神经介质的分泌，促进糖原合成、分解及电解质的转运等。

(4)作为凝血复合因子，参与血液的凝固，促进凝血过程。

(5)维持细胞膜的通透性及完整性。能够降低毛细血管的通透性，防止液体渗出，控制炎症与水肿。

钙还有镇静作用。参与免疫反应，加快吞噬细胞的吞噬过程，可以增加人体的免疫力。

(二)来源和供给量

(1)来源

主要来源于牛奶、奶酪、虾皮、鸡蛋、豆制品、海鱼、海带、紫菜、芝麻、山楂等。

(2)供给量

正常成年人每天钙的需要量为800～1 000mg，儿童、孕妇、乳母每天钙的需要量为1 000～1 500mg。

(三)过量摄入钙对人体的危害

长期大量的摄入钙，能够影响铁、锌、镁、磷的利用率，导致肾结石、高血钙症、碱中毒和肾功能障碍，骨骼过早钙化闭合，身材矮小。补钙过多会导致低血压，可使婴儿囟门过早闭合。

四、碘

碘是人体的必需微量元素之一，健康成人体内碘的总量约为30mg，其中70％～80％存在于甲状腺。碘是甲状腺素的重要成分。

(一)营养作用

(1)促进生物氧化，参与能量代谢。碘参与维持与调节体温，保持正常的新陈代谢和生命活动。

(2)促进代谢和体格的生长发育。碘在体内主要参与甲状腺激素的合成。甲状腺素促进发育期儿童的身高、体重、肌肉、骨骼的增长和性发育等。

(3)促进神经系统发育，维护中枢神经系统的正常结构。

(4)调节水盐代谢和促进维生素的吸收利用。

(5)增强酶的活力。甲状腺素能活化体内100多种酶，如细胞色素酶系、琥珀酸氧化酶系、碱性磷酸酶等，碘在物质代谢中起着重要的作用。

(二)来源和供给量

(1)来源

主要来源于海带、紫菜、海鱼、蛤干、蚶干、干贝、海参、淡菜、海蜇等。

(2)供给量

世界卫生组织 2001 年的最新的每日碘的推荐供给量，婴幼儿每天 90μg，6～12 岁学龄儿童每天 120μg，12 岁以上每天 150μg，孕妇和哺乳期妇女每天 200μg。

(三)过量摄入碘对人体的危害

长期大量的摄入碘，可以导致高碘性甲状腺肿等。少年儿童误服较高浓度的碘剂，可以引起全身中毒病状，如口腔、食道和胃部有灼热感和疼痛，口腔和咽喉部有水肿，呈棕色，病愈后可引起食管和胃的疤痕和狭窄。还会出现头晕、头痛、口渴、恶心、呕吐、腹泻、发热等。中毒严重者可危及生命。

五、硒

硒是主宰生命的微量元素，健康成人体内硒的总量约为 3～20mg，主要存在于眼睛、肝、胰、肾中。

(一)营养作用

(1)含硒蛋白与含硒酶的重要组成成分。

(2)抗氧化作用。硒通过消除脂质过氧化物，阻断活性氧和自由基的致病作用，起到抗衰老和预防某些慢性病的作用。

(3)维持正常的免疫功能，具有抗肿瘤作用。能够防治肝病、保护肝脏。

(4)防止白内障、保护视网膜，增强玻璃体的光洁度，提高视力，防止白内障。预防心脑血管疾病。

(二)来源和供给量

(1)来源

主要来源于海鲜、蘑菇、鸡蛋、猪肉、大蒜、银杏、坚果、全粒谷物(全麦面包、燕麦粥、大麦)、白米和豆类等。

(2)供给量

《中国居民膳食营养素参考摄入量》18 岁以上者的推荐每天摄入量为 50μg，可耐受最高摄入量为每天 400μg。

(三)过量摄入硒对人体的危害

长期过量的摄入硒，容易出现指甲变厚、毛发脱落，肢端麻木，偏瘫等。

六、磷

磷是人体内含量较多的元素之一，仅次于钙。

(一)营养作用

(1)骨骼和牙齿的重要组成部分，是促成骨骼和牙齿的钙化不可缺少的营养素。

(2)保持体内三磷酸腺苷代谢的平衡，在调节能量代谢过程中发挥重要作用。

(3)生命物质的组成部分。磷是组成核苷酸的基本成分，而核苷酸是生命中传递信息和调控细胞代谢的重要物质核糖核酸(RNA)和脱氧核糖核酸(DNA)的基本组成单位。

(4)参与体内酸碱平衡的调节，参与体内脂肪的代谢。

(二)来源和供给量

(1)来源

磷在食物中分布很广，无论是动物性食物，还是植物性食物，几乎都含有磷。瘦肉、禽、蛋、鱼、坚果、海带、紫菜、芝麻酱、花生、豆类等，都是含磷量高的食物。

(2)供给量

一般说来，如果膳食中钙和蛋白质含量充足，则能够满足人体对磷的需要。正常成人每天磷的需要量约为700～800mg，青少年、妊娠期和哺乳期的妇女每天磷的需要量约为1 200mg。

(三)过量或者过少摄入磷对人体的危害

(1)高磷血症。长期大量地摄入磷，容易导致骨质疏松、牙齿蛀蚀、精神不振等。

(2)低磷血症。长期使用大量抗酸药或禁食的人，容易导致磷缺乏症，出现红细胞、白细胞、血小板的异常，软骨病等。

七、镁

健康成人体内镁的总量约为20～28g，主要存在于骨骼、肌肉内，少量存在于肝、肾、脑等组织。

(一)营养作用

(1)镁是细胞新陈代谢中各种酶系统的重要活化剂，能够激活多种酶的活性，参与300多种酶促反应。镁参与生命活动和人体新陈代谢过程，包括蛋白质和核酸的合成、碳水化合物、脂肪代谢、氧化磷酸化作用等。

(2)镁是组成骨骼的主要成分，促进骨骼、牙齿及细胞形成，维护骨骼生长和神经肌肉的兴奋性。

(3)具有镇静、镇痉等作用，对神经系统具有抑制作用。能够扩张冠状动脉，改善心肌代谢，增强心肌收缩力。中和胃酸，促进胆囊排空，具有利胆作用。可以预防心血管疾病，如冠心病、高血压病、高血脂、心肌梗塞等以及糖尿病等。

(4)维护胃肠道和激素的功能。防止钙沉淀在组织和血管壁中，能够预防肾结石、胆结石等，改善消化不良。

(二)来源和供给量

(1)来源

主要来源于紫菜、麦芽、全麦制品、糙米、新鲜玉米、花生、香蕉、荞麦面、高粱面、燕麦、蛋黄、豆类、蔬菜、蘑菇、杨桃、桂圆、核桃仁以及虾米、海产品等。

(2)供给量

正常成人每天镁的需要量约为350mg，孕妇约为450mg，婴儿每天的需要量为40～70mg，儿童每天的需要量为250mg。

(三)过量或者过少摄入镁对人体的危害

(1)镁中毒

正常情况下，肾对镁有调节作用，口服过量的镁一般不会发生镁中毒。当肾功能不全时，大量口服镁可以导致轻度的副作用如呕吐、口渴感、腹痛、腹泻。

当镁静脉注射过量或过快时，容易出现呼吸困难、心动过缓、低血压、肠蠕动减弱、嗜睡、复视等，重则紫绀、瞳孔散大，发生反射减弱、肌肉麻痹、呼吸停止和心跳停止等。

(2)镁缺乏症

缺镁可以导致多种疾病，如心律失常、高血压病、冠心病、脑动脉硬化、脑梗塞、偏头痛、痴呆、癫痫、重度支气管哮喘、婴儿手足搐搦症、骨质疏松等。

八、锰

健康成人体内锰的总量约为12～20mg，主要集中在骨骼、肌肉和肝脏内。

(一)营养功用

(1)锰是一些代谢酶的组成部分或酶的激活剂。

锰参与人体生化反应。加快蛋白质、维生素C、维生素B合成。催化造血功能，与结缔组织韧性、硬度、钙磷代谢密切相关。

(2)维持正常的糖代谢和脂肪代谢。镁对于食物转化为人体所需能量，起着重要的作用。能够促进胰岛素的释放，起到调节血糖浓度的作用。促进细胞内脂肪氧化，减少肝脏内脂肪含量，有利于保护心、脑血管。

(3)能够刺激免疫细胞增殖和抗毒素的生成，是抗体和胸腺素形成的必要物质，对内分泌系统的调节，提高人体免疫功能，具有重要的作用。

(4)镁能够控制钙出入细胞的活动。可促进骨骼的生长发育，具有强健骨骼和牙齿的作用，具有抗衰老作用。

(二)来源和供给量

(1)来源

主要来源于糙米、小麦、茶叶、干菜豆、莴苣、马铃薯、大豆、向日葵籽、坚果类(如核桃、栗子、花生)等。

(2)供给量

正常成人每天锰的需要量约为5～10mg。

(三)过多或者过少摄入锰对人体的危害

(1)锰中毒

急性锰中毒：口服高锰酸钾或吸入高浓度氧化锰烟雾，容易引起急性锰中毒。出现口腔黏膜糜烂、恶心、呕吐、胃痛等症状。重者胃肠黏膜坏死，出现剧烈腹痛、呕吐、血便等。

慢性锰中毒：多见于长期吸入锰烟尘的工人。早期出现神经衰弱症候群和自主神经功能障碍，晚期出现典型帕金森氏综合征。血液中锰含量过高，容易导致血压升高、动脉硬化、脑出血、心肌梗死并发脑血管疾病。

(2)锰缺乏症

锰缺乏可引起侏儒症、贫血、支气管哮喘、帕金森氏病、儿童智力低下、骨质疏松、糖尿病、动脉粥样硬化、肿瘤等。锰缺乏还可以影响生殖能力，容易导致后代先天性畸形。

第六节　水

纯净的水是无色、无味、无嗅的透明液体。水是所有生命体的重要组成部分，是维持生命和正常生理活动必不可少的物质。

一、营养功用

(1)水是人体的重要组成部分

人体细胞的重要成分是水，水占成人体重的60%～70%，占儿童体重的80%

以上。人的大脑组织中有85%是水；血浆中有90%是水；肌肉中有80%是水。

(2)运载作用

水在人的生命中发挥着非常重要的作用。各种营养物质必须溶解于水，成为悬浮于水中的胶体状态才能被吸收。水作为载体，把氧气和营养物质运送到组织细胞，再把代谢废物排出体外。

(3)调节体温作用

夏季环境温度高，人通过出汗来降低体温，避免中暑。冬季，由于水贮备热量的潜力很大，人体不会因环境温度低而导致体温明显的波动。

(4)润滑作用

水的黏度小，是体内的润滑剂。人体的关节、韧带、肌肉等的活动都以水作为润滑剂。人的眼泪、唾液、关节囊液和浆膜液等，都是相应器官的润滑剂。水能够使人体组织器官转动灵活，免于摩擦，减少损伤。

(5)美容作用

水能够通过渗透作用滋润细胞，滋润皮肤。使肌肤柔软，富有弹性和光泽，从而减少皱纹，延缓衰老。当皮肤缺水时，就会导致皮肤干燥失去弹性，显得面容苍老。

(6)补充人体所需常量、微量元素

饮水是补充人体所需常量、微量元素的重要途径。天然水中含有钙、镁、钠、钾、氯、锌、铜、氟等人体所需的元素。

(7)保健和防病作用

水含有对人体有益的成分。当感冒或发热时，通过多喝开水，以起到出汗、退热、冲淡血液里细菌所产生的毒素的作用。同时，小便增多，有利于加速毒素的排出。

二、来源和供给量

(1)来源

自来水是人体所需水的主要来源。自来水煮沸后饮用最有利于健康。

(2)供给量

人体每天约需2 600mL左右的水。人体水的需要量因年龄、体重、环境温度以及劳动强度不同而有所不同。

三、过量或者过少摄入水对人体的危害

(1)水中毒

水中毒是指长期喝水过量或短时间内大量饮水，身体必须通过汗液和小

便将多余的水分排出，但随着水分的排出，导致水和电解质代谢紊乱，一些水分就会很快吸收到组织细胞内，使细胞水肿导致水中毒，如脑细胞肿胀、脑组织水肿、颅内压增高而引起剧烈头疼、恶心、呕吐、记忆力减退等。严重者会造成肿胀、压迫颅骨乃至死亡。

(2)脱水(水缺乏症)

如果水摄入不足或丢失过多，容易导致脱水。根据水与电解质丧失比例不同，分为高渗性脱水、低渗性脱水和等渗性脱水三种类型。高渗性脱水以水的丢失为主，电解质丢失相对较少为特点；低渗性脱水以电解质丢失为主，水的丢失较少为特点；等渗性脱水以水和电解质按比例丢失，体液渗透压不变为特点。等渗性脱水临床上较为常见。

第三章　儿童少年、老年人、女子体育卫生

第一节　儿童少年体育卫生

一、儿童少年生长发育规律及其特点

(一)生长发育的阶段性、有序性

根据生理学可知，人的生长发育呈现出阶段性、有序性，既有量的变化，又有质的变化。从生命的诞生到死亡，可划分为十个时期，即胚发育期、胎儿期、新生儿期、婴儿期、幼儿前期、幼儿期、童年期、青春期、成年期和老年期。

胚发育期：一般从妊娠到第 8 周为胚发育期。受精卵开始分化，直至形成内胚层、外胚层、中胚层三层组织。

胎儿期：从妊娠 8 周至胎儿出生为止的阶段。此期特点是组织器官的迅速生长和功能渐趋成熟。

新生儿期：从胎儿娩出开始至生后 28 天的阶段。新生儿适应子宫外的新环境，经历了解剖生理学的巨大变化。此期特点是全身各系统的功能从不成熟转到初建和巩固。

婴儿期：是指出生后至 1 周岁的阶段。婴儿期的特点是生长快。1 年内体重是出生时的 3 倍，身长可达到出生时的 2 倍。

幼儿前期：是指 1～3 岁的阶段。此期体格生长速度比婴儿期渐变缓慢，但语言、行动与表达能力明显发育。前囟闭合、乳牙出齐，能控制大小便。

幼儿期：是指 4～6 岁的阶段。相当于目前幼儿园的入园阶段。此期的特点是生长发育变慢，动作及语言能力逐步提高，能跳跃、登楼梯、唱歌、画图，开始识字认字。往往好奇、多问。

童年期：是指 7～12 岁的阶段。此期特点是脑形态结构基本完成，智能发育进展较快，能较好地综合分析、认识自己。

童年期过后分别是青春发育期、青年期、成年期和老年期，直至生命的终结。

人的一生有两个生长发育高峰期：第一个生长发育高峰期是胎儿期，第二个生长发育高峰期是青春期。胎儿期是人体在胚胎发育过程中形成的主要时期，

青春期是人体成熟的主要时期。在青春期后期，其发育特征是身体发育速度变慢，全身器官系统基本发育完善，骨化过程基本停止，性生理发育成熟。

(二)青春期的生理发育特点

青春期既是一个人的生理迅速发育和日趋成熟的时期，也是心理逐渐成熟的时期，又是决定人一生体格、体质、性格和智力水平的关键时期。青春期分为青春初期、青春中期和青春后期。一般说来，女性在12岁左右开始进入青春发育期。女性比男性要早2年进入青春期。在这一时期，生理上会发生一系列的变化。青春初期相对应的年龄女孩子在10～12岁左右，男孩子在12～14岁左右，约持续2～3年。青春中期相对应的年龄女孩子在13～16岁左右，男孩子在15～17岁左右，约持续2～3年，以第二性征迅速发育为特点。青春后期相对应的年龄女孩子在17～19岁左右，男孩子在18～20岁左右，约持续3年，到体格停止发育为特点。男性分泌精液并出现遗精，女性开始每月规律性排卵，月经来潮，是女性生殖系统发育成熟的标志。

二、儿童少年体育卫生要求

儿童少年处于身体全面生长发育时期，无论是在身体形态结构和各系统器官的功能方面，还是心理状态方面，都有其自身的特点。掌握这些特点，贯彻全面训练原则，加强医务监督，并在教学训练中采取相应措施，对促进儿童少年的生长发育，增强身体素质，以及掌握运动技能，提高运动能力和运动成绩都具有十分重要的意义。

(一)心血管系统

1. 儿童少年心血管系统的生理特点

儿童少年时期，心脏血管发育尚未完善，心肌纤维短而细，弹力纤维分布较少，心脏瓣膜发育不完善，心脏的容积和体积较小，心跳频率较快。并且，年龄越小，心率越快，每分钟可达70～92次。与成人相比，心脏收缩力量较弱，心脏的每搏输出量和每分输出量较成人少。单位面积的心肌纤维的毛细血管数量较多，血管壁弹性良好，动脉血管的口径较大，但血管短，心脏容易把血液输送至血管内，因而血压较低。随着年龄的增长，血压也会随之有所升高。到性成熟期，由于内分泌的影响，心脏血管系统的机能波动颇大，可以造成血压升高，出现青春期高血压。

2. 儿童少年心血管系统的体育卫生

(1)合理安排体育锻炼内容

儿童少年比较适应短时间的紧张的体育活动，而不宜参加长时间的剧烈活动。儿童少年体育锻炼以短时间速度性练习为主，不宜采用过多的耐力性及力量性练习。在12～13岁后，力量性练习及耐力性练习的比例可逐渐增加。

(2)合理安排运动量、运动强度和运动密度

在体育锻炼或运动训练中，遵循循序渐进、区别对待的原则。运动量的安排要适宜。一般说来，运动强度可稍大一些，运动密度要小一些，中间休息的次数要多些，练习的时间不宜过长。

(3)尽量少做憋气动作

在体育锻炼或运动训练中，尽量少做憋气动作。否则，当憋气结束后的瞬间，胸腹压力骤减，致使大量血液回流心脏，使心脏一时过度充盈，不利于心脏的工作。

(二)呼吸系统

1. 儿童少年呼吸系统的生理特点

儿童少年的呼吸系统处于生长发育之中，呼吸系统机能低于成人。呼吸器官发育不完善，胸阔窄小，呼吸道狭窄，器官软骨不坚固，呼吸肌尚未充分发育。肺泡数目少，肺泡壁的弹性小，呼吸运动幅度小，受胸廓狭小限制而导致肺容量、肺活量小。因此，最大肺通气量和最大吸氧量均小于成人。儿童少年新陈代谢旺盛，对氧的需要量相对较高，再加上呼吸中枢兴奋性较高，呼吸表浅，频率快，剧烈运动时易产生疲劳。平时供氧能力较差，耐缺氧能力较低。到16～17岁才接近成年。随着年龄的增长，呼吸深度增大，呼吸频率逐渐减慢。

2. 儿童少年呼吸系统的体育卫生

(1)掌握科学的呼吸方法。在体育教学、训练运动中要根据动作的结构、节奏及用力情况，掌握适宜的呼吸方法。避免快速而表浅的呼吸，有意识地加深呼吸。呼吸方式与节奏要和运动协调配合。

(2)应避免做过多的屏气运动、倒立和“桥”等动作。合理地应用憋气来反射性地加强力量。如直角支撑时，由于腹肌紧张，常常要侧重于胸式呼吸。又如在悬垂练习中，由于胸廓相对固定，应以腹式呼吸为主。

(3)注意呼吸卫生，运动过程中坚持用鼻呼吸。呼吸急促时，也要坚持用鼻吸气，用口鼻同时呼气。锻炼结束后，应由口鼻呼吸逐渐过渡到用鼻呼吸。避免在空气污染地区、尘土飞扬或风沙天气进行运动锻炼。在寒冷的冬季或刮风时，应当采取适当措施，以保护呼吸器官的健康。

(三)运动系统

1. 儿童少年运动系统的生理特点

(1)骨骼

儿童少年时期是骨骼生长发育最快的时期。骨骼中有机物含量较多，无机物较少，因而骨质柔韧，弹性较好，不易骨折。但硬度小，坚固性差，耐

压力和抗肌肉拉力的能力不如成年人。就脊柱发育特点而言，儿童少年的颈曲、胸曲、腰曲三个生理弯曲都较成人小，缓冲性差。在过大、较长时间的外力作用下，容易发生弯曲或变形。骨骼的血液供应丰富，新陈代谢旺盛，骨折后容易愈合。

(2)肌肉

儿童少年的肌肉组织生长发育迅速，但不平衡，浅层和大肌肉群发育快于深层和小肌肉群，屈肌的发育快于伸肌。整个肌肉组织富含水分，弹性和柔韧性较大。肌肉组织水分较多，蛋白质、脂肪、糖及无机物质较少。肌纤维之间的间质相对较多，肌肉较松软，横断面积小，肌纤维细，肌肉收缩力量弱。肌肉收缩有效成分及能源物质的储备较少，因此，力量及耐力均不如成人。容易疲劳，但代谢旺盛，疲劳恢复快。训练时要注意发展小肌肉和伸肌的力量。

(3)关节

儿童少年的关节软骨厚，关节囊及韧带松弛、薄弱，伸展性大，关节周围的肌肉细长而薄弱。因此，关节活动幅度大、柔韧性好，宜进行柔韧性练习。年龄越小，关节越灵活，柔韧性越好，活动幅度就越大，但关节的稳定性和牢固性较差，要加强肌肉力量。

2. 儿童少年运动系统的体育卫生

(1)在体育教学和训练中，要培养正确的坐、立、走、跑、跳的姿势，避免脊柱、胸廓、骨盆及下肢骨的变形甚至畸形。

(2)注意身体各部位的全面锻炼，促进四肢均衡发育和脊柱形态正常，如乒乓球、羽毛球、田径的投掷、跳远等运动项目。肢体的负担是非对称性的，避免因单侧运动项目，造成肢体发育的不对称，对基本技术的训练也不要过于集中。

(3)不宜过早从事过多、过重的力量练习，不宜长时间站立和负重，否则，容易影响下肢骨的正常发育，并可能形成下肢骨弯曲或腿的变形，足弓高度下降，形成扁平足，促使下肢骨化过早完成。由于下肢生长发育不良，导致身体的生长发育也会受到不利的影响。

(4)不宜在坚硬的地面上(水泥、沥青等)反复进行跑跳练习。由于儿童少年脊柱生理弯曲比成年人小，缓冲作用弱，如长期在坚硬的地面上进行跑跳练习，会对下肢骨的骨化点产生强大而频繁的刺激，容易引起过早骨化或骺软骨的损伤，骨的生长发育受到影响。同时，要避免进行过多地从高处向下跳的练习，或过多地进行体操、武术等静止用力的脊柱过伸练习。否则，容易影响脊柱的正常发育和导致骨盆损伤。

(5)要注意防止运动性损伤的发生。儿童少年关节的生理特点，是发生关节脱位、韧带的扭伤和骨折等的常见原因。因此，在进行体育锻炼时，要做好准备活动，认真检查场地器械，掌握好技术动作和要领，特别是落地缓冲的技术，避免发生运动性损伤。

(6)要注意磷、钙的补充。儿童少年的骨骼处于生长发育的旺盛期，对各类矿物质，特别是对磷、钙的需要量很大。因此，膳食中应保证有充足的磷、钙。为了有利于磷、钙的吸收，应多安排室外体育活动。

(四)中枢神经系统

1. 儿童少年中枢神经系统的生理特点

儿童少年时期，中枢神经系统的兴奋过程相对较强，容易扩散，兴奋和抑制转换较快，灵活性高。具体表现为活泼好动，注意力不易集中，富于模仿性。在儿童少年神经活动中，第一信号系统的活动占主导地位，容易建立起运动性条件反射。但工作适应能力、抽象思维能力和分析综合能力不及成年人。对于形象具体的信号容易建立条件反射，第二信号系统的活动正在发展中，抽象的语言思维能力较差，分析综合能力发展尚不完善。儿童少年时期神经细胞的工作耐力差，容易产生疲劳。但是由于神经过程有较大的可塑性，神经细胞恢复机能平衡的能力很强而且快，因此疲劳消除也快。

2. 儿童少年中枢神经系统的体育卫生

(1)体育活动内容和形式应生动活泼、丰富多彩。

在体育教学和训练活动过程中，可穿插一些游戏和小型比赛，活动中要有适当的间歇，且时间不宜过长。多采用直观教学法和示范教学法，多运用简单、形象的语言进行讲解，多做模仿性练习。有利于建立儿童少年运动性条件反射；有利于培养儿童少年的观察、思维能力，并促进第二信号系统的发育。

(2)不宜做过于复杂、精细的技术动作。

由于儿童少年时期大脑皮层神经细胞分化还不完善，神经系统的分析综合能力较弱，小肌肉群发育较迟等原因，儿童少年活泼好动，注意力不集中，动作和技术准确性、协调性差。如果要求儿童少年做过于复杂、精细的技术动作，就违背了儿童少年的生理规律。

(3)培养男少年的自我保护意识和女少年的体育运动兴趣。

青春期男少年的心理特征表现为争强好胜，常常对自己的能力估计过高。在教学中，应加强对他们的体育道德风尚教育和组织纪律教育，加强保护措施，培养自我保护能力，积极预防运动性损伤和运动性疾病。要采取多种措施，培养女少年对体育运动的兴趣。

(4)不宜过多地参加正式比赛，更不应让儿童少年与成人进行对抗赛。否则，导致中枢神经系统的过度紧张，影响中枢神经系统的发育，不利于大脑皮层神经细胞工作能力的提高和智力的发展。

第二节　老年人体育卫生

世界卫生组织(WHO)对人的年龄划分标准，做出了新的规定。将人的一生分成五个年龄段，即：44 岁以下为青年人；45 岁到 59 岁为中年人；60 至 74 岁为年轻的老年人；75 岁到 89 岁为老年人；90 岁以上为长寿老年人。这五个年龄段的新划分，将人类的衰老期整整推迟了 10 年。这对促进人们的心理健康，加强体育锻炼，培养和增强抗衰老意志等，具有积极的作用和深远的影响。在人的生命过程中，经过生长发育达到成熟期以后，机体的形态结构和生理功能出现了一系列退行性变化。这个过程是渐进的、缓慢的，属于正常的生理现象。

一、老年人的生理特点

(一)老年人心血管系统的生理特点

(1)心肌萎缩，发生纤维样变化。

老年人的结缔组织增生，脂肪沉着，使心肌硬化及心内膜硬化，心肌收缩能力减弱，代偿机能降低，导致心脏输出量减少。65 岁以上的老年人心输出量较年轻人减少 30%～40%，且储备能力较小。所以，老年人一旦心脏负担过重，容易发生心功能不全。

(2)血管壁生理性硬化渐趋明显，管壁弹性减退。

老年人的动脉血管内膜可见有粥样硬化斑块，中层有钙质沉着，外层坚硬，导致动脉硬化。血管壁弹性更趋下降，管腔狭窄，血流阻力加大，血流速度减慢。动静脉腔内氧含量差增大，动脉血压上升，导致血压升高，心脏负担加重。

(3)脏器组织中毛细血管的有效数量减少，阻力增大，组织血流量减少，容易出现组织器官的营养障碍。同时，由于血管脆性增加，血流速度减慢。因此，老年人脑溢血、脑血栓等疾病的发病率明显高于青年人。

(二)老年人呼吸系统的生理特点

(1)胸廓骨骼、呼吸肌和韧带萎缩，肋骨钙化，胸廓的活动幅度减小，导致呼吸功能减弱，肺活量下降。由于换气困难，老年人常常感到说话多时，上气不接下气，出现气促等。

(2)肺组织纤维组织增多，肺泡弹性下降，肺泡萎缩，气管和支气管弹性降低，常易发生肺泡经常性扩大而出现肺气肿。肺活量和最大通气量降低，肺泡内 CO_2 分压增加，动脉血氧饱和度下降，机体容易缺氧。

(3)毛细血管有效数量减少，阻力增大，血流速度减慢。组织细胞功能减退，细胞膜通透性发生改变，细胞呼吸功能减弱，对氧的利用率下降。

(三)老年人运动系统的生理特点

(1)骨骼中有机物质减少或逐渐退化，钙含量减少。骨骼的弹性和韧性减低，出现骨质疏松，脆性增加，容易发生骨折，发生骨折后愈合缓慢。脊柱纤维性下降，身材变矮。

(2)肌肉韧带运动减少而出现萎缩、变硬，纤维组织增生。肌肉重量减轻，肌肉的力量、弹性和兴奋性都下降，导致肌肉工作能力下降，容易出现疲劳。

(3)关节囊结缔组织增生、韧带退行性改变，关节组织纤维化，导致关节僵硬，活动不灵，行走不便。

(四)老年人消化系统的生理特点

(1)胃肠黏膜变薄，胃肠道的腺体和绒毛逐渐萎缩，肌纤维萎缩且弹性降低。因此，老年人容易出现胃肠扩张、胃下垂、消化不良和便秘现象。

(2)消化腺体萎缩，各种消化酶的分泌随年龄增长而减少。消化液分泌减少，消化吸收功能下降。此外，老年人胃液分泌量和酸度也逐渐下降，易产生贫血。由于牙齿的丧失，咀嚼能力降低，加重了胃肠负担，影响消化吸收。

(3)肝脏重量减轻，功能减退，储存、代谢能力下降。因此，肝脏对药物、毒素的代谢解毒功能减退，导致老年人患病时用药容易发生药物不良反应。

(五)老年人神经系统的生理特点

(1)神经细胞数量逐渐减少，脑重量减轻。脑组织逐渐退化和萎缩，大脑皮层表面积和脑血流量逐渐减少。大脑皮层神经过程的灵活性减弱，神经调节能力较差，对外界刺激的反应迟钝。

(2)运动觉神经细胞萎缩、减少，运动觉能力下降。由于肌肉细胞萎缩和减少，一些保护性反射的反应也相对迟缓。因此，多数老年人运动动作迟缓。

(3)脑动脉血管硬化，脑血流阻力增大，氧及营养素的利用率下降，导致脑功能逐渐衰退，常常出现记忆力减退、健忘等，甚至产生情绪变化或某些精神症状。

(六)老年人内分泌系统的生理特点

(1)各种腺体的正常分泌功能减弱，如甲状腺和促甲状腺激素的合成和分泌减少，使其功能减退。

(2)老年人胰岛素的生物活性明显降低，易患糖尿病。

二、体育锻炼的抗衰老作用

终身体育，终身受益。科学合理的体育锻炼，能够促进老年人的血液循环，增强和改善生理功能，组织细胞代谢得到改善，能够减轻老年性退行性改变的程度，减缓衰老的进程，从而达到防病抗老、延年益寿的目的。

(一)对心血管系统的作用

(1)经常参加体育锻炼，能够增强心肌兴奋性和心肌收缩力，促使冠状动脉扩张，血流改善，提高心肌利用氧的能力。通过体育锻炼，心脏的功能得到加强，老年人心脏的负荷得到改善。

(2)经常参加体育锻炼，能够降低血脂，降低血液的黏稠度和血小板聚集率，缩短红细胞和血小板电泳时间，防止高黏血症，对预防心脑血管意外，有一定的作用。

(二)对呼吸系统作用

(1)经常参加体育锻炼，能够增强胸廓的活动幅度，提高肺组织的弹性，增强呼吸肌的收缩力，增强呼吸系统的功能。

(2)经常参加体育锻炼，能够改善肺脏的通气和换气功能，增加吸氧能力，提高人体各系统内脏器官的新陈代谢。

(三)对运动系统的作用

(1)经常参加体育锻炼，能够润滑关节，增强骨质、增加骨密度。能够增强骨与关节的强度和柔韧性，增强抗骨折和应变能力。

(2)经常参加体育锻炼，能够保持身体的灵活性和应激性，有助于保持体力活动。

(四)对消化系统的作用

(1)经常参加体育锻炼，胃肠蠕动得到加强加快，血液循环得到改善，加速营养物质的吸收，消化系统的功能得到加强，推迟消化道的老化。

(2)经常参加体育锻炼，增加消化液的分泌，增强消化酶的活性，改善和提高肝脏的功能。降低萎缩性胃炎、慢性胃肠炎、胃肠肿瘤的发病率。

(五)对神经系统的作用

(1)经常参加体育锻炼，大脑皮层神经过程的兴奋性、均衡性和灵活性得到提高，反应的潜伏期缩短，神经系统的机能得到改善，能够预防和延缓大脑的衰老。

(2)经常参加体育锻炼，能够预防和延缓动脉血管硬化，有效改善老年人脂蛋白的代谢，清除沉积在血管壁上的胆固醇，能够维护大脑良好的血液供应。体育活动还能解除疲劳，缓解精神紧张和焦虑，改善睡眠。

(六)对内分泌系统的作用

(1)经常参加体育锻炼，能使内分泌系统得到充分的血液供应，维护和促进内分泌系统的功能，保障机体的新陈代谢，延缓人体衰老的进程。

(2)经常参加体育锻炼，能推迟或延缓内分泌系统各种腺体的衰老过程，并能够调节和重建内分泌系统的相对平衡。

三、老年人体育卫生

1. 老年人进行体育锻炼前，要进行全面的体格检查，特别是要进行心血管系统的功能检查，以便了解健康状况。合理选择运动项目，运动量的确定要适宜。条件许可时，可请医生开出运动处方。

2. 老年人进行体育锻炼，必须坚持量力而行、循序渐进和持之以恒的原则。运动量要由小到大，增加的速度不宜太快。每增加一级负荷，都要有一个适应过程。老年人不宜参加速度性项目和力量性锻炼，宜选择散步、慢跑、广播操、游泳、太极拳、气功等项目，既可以提高老年人的心肺功能，又可以改善神经系统、运动系统的功能。

3. 加强自我监督，经常了解自己的脉搏、血压等，防止过度疲劳或意外损伤。一般说来，老年人运动后，以心情愉快、食欲及睡眠较好，晨脉稳定、血压正常，稍有疲劳感为宜。如果运动后出现头晕头痛，胸闷，心跳不适，恶心，食欲不振、睡眠不佳及明显疲倦等，说明运动量和运动负荷过大，应暂停锻炼，或者调整运动量。

4. 老年人进行体育锻炼，动作宜缓慢而有节奏，呼吸自然。避免做举重、俯卧撑、引体向上、手倒立等过度用力的动作。特别是患动脉硬化的老人，更应注意，尽量避免或不做身体骤然前倾、后仰、低头和弯胸的动作。否则，容易导致身体血液重新分配和影响脑部的血液循环，而发生意外。

5. 老年人进行体育锻炼，要有张有弛。运动前要认真做好准备活动，运动中要注意适当安排短暂休息，运动后及时做好整理和放松活动。遵循正常的作息时间，保证充足的睡眠。冬季锻炼要注意保暖，防止感冒。如患感冒或其他疾病，或身体过度疲劳，应暂停体育锻炼，并及时进行治疗或休息。老年人体育锻炼的气氛应轻松愉快，不宜过多地参加体育比赛。比赛容易使精神过于紧张，导致意外事故发生。

6. 锻炼期间，要注意补充营养。饮食要含丰富的蛋白质和维生素、低脂肪，要容易消化。要控制热量、糖和盐的摄入量。宜多吃瘦肉、豆制品、鱼类，以及蔬菜和水果。还应多食富含维生素E的食物如花生、芝麻油、牛肉、包心菜等。

第三节　女子体育卫生

一、女子生长发育规律及其特点

女子一生可分六个时期，即新生儿期、幼女期、青春期、生育期、更年期及老年期。

(一)青春期女性生理发育的过程

女性婴儿期至儿童期，促性腺素分泌处于抑制状态，因而循环中促性腺素处于极低水平，卵巢不分泌性激素，性征幼稚。进入青春期后，开始出现女性第二性征，表现为乳房膨大，乳晕出现，乳头突出，腋毛、阴毛生长，骨盆及臀部变宽，皮肤细柔、皮下脂肪增多，声音高而细。这时候女生体态已显现出女性典型的曲线美，出现以下的生理变化。

(1)乳房：在8～9岁时，子宫开始发育，骨盆开始变宽，臀部变圆，皮脂腺分泌增多；10～11岁时，青春期发育的最初征象是乳房发育，称乳房萌芽，平均年龄为9.8岁，以后逐渐发育至成年期。乳房发育是卵巢分泌雌激素的作用。乳头长出，常常从左侧乳房开始，乳头稍稍突起，触之微痛，开始出现纤细短小的阴毛；12～13岁时，内外生殖器进一步发育，乳头突出且有色素沉着现象，乳晕扩大，乳房显著增大。

(2)性毛：腋毛生长通常出现在乳房萌芽之后(平均10.5岁)。约20%女孩青春期最初的征象是阴毛生长。性毛生长是肾上腺功能初现，肾上腺分泌的雄激素的作用。阴毛增多并渐趋向密集，开始卷曲，呈现出倒三角形的女性特征。14岁时，腋毛开始长出。

(3)月经初潮：月经初潮是青春期发育的重要标志，初潮年龄约为12.8岁。初潮早晚与营养状况有关。出现月经，但无规律，无排卵现象。15岁时，骨盆显著增宽。

(4)卵巢：初潮时，在卵巢促性腺激素作用下有卵泡发育并分泌雌激素；初潮后1～2年卵巢具有周期性排卵变化，开始出现有规律地排卵性月经。

(5)生殖器：10～19岁期间子宫迅速发育，宫体明显增大，子宫内膜受卵巢分泌性激素的周期性作用出现周期性月经，这是女性性成熟及获得生殖功能的标志。16～18岁时，有的脸上长出痤疮，骨骺闭合，身高增长逐渐变慢。

(二)生育期、更年期

生育期为卵巢功能及性激素分泌最旺盛的阶段。一般自18岁开始，持续

30年左右。更年期为生育期向老年期过渡的一个时期，其年龄一般始于40岁以后。更年期生殖器萎缩，卵巢功能逐渐衰退，直至最后消失，突出的表现是停经。

(三)女子生理特点

在发育过程、身体结构、生理机能和解剖生理特点等方面，男女存在很大差异。

(1)心血管系统

女子心脏重量较男子轻，男子为270g，女子为239g。女子心脏的体积也较男子小。因此，心肌收缩力量相对较小，心脏每搏输出量相对较少。安静时，女子心率快于男子，女子血压比男子要低。运动时血压升高的幅度也较男子小，但恢复时间却比男子长。

(2)呼吸系统

女子肩带较窄，胸廓、肩带和胸部肌肉的发育较弱，胸肌力量较弱，呼吸快，肺活量较小，呼吸功能较差，运动时肺通气量较低。因此，女子在运动中氧的供应能力比男子要低。

(3)运动系统

女子的肌肉、骨骼、脂肪、内脏和血液所占体重的比例和男子比较有一定的差异。女子肌肉量少，四肢较短。女子全身肌肉重量占体重的百分比较男子少，而脂肪占体重比例较男子多。因此，女子的肌肉力量较男子差。

(4)身体结构和形态发展特点

女子身高、体重较男子低，而下肢较男子短，相对地躯干长度比男子大。同时，女子骨盆大于男子。因此，女子身体重心较低，做下肢支撑运动较稳。女子肩部窄而骨盆大，肌肉力量弱，做大的摆动动作比较吃力。女子脊柱的软骨盘较厚，韧带弹性较好。因此，身体的灵活性和柔韧性都较男子强。

二、女子体育运动的卫生问题

女子与男子相比，无论是在形态、机能特点方面，还是心脏、呼吸、骨骼和肌肉等方面，都有着显著差别，特别是女子的健康直接关系到下一代的健康。因此，无论是在进行体育健身、体育教学、运动训练和比赛方面，还是在选择运动项目、安排运动量等方面，都必须充分考虑女子的解剖生理特点，高度重视女子体育卫生要求。

女子的一般体育卫生要求

(1)男女分班教学

女子在形态、机能，内脏系统等方面的解剖生理特点，与男子有着显著差别。因此，学校体育课应男女分班进行教学。在教学内容与要求上，男女应有别。对女子的锻炼标准、运动成绩的考核要求应低于男子，使用的体育器械重量也应比男子轻，体育器械的高度亦应比男生低。

(2)选择适宜的运动项目

女子躯干长而下肢短，身体重心较低，平衡能力较强，柔韧性较好，适宜于平衡木及艺术体操等运动项目。女子肩部较窄，游泳时所承受水的阻力较小，女子体内脂肪贮存较多，因而浮力较好，比较耐冷。因此，女子适宜于游泳等运动项目。女子身体脂肪较多，氧的利用率和调节体温的效率高于男子，适宜长距离跑。

(3)合理安排运动量和锻炼部位

女子循环系统、呼吸系统功能较男子要弱，因此，运动量宜小于男子。女子肩部较窄，克服自身重量的臂肌力量、臂肌静力性力量和耐力都较差，臂力较弱，因此，在做悬垂、支撑及大幅度摆动作时，要给予必要的帮助与保护。在体育教学和训练中，应循序渐进，注意保持和发展其柔韧性，有目的、有步骤地加强肩带肌、腹肌、腰背肌、盆底肌和腿部肌肉的锻炼。这样有利于保持内生殖器官的正常位置和预防常见的妇科疾病，如子宫脱垂等。

(4)选择简易有效的锻炼方法

由于女子的骨盆较宽，腰肌、腹肌、盆腔肌肉的力量较弱。因此，在体育教学和运动训练中，要多选择简易有效的锻炼方法，如仰卧起坐、仰卧举腿、直立前后踢腿、摆腿以及大腿绕环等运动，以加强腰腹肌及盆底肌的锻炼。从高处往下跳的练习，尽量少做或不做，避免身体受到过分震动，影响盆腔内脏器的正常位置及骨盆的正常发育。

(5)培养体育锻炼的积极性和自觉性

根据女子青春发育期的心理特点，在教学与训练中，要多选择平衡木、艺术体操等运动项目，以及舞蹈、游戏等活动。这样既能培养女生对体育活动的兴趣，提高她们参加体育锻炼的积极性和自觉性，又能锻炼身体，全面发展身体素质。同时，还可以提高她们的运动成绩。另外，要注意补充营养。特别是经期更应注意补充一些含铁指数高的黑木耳、海带、猪肝等食物。

三、月经周期的医学问题

女子排卵、月经是受丘脑下部—脑垂体—卵巢轴所调控。女子进入青春期，生殖系统的发育日趋成熟。卵巢发育成熟后开始排卵。如卵子未受精，卵泡变成黄体，子宫内膜由于失去了性激素的支持，便逐渐坏死、崩溃、脱落并引起出血，血液及破碎的子宫内膜碎片从阴道流出，即为月经。一般来说，月经初潮在12～18岁，两次月经间隔时间大约为28天左右，经期约3～7天，出血量为50～60mL左右。女子到45～50岁时，卵巢逐渐萎缩，内分泌功能下降，月经周期发生紊乱，这个时期称为更年期。更年期后月经周期停止，即为绝经期。

(一)月经期一般卫生要求

(1)月经期间可以参加适当的体育活动。

身体健康，月经正常的女子，在月经期间可以参加适当的体育活动。根据个人身体健康情况，选择运动强度较小的项目，如自由体操、艺术体操等。还可以参加早操、课外活动以及体育课上的准备活动、慢跑等运动负荷量不大的运动，但是运动的时间宜短。适当的体育锻炼，有利于改善盆腔的血液循环；有利于腹肌、骨盆底肌的收缩与放松，对子宫起到柔和的按摩作用，促使经血的排出；并且能够调整大脑皮质的兴奋和抑制过程，减轻全身不舒适的感觉。

(2)月经期应避免做剧烈的、大强度的或震动大的动作，如排球运动中的原地扣球、篮球运动的跳起投篮、田径练习中的跳高、跳远、长跑、急跑、侧推铅球等。应避免做使腹压明显增高的屏气和静力性动作，如推铅球、反倒成桥、收腹、倒立、俯卧撑等。否则，容易导致腹内压增高，子宫受到推压，引起月经过多，甚至发生子宫位置的变化。

(3)月经期间不宜游泳或盆浴。由于在经期，子宫内膜脱落后，形成较大创面，宫颈开口较大，宫腔与阴道口位置对直，易使病菌侵入内生殖器官而导致炎症。此外，经期应避免寒冷或热刺激，如冷水浴、曝晒等。特别要注意下腹部保暖，避免着凉，引起卵巢功能紊乱而导致月经失调。

(4)对患有月经不调(月经先期、月经后期、月经过多或过少)、痛经、内生殖器炎症的女生，在月经期间应暂停体育锻炼活动。

(5)建立月经卡片制度。便于及时了解和掌握月经情况，合理安排体育课，掌握运动量。填写内容包括行经日期、行经天数、经量多少、身体情况、经期参加锻炼的情况和锻炼后的反应、小结等。

(二)女运动员月经期运动训练和比赛的卫生要求

(1)对于身体健康、月经正常、无特殊反应又有一定训练水平的女运动员，经期可以进行正常的运动训练，但要加强医务监督，坚持循序渐进的原则。运动训练的开始阶段，运动量应小，等待身体适应后再增加运动量。

(2)年龄较小的运动员，尽可能不要在月经期安排运动训练。如果在月经期需要进行运动训练，也要减少运动量和运动负荷，避免内分泌失调引起月经失调、痛经或闭经等。

(3)在运动训练中，如出现月经不调，经适当调整运动量和运动负荷，改善运动训练和比赛环境，月经能够恢复正常。如果不能恢复正常者，应停止体育活动、运动训练或比赛，及时进行诊治。患有月经不调(月经先期、月经后期、月经量过多或过少)、痛经等内生殖器炎症的女运动员，月经期间应当停止训练和比赛。

第四章　运动性损伤和运动性疾病的急救

运动性损伤和运动性疾病的急救，是指对在体育教学、运动训练、比赛或健身过程中出现的突发伤病事故，进行迅速、准确、有效地处理，包括包扎、软组织损伤、关节脱位、骨折、出血、休克、心跳呼吸骤停的急救(心肺复苏术)和伤员的搬运等。

第一节　包　扎

包扎是利用绷带、三角巾或石膏绷带等材料，在急救中暂时固定骨折或受伤的关节、支持或悬吊肢体，使患者保持舒适体位，减轻痛苦的一种方法。包扎应用广泛，具有止血、防止或减轻伤部肿胀、保护创口、预防或减少感染、固定创面敷料以及保持夹板位置等作用。

一、包扎要点和注意事项

(1)绷带的使用

绷带必须清洁干净，严禁使用未经洗净灭菌的旧绷带。在包扎或解除包扎时，不能将绷带拖在地上。不能使用潮湿的绷带，因为潮湿绷带可刺激皮肤并造成感染，干燥后出现收缩而导致包扎过紧，影响血液循环。

(2)创面换药

包扎前应先进行创面换药，擦干附近皮肤。对腋下、乳下、腹股沟、耳后等皮肤皱褶处，可先撒滑石粉，并垫以纱布或棉垫。骨隆突处亦应以棉垫保护。

(3)固定位置

包扎时应尽可能不要改变患者的位置，使患者坐卧舒适。如做固定或制动性包扎，应注意肢体的功能位置。

(4)包扎技巧

包扎应做到动作熟练，轻快柔和，不要触碰伤口，以免加重损伤或疼痛，并应根据肢体的形态，灵活地运用各种包扎法，使包扎平整、合适。

(5)包扎顺序

应从远心端向近心端进行包扎。包扎开始时常做环形两周固定，以后每周压力要均匀。松紧适中，过紧会影响血液循环，过松则起不到包扎的作用。

每周绷带应遮盖前周绷带宽度的1/2或1/3，以充分固定并节省绷带，并随时注意整齐美观。包扎至最后，末端一般用胶布固定。如无胶布，可将末端纵形剪开或撕开，打结固定。固定结应打在肢体的外侧面，切忌固定在创面敷料上、骨隆突处或患者坐卧时压着的地方。在包扎肢体时，要外露指(趾)端，便于观察血液循环情况。

(6)解除绷带

解除绷带时，应先剪开固定结或胶布，然后顺绷带包扎的反方向，用两手互相传送松解，不要拉得很长或拖在地上，以免弄脏。紧急时或绷带已被伤口分泌物浸透且干涸时，可用剪刀剪开以解除绷带。

二、包扎方法

1. 绷带包扎法

(1)环形包扎法：环形缠绕，下一圈将上一圈完全遮盖(图4-1)。用于包扎额部、手腕、颈和小腿下部等粗细均匀的部位，以及开始与结束时做固定带端。

(2)蛇形包扎法：斜形延伸，各周互不遮盖(图4-2)。用于需要由一处迅速延伸至另一处的固定，或做简单固定用。

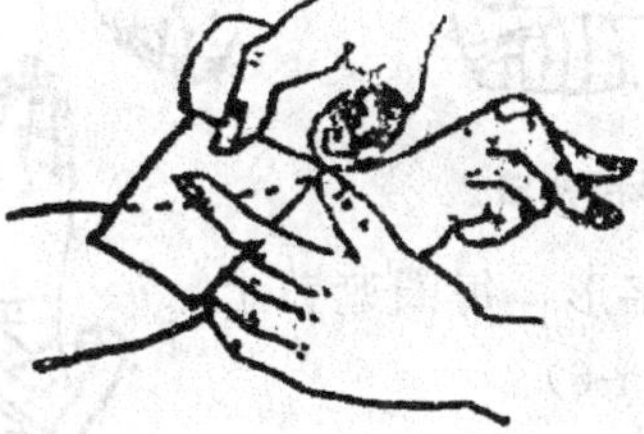

图4-1 环形包扎法

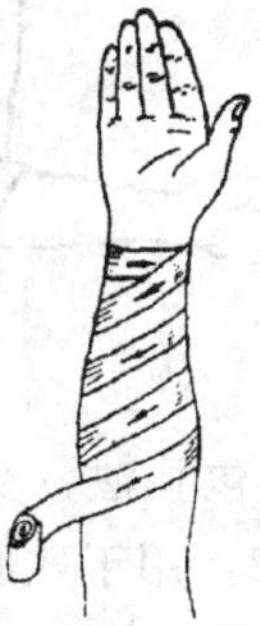

图4-2 蛇形包扎法

(3)螺旋形包扎法：螺旋状缠绕，每周遮盖上周的1/3至1/2。用于径围一致的部位，如前臂、上臂、大腿下段和手指等肢体粗细差不多的部位(图4-3)。

(4)反折螺旋形包扎法：包扎时以环形包扎法开始，然后用一拇指压住卷带上缘，将其上缘反折(注意要避开伤处)并压住前一圈的1/2到2/3，每圈的折线应互相平行。用于包扎前臂、大腿和小腿等肢体粗细相差较大的部位。(图4-4)。

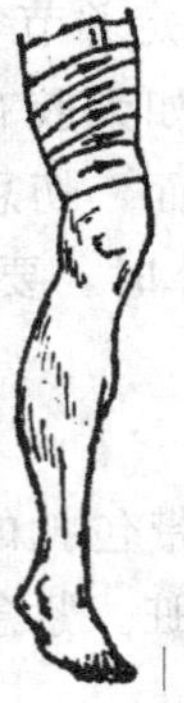

图 4-3　螺旋形包扎法

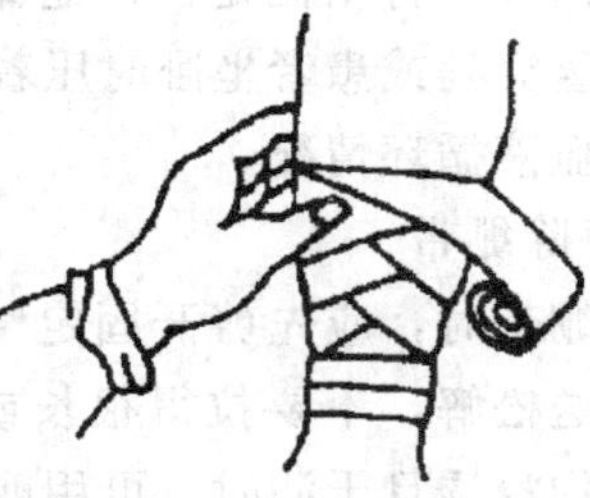

图 4-4　反折螺旋形包扎法

(5)“8”字形包扎法：包扎方法有两种，一是从关节中央开始的包扎法；二是从关节下部开始的包扎法。以关节为轴心，上下交叉缠绕成“8”字形，每圈向内遮盖其上圈的 2/3 至 1/2(图 4-5)。用于肢体径围不一致的部位或屈曲的关节如肩、肘、髋等部位。

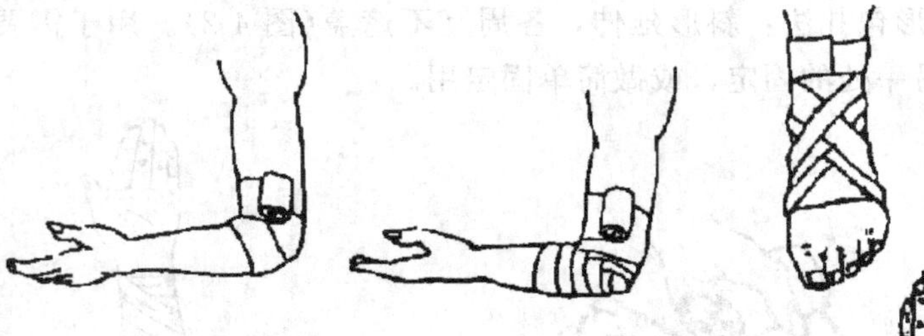

图 4-5　“8”字形包扎法

(6)人字形包扎法：交叉缠绕成“人”字形，每圈遮盖上圈的 1/3 至 1/2，用于残肢端、头部等(图 4-6)。

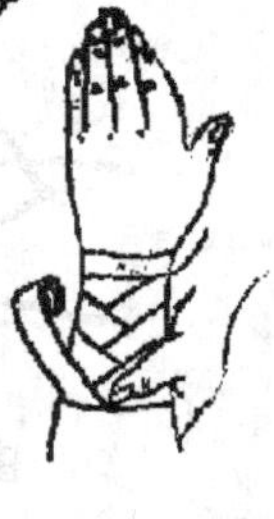

图 4-6　人字形包扎法

(7)头部包扎法：将三角巾的底边置于前额，顶角朝向头后正中，然后将底边从前额绕至头后，在枕后交叉再绕至前额打结，最后把顶角拉紧并向上翻转固定(图 4-7)。

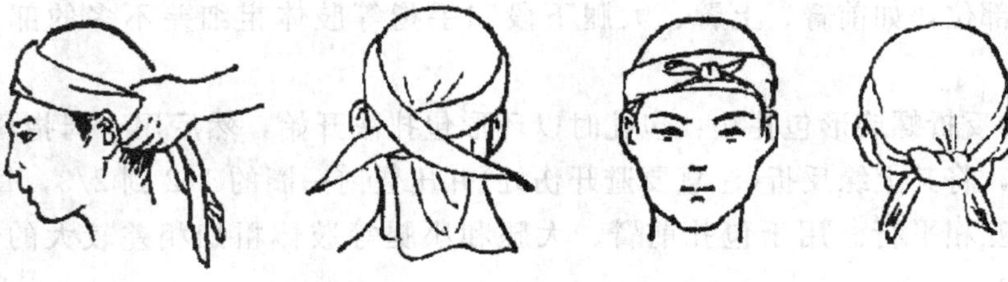

图 4-7　头部包扎法

2. 三角巾包扎法

本法适用于急救临时处理或战地救护。三角巾又名三角带，用本色棉布制成，用边长 85～100cm 的正方形布，对角剪开即成为两块三角巾。三角巾包扎法包扎迅速简便，适用于躯体各部。

(1)大悬臂吊带：大悬臂吊带将三角巾摊开，一角绕过伤员颈部与另一底角打结，将患臂置于三角巾中，再将顶角自肘部折转，以别针固定，包扎肘部。用于前臂骨折等上肢损伤，但锁骨和肱骨骨折不能用(图 4-8)。

(2)小悬臂吊带：小悬臂吊带可将三角巾折成长条，系结挂在患者颈上，以悬吊受伤的手臂。将三角巾叠成四横指宽的宽带，其中央置于伤肢前臂的下 1/3 处，两端在颈后打结。用于锁骨和肱骨骨折(图 4-9)。

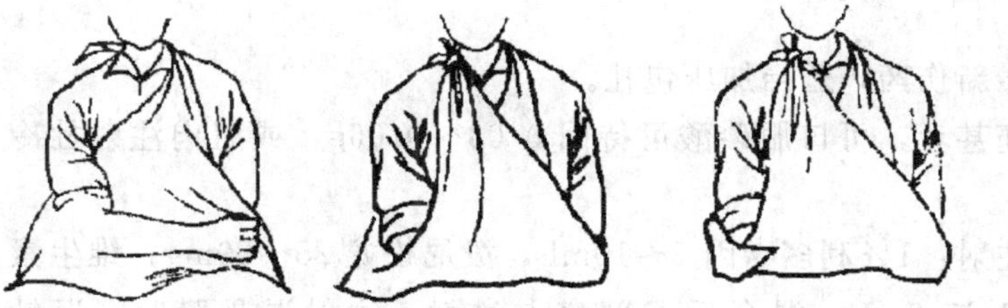

图 4-8　大悬臂吊带

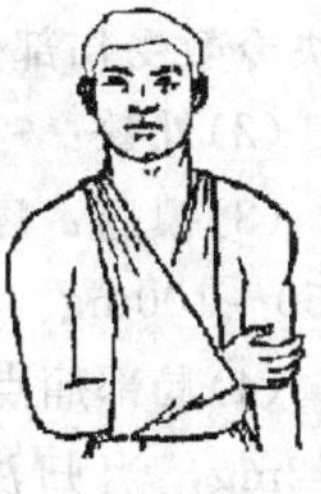

图 4-9　小悬臂吊带

第二节　软组织损伤的急救

软组织损伤主要是指肌肉、韧带、筋膜、腱鞘、关节软骨、关节囊及滑液囊等组织的损伤，分为急性软组织损伤与慢性软组织损伤。慢性损伤是因急性损伤处理不当，逐渐演变而成，也可因局部组织长期负荷过重，细微损伤的积累，最终造成劳损。

软组织损伤分为闭合性软组织损伤和开放性软组织损伤两大类，以前者多见。闭合性软组织损伤(挫伤、拉伤、扭伤等)，是指在外力作用处的深部组织有不同程度的损害，甚至可并发内脏器官的损伤，但损伤部位的皮肤或黏膜没有明显的创面或伤口与外界相通。开放性软组织损伤(擦伤、挫裂伤和刺伤)，是指在外力作用部位的皮肤或黏膜的完整性遭到破坏，伤口与外界相通。

一、闭合性软组织损伤的急救

临床表现主要有：伤部组织出血、肿胀，局部红、肿、热、痛，功能障碍等。急救主要是止血、消肿、制动、止痛、冷敷、加压包扎和抬高伤肢等。

(一)挫伤

挫伤多发于大腿、小腿、头部等处，其次是胸腹部和睾丸等部位。挫伤多见于篮球、足球、体操、武术等运动项目。

1. 临床表现

主要有疼痛、肿胀、出血、瘀斑或由于血肿而出现波动感、功能障碍等。少数患者伴有继发感染化脓，或继发钙质沉着化骨，导致化骨性肌炎。挫伤重者可影响血液循环，导致局部肌肉的缺血性挛缩，出现肢体末端青紫肿胀、麻木、发凉、运动障碍等。

2. 急救处理

(1)冷敷：损伤后马上用自来水冲洗伤处5～10分钟，有条件的可直接用冰块冷敷受伤部位。

(2)外敷：一号新伤药，适当加压包扎。

(3)镇痛：疼痛甚者，可口服磷酸可待因0.03～0.06g，或肌肉注射杜冷丁50～100mg。

(4)局部痛点注射：1%利多卡因5～10mL，泼尼松龙25～50mg，维生素B_{12} 2mg，当归注射液2mL，混合后局部痛点注射。注射遇骨膜时，退针0.15cm，将混合液做扇形注射。一次治疗不愈者，可隔2天重复注射。

上肢挫伤，用冷敷及压迫包扎，利用悬带休息。下肢挫伤，抬高患肢，静卧床上，然后冷敷及压迫包扎，以减少出血及肿胀。睾丸挫伤应以三角带吊起，卧床，局部冰敷。胸腹部挫伤见休克者，首先是抗休克(详见本章第六节)。股四头肌及小腿腓肠肌部严重挫伤，多伴有严重的出血，如肿胀不断加重或严重影响血液循环，应考虑手术切开，取出血块，找出出血的血管，进行结扎。

(二)拉伤

拉伤是指在外力的直接或间接作用下，肌肉猛烈主动收缩或被动过度拉长所引起的肌肉损伤。肌肉拉伤发生率高，约占各种损伤的25%。大腿后群肌肉是拉伤的高发部位。腰背肌、腹直肌、小腿腓肠肌、上臂肌也是拉伤的易发部位。拉伤多见于短跑、跨栏、跳远、体操等运动项目。

1. 临床表现

主要有局部疼痛、肿胀、压痛、功能障碍等。如肌肉断裂，患者多有撕裂感，随即失去控制相应关节的能力，可在断裂处摸到凹陷。由于断裂的肌肉收缩，在凹陷附近可摸到膨大的肌肉断端。

2. 急救处理

肌肉未断裂者，处理方法与挫伤相同。肌肉断裂者，应加压包扎，固定伤肢，必要时尽早手术治疗。

(三)扭伤

扭伤是在间接外力作用下，关节超常范围的活动而造成异常扭转，导致关节囊、韧带和关节附近其他结构的损伤。扭伤轻者韧带部分纤维断裂，重则韧带纤维完全断裂，甚至引起关节半脱位或完全脱位。以踝关节和膝关节扭伤多见，其次是腕、肘、指、腰、肩关节。扭伤多见于球类和田径等运动项目。

1. 临床表现

主要有疼痛、肿胀、皮肤青紫和关节活动障碍等。

2. 急救处理

以冷敷、加压包扎和固定为主。

注意事项：闭合性软组织损伤，切忌伤后马上搓、揉受伤部位，或用热水浸泡伤处、用电烤灯烤伤处等。否则，会加重病情，延长损伤组织的修复时间，严重者可能留下功能障碍。

二、开放性软组织损伤的急救

开放性软组织损伤的处理原则是保护伤口、及时止血，然后再处理伤口。如有必要，应争取在6～8小时内进行清创缝合术，防治感染，预防破伤风。

(一)擦伤

擦伤是皮肤受到外力摩擦，皮肤的表皮层或真皮层受损脱落，被擦破出血或有组织液渗出。擦伤病情轻，在外伤中最常见，约占运动性损伤的16%。擦伤多见于篮球、排球、足球、田径、体操、拳击等运动项目。

急救处理：

(1)轻度擦伤

创口较浅、面积小的擦伤，可用生理盐水洗净创口，创口周围用75%的酒精消毒，局部擦紫药水，不用包扎，暴露在空气中即可痊愈。

(2)中度擦伤

创伤面积稍大，创面有异物污染的，可用生理盐水或双氧水冲洗伤口，用75%的酒精消毒伤口周围，局部擦碘酒或紫药水，不用包扎，暴露在空气中即可痊愈。擦伤位于关节附近的，经消毒处理后，多采用消炎软膏或多种抗菌素软膏搽抹，并用无菌敷料覆盖包扎。

(3)重度擦伤

重度擦伤是摔倒时沙粒、炭渣、碎石等嵌入皮肤后形成。是擦伤中最严重的一种，又称刺花。首先用生理盐水或2%的硼酸水冲洗局部。如果创面中嵌入有沙粒、炭渣、碎石等，要用生理盐水冲洗干净，必要时可用消毒的硬毛刷子轻轻刷洗，清除异物。创口可用双氧水、创口周围用75%的酒精消毒，然后用凡士林纱条、消毒敷料覆盖创口，并包扎。如果创面中嵌入的异物多，疼痛剧烈者，可在1%普鲁卡因局部麻醉下，进行清除。若创口较深、污染较重者，按常规肌肉注射破伤风抗毒素1 500国际单位，并用抗菌素治疗。感染的伤口应每日或隔日换药。处理得当，一周左右即可痊愈。

(二)挫裂伤

挫裂伤是皮肤受到外力的强烈刺激，皮肤的完整性遭到破坏，皮下组织等亦有不同程度的损伤。挫裂伤的伤口形状不规则，边缘不整齐，有不同程度的出血和污染。多见于篮球、足球等对抗性强的运动项目，以头面部皮肤撕裂伤最为多见，如在抢篮板球时，被对方运动员肘部撞伤眉弓处的皮肤等。

急救处理：

(1)轻度挫裂伤

如撕裂的伤口较小(创面长度在2cm以内)，创面整齐、清洁，可先用无菌纱布盖住伤口加压止血，然后用2%的碘酒在伤口周围消毒，再用75%的酒精消毒后，将伤口对合好，用粘膏或创可贴粘合，再盖上消毒纱布，4～7天即可去除敷料，伤口便可愈合。

(2)撕裂创口较大，创面不整齐，受到污染者，则须清洁创面，止血，缝合创口。急救时，应先用生理盐水冲洗干净，然后用消毒敷料或清洁的布类覆盖伤口，适当加压包扎止血。如不能止血，应尽可能在靠近伤口处按规定缚以止血带，然后护送至有条件的医院，在6～8小时内进行清创缝合术。按常规做肌肉注射破伤风抗毒素1 500国际单位，以作预防。对怀疑有化脓性感染者，应尽早使用抗菌素。

(三)刺伤

刺伤分为一般刺伤和复杂刺伤。一般刺伤是指刺伤不伴血管、神经和内脏器官等损伤者。复杂刺伤是指伴有血管、神经和内脏器官等损伤者。刺伤的特点是伤口小而深。肢体上的刺伤，可深达肌肉、骨膜，可伴有血管、神经损伤。躯干的刺伤，往往伤及内脏器官。刺伤的创底，常有异物污染。刺伤多见于武术、击剑等运动项目，也见于田径运动中钉鞋、标枪、滑冰冰刀切伤等。

急救处理：

(1)将创面及其周围的皮肤用1/1 000新洁尔灭液消毒，用敷料覆盖，然后适当加压包扎，必要时进行彻底清创，预防感染和破伤风。

(2)如果被生锈铁钉等刺伤，先用生理盐水或双氧水冲洗伤口，除去异物，再进行消毒包扎。若出血较多，应立即进行临时止血。按常规肌肉注射破伤风抗毒素 1 500 国际单位。

(3)合并血管、神经和内脏器官损伤者，应立即护送至医院救治。

第三节　关节脱位的急救

关节脱位是指构成关节的骨端关节面脱离正常的位置，发生关节功能障碍，又称脱臼。

一、关节脱位的原因

关节脱位可由间接暴力或直接暴力(如跌仆、挤压、扭转、冲撞、牵拉等)所造成，其中以间接暴力所致者多见。关节脱位的发生与关节的解剖特点有内在的联系，和患者的年龄、性别、职业、体质等因素密切相关。如年老体弱，筋肉松弛者易发生下颌关节脱位；小儿因关节韧带发育尚不健全，常发生桡骨头半脱位；由于工作、活动环境的差异，成年人脱位多于儿童，男性多于女性。

二、关节脱位的临床表现

1. 一般症状

(1)局部疼痛与压痛，活动时疼痛加剧。

(2)局部肿胀。

(3)关节活动功能障碍。

2. 特有体征

(1)畸形。

(2)关节盂空虚。

(3)弹性固定。

通过 X 线检查可进一步明确脱位的程度、方向，以及有无合并骨折、陈旧性脱位、骨化性肌炎或缺血性坏死等。此外，脱位还可能牵扯和压迫邻近的神经和大血管并造成损伤。检查时应引起重视。

三、关节脱位的并发症

关节脱位除了上述症状外，因构成关节的骨端移位而引起的其他损伤，如节囊、肌腱和韧带等软组织损伤，常常出现脱位的并发症。

1. 早期并发症

(1)并发骨折：骨折多发生于关节邻近的骨端或关节盂的边缘。如肩关节脱位常合并肱骨大结节撕脱性骨折，髋关节后脱位可合并髋臼后上缘骨折等。当脱位复位后，这些骨折片往往随之复位。若脱位合并骨干骨折(指同侧肢体)时，可先整复脱位，后对骨折进行处理。

(2)并发神经与血管损伤：如肩关节脱位时，腋神经与腋动脉可受到压迫或牵拉损伤，但这种神经血管损伤所产生的症状，在关节复位后，功能可以逐渐恢复。

(3)并发感染：少数开放性脱位如不及时清创或清创不彻底，可引起化脓感染。

2. 晚期并发症

(1)关节僵硬与骨化性肌炎：关节脱位后局部血肿机化，关节周围组织粘连或瘢痕挛缩，导致关节活动受限，甚至关节僵硬不能活动。或因血肿机化并形成骨样组织而造成骨化性肌炎，多见于肘关节。

(2)骨缺血性坏死：关节脱位时，关节囊和关节内、外的韧带遭受损伤，血管也受到损伤，破坏了正常的血液供应，导致骨的缺血性坏死。常见的有股骨头缺血性坏死等。

(3)创伤性关节炎：脱位时关节软骨面受到损伤，造成关节面不平整，在活动或负重时，关节面不断遭受磨压而引起疼痛。创伤性关节炎多见于下肢负重的关节。

四、关节脱位的急救原则和注意事项

(1)抗休克

关节脱位或合并其他损伤时，患者由于大量失血或剧烈疼痛等原因而发生休克。急救时要注意预防休克，早期发现并及时处理(详见本章第六节)。

(2)复位

关节脱位后应尽早复位，对于肌肉不很紧张的新鲜关节脱位，可不用麻醉，运用牵引等手法即可复位。对体质较差，不能忍耐疼痛或肌肉丰满且过于紧张者，可适当进行麻醉，再做手法复位。

(3)固定

关节脱位经复位后，必须在一定时间内固定损伤肢体。用夹板和三角巾固定伤肢后，应尽快将患者转送医院。按脱位部位和损伤程度决定固定时间，一般固定 2～3 周。固定不宜过长，否则可引起关节及周围组织粘连而发生关节僵硬，影响关节功能的恢复。没有整复技术和经验的救护人员，不可随意复位，以免加重伤情，影响功能的恢复。

五、练功活动

关节复位后，在固定期间，应多做伤肢肌肉的收缩活动。避免肌肉萎缩，防止关节僵硬，尽快地恢复关节的正常功能。解除固定后，即可活动锻炼受损伤的关节。

第四节 骨折的急救

骨折是指骨或骨小梁的连续性发生断裂，这是一种较严重的运动性损伤。在运动训练、竞赛或在体育健身运动中时有发生。发病率约占运动性损伤的1.5％。

一、骨折的原因

(1)直接暴力：骨折发生在暴力直接作用的部位，如足球运动员胫骨被对方猛踢而造成胫骨骨折。

(2)间接暴力：骨折发生在身体接触暴力较远部位，如跌倒时用手撑地，较大的支撑反作用力可能导致尺、桡骨干或肱骨髁上或锁骨骨折等。

(3)肌肉牵拉力：肌肉猛烈而不协调地收缩或韧带突然紧张，引起附着部的撕脱骨折，如股四头肌猛烈收缩引起髌骨或胫骨粗隆的撕脱骨折。

(4)积累性劳损：多次或长期反复的直接或间接作用力造成骨骼某点骨折，又称疲劳性骨折，如反复剧烈跑跳、训练过多引起腓骨下端骨折。

二、骨折的诊断

出现外伤后，应根据暴力作用的部位及方向，问明疼痛点，同时解开衣服，观察是否有畸形或肿胀，并循骨干检查压痛，骨折的压痛限于骨折断端。如是软组织挫伤，其压痛范围较广、较轻。疑有骨折，应先按骨折急救处理，确诊则需用X线检查。X线检查可了解骨折的具体情况，显示临床检查不易发现的损伤和移位等。X线摄片应包括正、侧位，并且要包括邻近关节。有时还要加拍特定位置或健侧相应部位X线摄片，便于对比。

三、骨折的征象

1. 局部表现

(1)疼痛和压痛：刚发生骨折时，疼痛较轻，稍后即加重。肢体活动时疼痛加剧，触诊时骨折处压痛明显。

(2)局部肿胀和瘀血：骨折后骨及附近软组织的血管破裂出血，即发生肿胀。如是开放性骨折，周围软组织肿胀，甚至可在皮肤上产生张力性水泡，如是闭合性骨折则在其周围形成血肿。如血肿表浅，1～2 日后可出现紫色、黄色或青色的皮下瘀斑。

(3)功能障碍：患肢骨折后因疼痛、肌肉痉挛、肌肉失去骨杠杆的作用或周围软组织损伤等，使肢体功能部分或全部丧失。

(4)畸形：因暴力作用或骨折后肌肉的痉挛性收缩等，造成骨折断端移位引起骨折肢体的缩短、侧凸成角、发生异态、变动、旋转畸形等。

(5)异常活动和骨擦音：完全骨折后，在关节以外的地方出现异常的活动。当移动肢体时，在骨的断端可发出摩擦音，这是骨折特有的症状。检查时决不能刻意去寻找异常活动或骨擦音，以免加重损伤和增加患者痛苦。

2. 全身表现

(1)休克：多见于比较严重的骨折，如股骨骨折、脊椎骨折、严重的开放性骨折等。由于广泛的软组织损伤、大量失血或剧烈疼痛等，引起失血性休克或疼痛性休克。

(2)部分患者有体温升高、口渴、便秘等症状。

五、骨折急救原则和注意事项

1. 抢救生命，预防休克

对严重骨折要密切观察患者情况，力争早期发现休克并及时处理。早期就地施用制动固定术，并注射吗啡止痛，如合并颅脑或胸腹部损伤者禁用吗啡。骨折部注射1%～2%普鲁卡因止痛较好。针刺人中穴、十宣穴或用50%的葡萄糖液静脉注射，吸氧，平卧保暖是升压和防止休克发展及治疗的简要措施。

2. 准确、快速固定骨折

为了避免骨折断端更多地损伤周围的软组织、血管、神经或内脏等，减轻患者疼痛，并便于转运，必须早期就地对骨折进行固定。夹板是常用的固定器材。如没有夹板，则应根据实际情况，就地取材，如树枝、木棍、木板、竹片、纸板、运动器材等，作为临时固定器材。如果夹板或临时替代的固定器材都没有，还可用身体固定法，如上肢骨折可用布类将受伤的上肢固定吊在胸前，下肢骨折可将两腿捆在一起，起到临时固定的作用。应当指出，骨折患者未经固定处理，决不能移动，以免加重损伤或合并并发症，甚至发生休克。

3. 先止血再包扎固定

如伤口出血，应先止血，再包扎伤口，然后固定骨折。如有伤口或有开放性骨折造成的出血，应根据具体情况采用适当的方法止血。应先洗涤伤口，再用消毒巾包扎，预防感染。争取在6～12小时内送达医院进行手术，并注射破伤风抗毒素1500国际单位，以预防破伤风。暴露在伤口外的骨折端，未经处理者，一定不要复回伤口内，以免将污物带入创口深处，应盖上无菌敷料包扎固定后，立即转送医院处理。

4. 夹板固定注意事项

(1)长短宽窄合适，以能固定骨折上下两个关节为宜。

(2)正确安放压垫和夹板，确保稳定骨位的作用。

(3)夹板上要垫棉花，不可直接接触皮肤，以防皮肤被压伤。

(4)固定夹板时，绷带缠在折断处上下段。

(5)下肢骨折用夹板固定后，应与健康腿捆在一起再转运。

(6)夹板固定要牢固，松紧适宜。过松失去固定的作用，过紧则会压迫神经血管。四肢骨折固定时要露出指(趾)端，以便观察肢体的血液循环情况。包括观察肢体远程的皮肤颜色、温度、感觉以及手指或足趾的活动，脉搏强弱等。若发现指(趾)端苍白、发麻、发凉、疼痛或呈青紫色时，应马上松解夹板并重新固定。

(7)骨折整复固定后，应经常检查，随时调整束带的松紧度。

(8)定期进行X线检查，了解骨折对位和愈合情况。

六、骨折急救的临时固定

1. 各种骨折急救夹板使用法

(1)锁骨骨折：用"8"字包扎法或双环包扎法(图4-10)或T形木板固定法(图4-11)固定，患臂用三角巾或毛巾悬吊胸前。注意脉搏，如果太紧，出现脉弱，手绀紫等，则须放松。

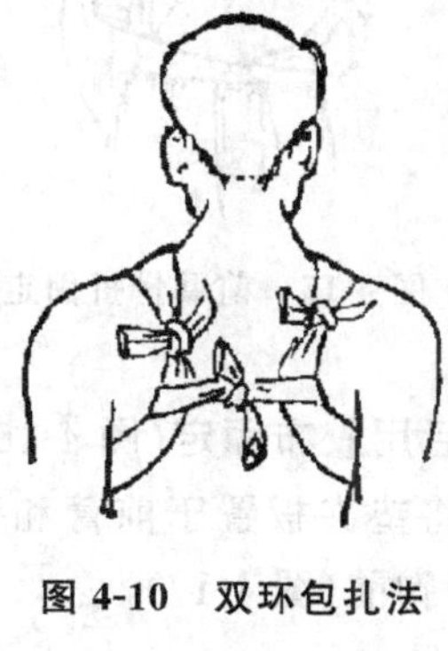

图4-10 双环包扎法

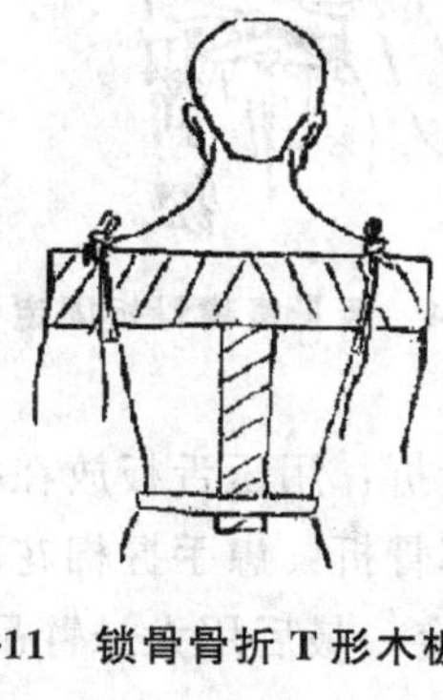

图4-11 锁骨骨折T形木板固定

(2)肱骨下段骨折：固定方法有两种，一是直角夹板法(图 4-12)，一是躯干固定法：如无夹板可将上臂固定在躯干上(图 4-13)，取两块合适夹板，分别置于伤肢外侧和内侧，用叠成带状的三角巾在骨折的上下两端将夹板固定，再用小悬臂吊带将前臂挂起，最后用三角巾把伤肢绑在躯干上加以固定。

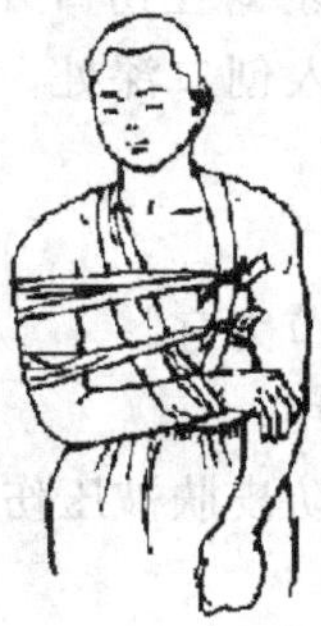

图 4-12　直角夹板法

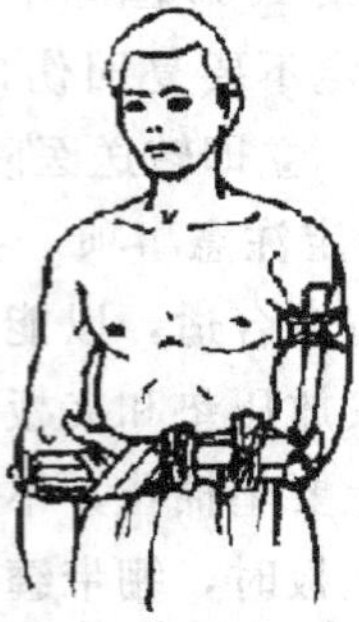

图 4-13　躯干固定法

(3)尺骨鹰嘴骨折：肘关节伸直，在前面从上臂到手放一直夹板以防肘屈。用两条绷带固定夹板，一条在上臂，一条绑在前臂，再用一条宽带子经前臂绕躯干对侧作结固定(图 4-14)。

(4)前臂骨折：拇指朝上，肘关节屈成直角，前臂前后部放置夹板。夹板的长度应超过肘和手腕，用两条带子固定，一条在骨折处上端绕 2 圈作结，一条在手腕处进行“8”字形捆扎，在背侧作结。再用大悬臂吊带将前臂挂于胸前(图 4-15)。

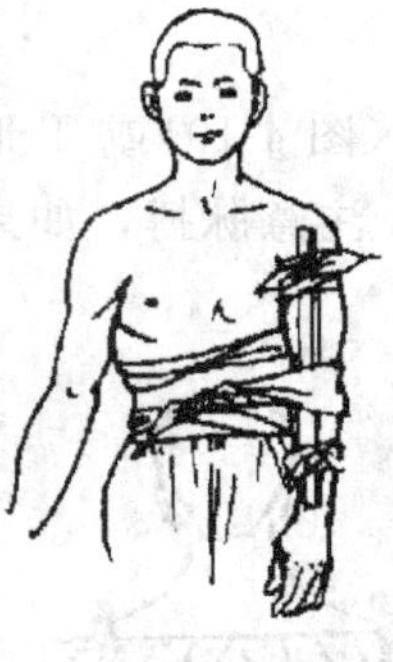

图 4-14　尺骨鹰嘴骨折固定

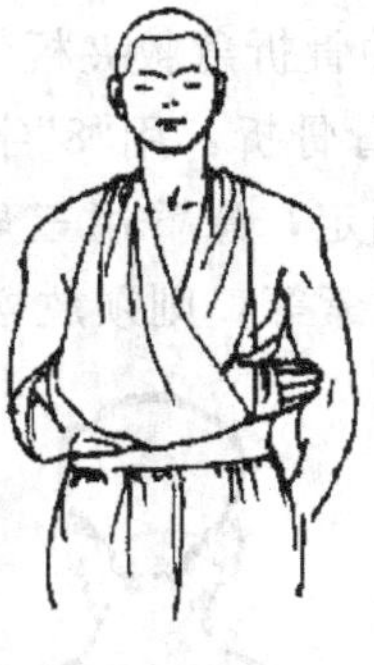

图 4-15　前臂骨折固定

(5)指骨骨折：用压舌板放在指的掌侧，然后用胶布固定(图 4-16)。

(6)手腕部骨折：患手握棉花团或绷带卷，将垫夹板置于前臂和手的掌侧用绷带缠绕固定，最后用大悬臂吊带将患肢挂于胸前(图 4-17)。

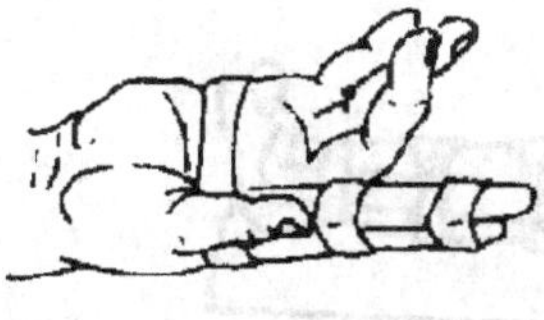

图 4-16　指骨骨折固定

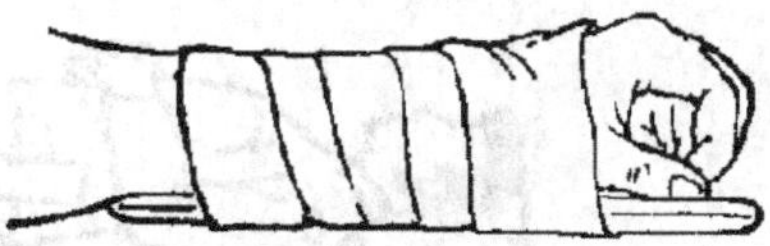

图 4-17　手腕部骨折的临时固定

(7)股骨骨折：用两块长夹板分别置于伤肢的内外侧，内侧夹板的长度从大腿根部至足跟，外侧夹板的长度从腋下至足跟，然后用 5～8 条宽带固定夹板，在外侧打结。

旁侧夹板固定法：先用一手握脚背，一手托脚跟，轻轻将脚向下拉，直到与健腿等长，如疼痛可注射吗啡。腿外侧及内侧各放一木板，外侧自腋下达足部，内侧自鼠蹊达足部。大腿骨折处上下方、膝下、小腿，分别以布带结扎作结于外侧固定(图 4-18)。

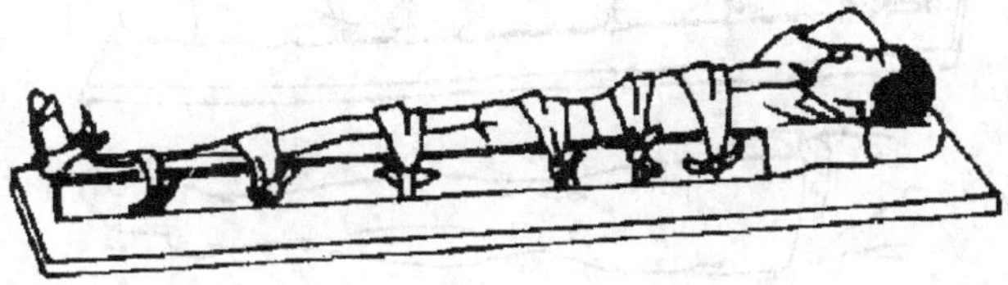

图 4-18　旁侧夹板固定法

托马氏夹板法：先将夹板的铁圈用棉花绷带包好，使其松软。用宽绷带或两块长方布悬在铁杆上，不要太紧。甲助手抬脚及小腿，乙助手抬骨折部位的上下段，慢慢套入铁环，使铁环低于坐骨。大腿安置在布带上。在膝及骨折上下段用带固定。足用“8”字绷带牵引，用小木棍绞紧。

(8)髌骨骨折：患者取半坐位，助手持患肢足跟将腿抬起，膝伸直，在腿后放一长夹板(长度以大腿到脚为宜)，膝窝与足跟部垫一些棉花，用三条带子固定夹板。

(9)小腿骨骨折：小腿骨折用两长夹板置于伤肢的内外侧，内侧夹板的长度从大腿中部至足跟，外侧夹板的长度从膝上至足跟，然后用 4～5 条宽带固定夹板，分别在膝上、膝下和踝部外侧打结(图 4-19)。可以用托马氏夹板，或用侧夹板法固定，夹板可以稍短，自大腿至足即可。

(10)脊椎骨折

颈椎骨折：颈椎损伤会发生上肢和躯干的高位截瘫，甚至影响呼吸造成死亡。搬运时必须使头部固定于伤后位置，不屈不伸不旋转，数人合力搬至平板上。颈的两侧用沙袋、纸板或卷叠的衣服固定，防止旋转(图 4-20)。

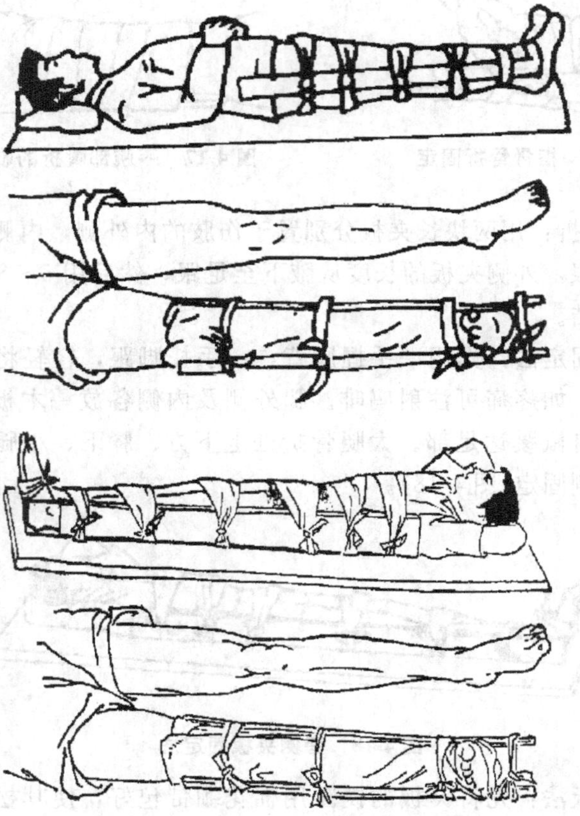

图 4-19　小腿骨骨折固定

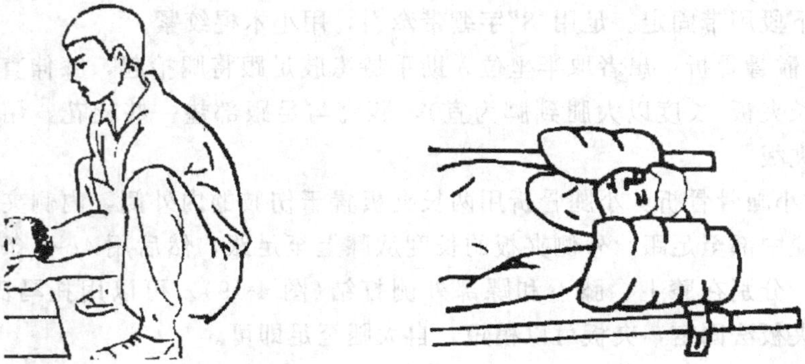

图 4-20　颈椎骨折固定

胸腰椎骨折：准备好硬板或担架置于患者体侧，一人稳住头，再由两人将患者推滚到木板上或担架上。注意胸腰椎骨折千万不能让患者弯腰，以防止脊髓受压迫。应将患者在摔伤的卧位姿势下抬到担架上(图 4-21)。

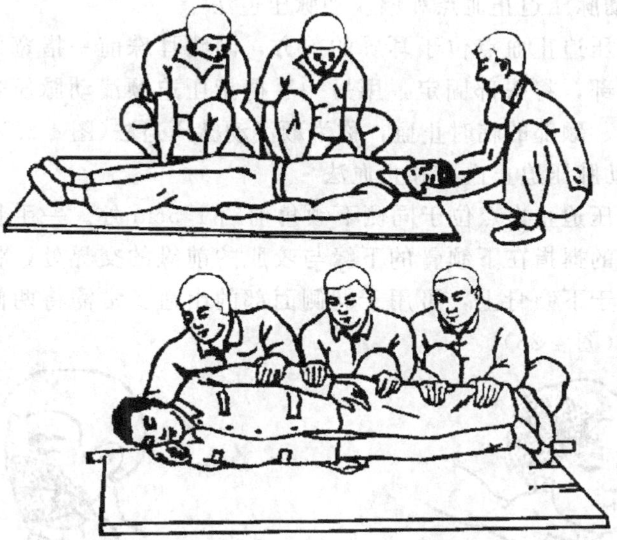

图 4-21 胸腰椎骨折的搬运

开放性骨折：首先要对伤口进行初步消毒，再用消毒纱布和绷带包扎伤口。如无消毒纱布和绷带，即用洁净的布类包扎，一是可以止血，二是防止伤口继续污染。如伤口出血很多，可参照出血急救处理。开放性骨折伤员经急救和固定后，应立即转送到医院。

第五节 出血的急救

健康成年人每 kg 体重大约有 75mL 血液。如急性出血达全身血量的 20%，就会出现头晕、口渴、面色苍白、全身乏力等一系列急性贫血的症状。如出血量超过全身血量的 30%，就会导致失血性休克而危及生命。因此，当运动性损伤或其他意外事故引起急性出血时，应立即急救止血。

一、常用的止血方法

临床常用的止血法有抬高伤肢法、加压包扎法等。临时止血后必须迅速将患者送往医院治疗。

1. 压迫止血法

压迫止血法是最重要的、简便有效的方法。是在出血点上直接加压(除大动脉破裂者外)，可使血管闭塞，发生防御性血栓止血。常用的压迫止血点和止血法如下：

(1)颞浅动脉压迫止血点和颞浅动脉压迫法

颞浅动脉压迫止血点位于耳屏的前方，同侧耳珠前一指宽处。一手扶住患者额部或枕部，将头部固定，用另一手拇指压迫颞浅动脉压迫止血点，可用于同侧头额、颞部的临时止血，称为颞浅动脉压迫法(图 4-22)。

(2)颌外动脉压迫止血点和止血法

颌外动脉压迫止血点位于同侧下颌角前约 1.5cm 处。一手将患者头部固定，用另一手的拇指在下颌骨的下缘与咬肌的前缘的交界处，将颌外动脉压迫止血点压迫于下颌骨上，可用于同侧面部的出血。常需将两侧动脉同时压住，才能止血(图 4-23)。

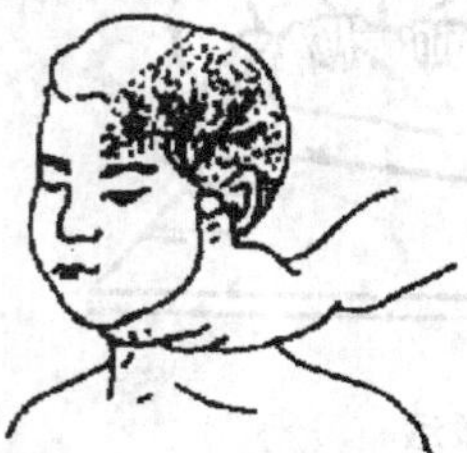

图 4-22　颞浅动脉压迫法

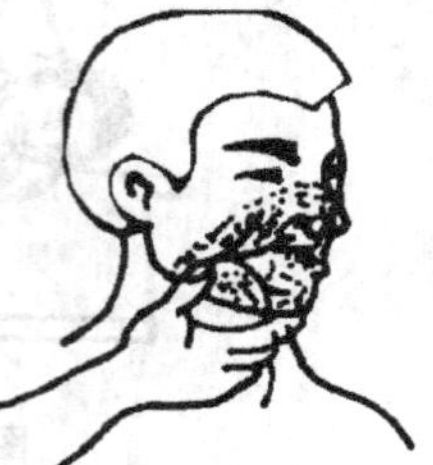

图 4-23　颌外动脉压迫法

(3)锁骨下动脉压迫止血点和止血法

锁骨下动脉压迫止血点位于锁骨上方、胸锁乳突肌外缘处。用拇指在锁骨上窝摸到动脉搏动处，即是锁骨下动脉，用力向后向下将动脉压向第一肋骨，可用于同侧臂的上部及肩部的临时止血(图 4-24)。

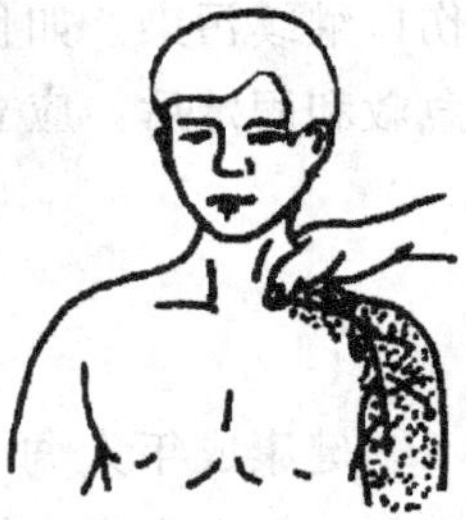

图 4-24　锁骨下动脉压迫止血法

(4)肱动脉压迫止血点和止血法

肱动脉压迫止血点位于肱二头肌内侧沟处。将伤臂稍外展外旋，用手指在肱二头肌内侧沟处，将动脉压在肱骨上。也可在肘窝摸到该动脉搏动处，用拇指压迫，可用于同侧前臂和手出血的临时止血(图 4-25)。

(5)桡动脉及尺动脉的压迫止血法

在桡腕关节处摸到桡动脉、尺动脉的搏动处，用双手拇指压迫，用于同侧掌、手背出血的临时止血。

(6)股动脉压迫止血法

让患者仰卧，伤肢大腿稍外展和外旋，在腹股沟中点处摸到搏动后，用双手拇指重叠将股动脉压在耻骨上，用于同侧大腿、小腿出血的临时止血(图 4-26)。

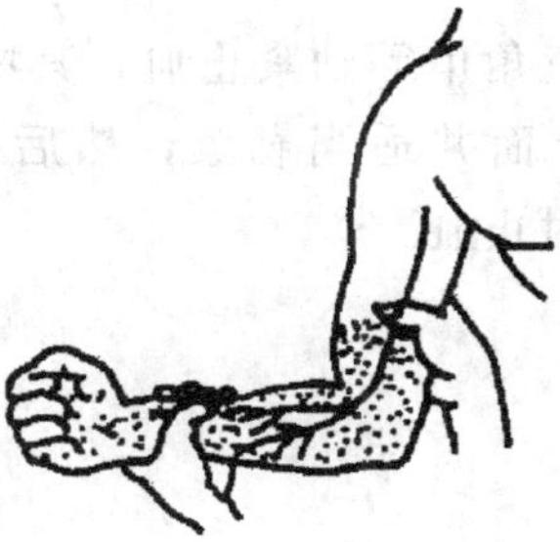

图 4-25　肱动脉压迫法

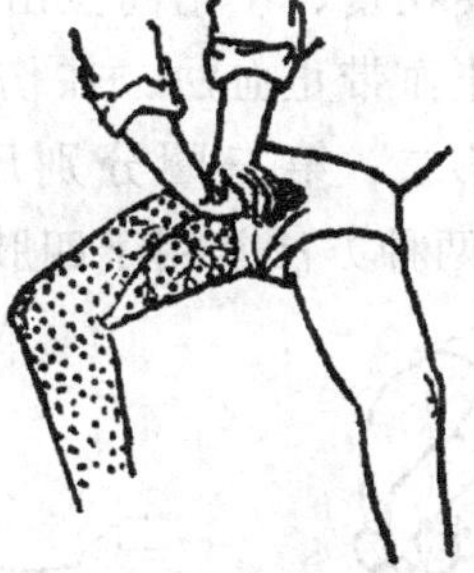

图 4-26　股动脉压迫法

(7)胫前、胫后动脉压迫止血点和止血法

用两手的拇指或一手的拇、食指分别按压在内踝与跟骨间和足背横纹的中点，将胫前动脉和胫后动脉压向胫骨，可用于同侧足部出血的临时止血(图 4-27)。

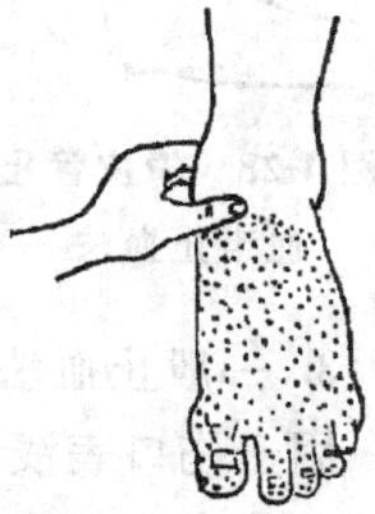

图 4-27　胫前、胫后动脉压迫法

(8)足背动脉的压迫止血法

用手指在第一跖骨基底部的背侧，伸拇长肌腱的外侧，摸到足背动脉搏动处，进行压迫，可用于同侧足部出血的临时止血。

2. 止血带止血法

止血带止血法适用于动脉出血。常用的止血带有皮管、皮带、气止血带。如无止血带，可用毛巾等物替代，最好不用绳索。用止血带止血时，应注意以下三点：

(1)首先抬高患肢，再上止血带。止血带要尽可能靠近出血部位或伤口的近心端捆扎。先在肢体周围垫上软布后再进行绑扎。

(2)掌握止血带使用时间。上肢出血时，止血带要扎在上臂，应避免在上臂的中 1/3 捆扎，以免引起桡神经损伤。下肢出血时止血带扎在大腿靠近伤口的近心端。上肢每隔 30 分钟、下肢每隔 1 小时必须放松一次止血带。每次放松时间 2～3 分钟，并暂时改用压迫止血法，避免引起肢体缺血而发生坏死。使用止血带的时间不宜超过 3 小时。缚后肢端应呈蜡白色，如果呈紫红色则提示绑扎过紧。

(3)用止血带后要留有明显的标签，注明使用止血带的时间、部位、放松止血带的时间和重用止血带的时间等。

橡皮管止血带止血法：先在要用止血带的部位用三角巾、毛巾或衣服垫好，将止血带的一端留出一部分并用一手的食、中指夹住靠在垫上。另一手将止血带适当拉紧拉长，绕肢体 2～3 圈(压在留出的那一部分止血带上)后，将残留端夹在食、中指间拉出即可(图 4-28)。

紧扎止血带止血法：在伤口处用绷带、三角巾等勒紧止血，其中第一圈绕衬垫，第二、第三圈分别压在前一圈的上面并适当勒紧，然后打结(图 4-29)。这两种方法常用于四肢动脉出血的临时止血。

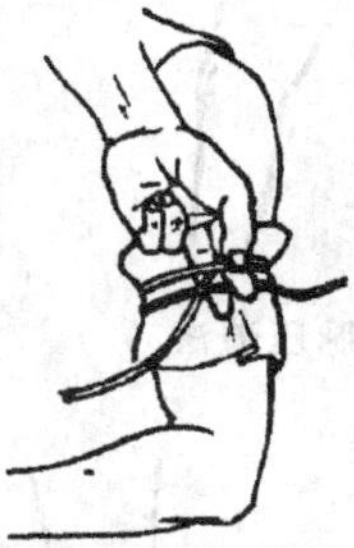

图 4-28 橡皮管止血带止血法

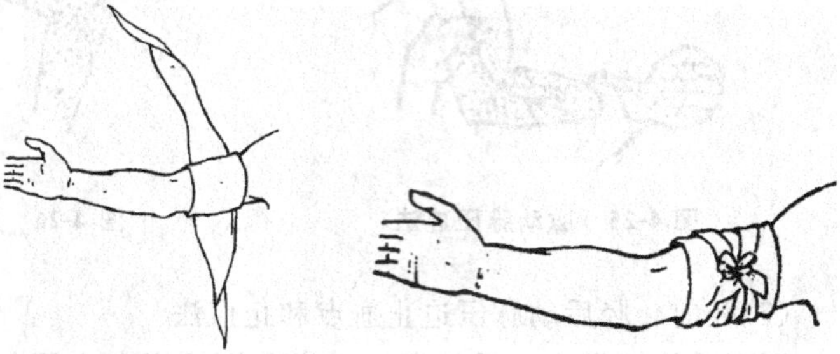

图 4-29 紧扎止血带止血法

3. 一般止血法

用于伤口表浅的出血，如四肢的毛细血管和小静脉出血，先将受伤的肢体抬高使出血部位高于心脏，降低出血部位的血压而减少出血。然后，可用冷开水或生理盐水冲洗局部，经过消毒后，撒上云南白药或纯三七粉，盖上消毒纱布，用绷带适当加压包扎。

4. 加压包扎法

用无菌敷料覆盖出血处，然后用绷带包扎，用于毛细血管和小静脉出血。

第六节 休克的急救

休克是指人体遭受体内外强烈刺激后，循环系统急剧紊乱，生命主要的营养血管灌流量急剧减少，发生的一种严重的病理状态或全身综合征。发生休克后应积极抢救。在运动性损伤和运动性疾病中，很少发生休克，偶见于跳水、摩托车、足球、篮球等运动项目。

一、休克的常见原因及分类

根据休克的病因及病理生理特点，一般将休克分为低血容量性休克、神经源性休克、心源性休克、感染性休克、过敏性休克五种。在运动性损伤中常见的是低血容量性休克和神经源性休克。由于急剧的大量出血、失液、骨折、脱位、严重的软组织损伤或内脏破裂等，常可合并休克。疲劳、饥饿、寒冷、酷暑、剧痛、长时间使用止血带后突然松解等，都能诱发或加重休克。

二、休克的临床表现

休克的病因各有不同，但病理变化是相同的。休克的病程可分为两个时期。

休克代偿期：失血未超过全身血量的20%时，由于机体代偿作用，患者中枢神经系统兴奋性提高，表现为精神烦躁、面色苍白、手足湿冷、心率加快、气促等，血压可正常或稍高。休克代偿期时间较短，易被忽略，但这是抢救休克的关键时期。如果处理得当，休克可以很快得到纠正。

休克抑制期：如休克代偿期处理不当，则进入抑制期。休克抑制期的主要表现有神志淡漠、反应迟钝，甚至出现昏迷、唇和肢端发紫，冷汗淋漓、脉细数、血压下降，并可出现进行性呼吸困难，咯出粉红色泡沫样痰等。

三、创伤性休克的治疗

1. 现场急救

(1)安静休息：现场急救时，应迅速将患者的头和躯干抬高10°，下肢抬高20°，增加回心血量，改善脑部血流。安慰和鼓励患者，消除心理负担。

(2)止血止痛：如果有外出血，应立即止血。用加压包扎法或止血带止血；内出血患者，应尽早送到有条件的医院救治。骨折、脱位或软组织严重损伤者，除严重颅脑损伤外，剧烈疼痛时，可给予止痛剂，如肌肉注射吗啡5～10mg，或杜冷丁50～100mg。

(3)饮水和吸氧：神志清醒又无消化道损伤者，酌情给适当盐水或其他饮料，若需急诊手术则不宜饮水。如果有条件可以让患者吸氧。

(4)保暖和防暑：在不影响伤肢或伤口的情况下，尽可能将患者穿着的潮湿运动服脱去，并盖上毛毯或大毛巾以保暖。但不要加温，以免皮肤血管扩张，影响生命器官的血液灌注量和增加氧的消耗。在炎热天气时应注意防暑降温。

(5)保持呼吸道通畅：如果患者昏迷，要及时清除呼吸道的分泌物，如口、鼻、咽部的血块等。昏迷的患者，头应侧偏，并将舌牵出口外，以保持呼吸道通畅。必要时，可置鼻咽管吸氧。

(6)伤部的包扎和固定：开放性损伤的患者，应立即用无菌敷料或现场可以得到的毛巾或其他棉制品将创口敷盖包扎。对骨折患者应进行必要的急救固定。

(7)针灸急救：常用急救穴有人中、十宣、内关、百会、关元、气海、涌泉、足三里、太冲等。针刺时，应用大幅度捻转，强刺激手法。艾灸选百会、大敦、神厥、隐白、气海、关元等穴，以悬灸为主。

(8)中枢兴奋剂：可早期使用，虽然不能收到单独救治休克的效果，但有相辅相成的作用。可选用25%的苯甲酸钠咖啡因1mL、25%的可拉明1～2mL、1%的山茶碱1mL进行肌肉或静脉注射。

(9)普鲁卡因封闭疗法：颈、胸、肩损伤可以施行颈部迷走交感神经封闭。腹、髋及大腿的上部受伤，可行肾囊封闭。侧卧，在12肋与骶棘肌缘的交点刺入周围的脂肪囊，用药60～100mL。下肢的远程伤可用大腿环封。上肢远程伤用上臂环封。这些方法较简单，在场地急救站即可施行。

另外，在急救过程中应尽量减少搬动或移动患者，以免造成更大伤害。

2. 重点防治休克的措施

补充血容量：50%的葡萄糖液60～100mL，静脉注射。如条件许可，立即输全血300～600mL，或选用血浆、右旋糖酐、葡萄糖液等均可。还有吸氧、使用血管活性药物等。

第七节　心跳呼吸骤停的急救(心肺复苏术)

复苏术是使心跳呼吸功能恢复的急救技术。由于遭到某些意外(如电击、溺水)或某些急危重症(如心肌梗死等)、一氧化碳或药物中毒、严重创伤和大出血引起的心跳和呼吸停止，称为“临床死亡”或“假死”。呼吸、心跳停止，导致血液循环停止。如不及时恢复，可引起全身组织器官缺氧，特别是脑、心、肾等重要器官的缺氧，导致脑水肿、急性肾功能衰竭，以及水、电解质严重紊乱等一系列的病理生理变化，进而至患者迅速的真正死亡。

一、心脏复苏术

(一)胸外心脏按摩

心脏按摩是指对心脏进行有节律的、有效的挤压，用人工的方法代替心脏的自然收缩，达到维持血液循环的目的。患者突然昏迷，不能摸到颈动脉搏动，即可判断为心跳停止，必须立即就地抢救。

1. 基本方法

患者仰卧在地板上或床上，如果是钢丝床、席梦丝等软床，应在床上垫木板。术者用一手的掌根部按在胸骨正中线的下半段，另一手压在该手的手背上，肘关节伸直，利用体重和肩臂力量向下做冲击性压迫，使胸骨下半段及其相邻的肋软骨下陷3～4cm，然后突然放松压力，胸壁自然弹回，使心脏舒张，每分钟为60～80次。同时，每挤压3～4次，做人工呼吸一次(图

4-30)。如果施行得法，患者肤色、口唇转红润，散大的瞳孔开始缩小，可触及颈动脉或股动脉的搏动。能测到血压，上肢血压应在60mm汞柱为佳，并恢复自主呼吸，此时即可停止按摩。如按摩1分钟后心跳尚未恢复，应立即用1∶1 000肾上腺素1mg及异丙基肾上腺素1mg做心内注射，然后继续按摩或改用开胸心脏按摩，并应进行静脉输液。

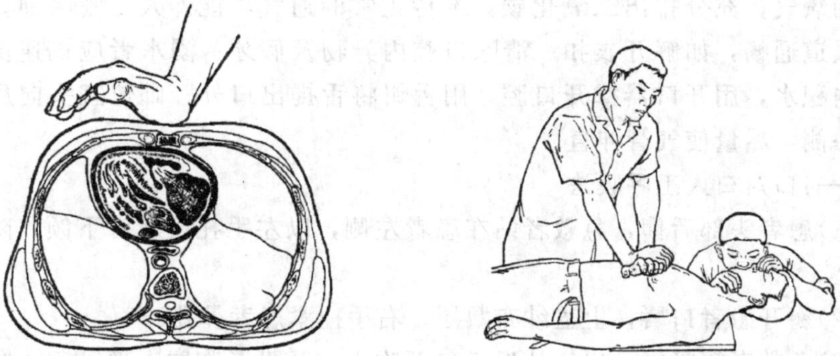

图4-30 胸外心脏按摩、口对口人工呼吸

2. 注意事项

(1)只能用手掌根部加压于胸骨下半段，不应将手掌平放。

(2)按摩与放松的时间应大致相等，舒张期不应过短，以免回心血量不足。

(3)加压方向应对准脊柱，不能有偏斜，否则易引起肋骨骨折。

(4)在进行心脏按摩时，必须施行有效的人工呼吸，两者的比例为4∶1。

(5)按摩无效，应立即向心内注射1∶1 000肾上腺素1mL(在第四肋间胸骨左缘1.5～2cm处垂直刺入，抽得回血，即可注射)。如5分钟后，心脏仍无复跳现象，应立即改做开胸按摩。

(二)胸内心脏按摩

如胸外心脏按摩无效或伴有胸腔积液，或是胸廓畸形患者，应及时开胸做胸内心脏按摩。皮肤简单消毒后，即沿左侧第四肋间自胸骨右缘到腋前线做弧形切口，依次切开皮肤、肋间肌及胸膜，迅速撑开肋骨，右手插入胸腔，了解心脏情况后，即进行心包外挤压心脏。在胸内心脏按摩同时，须进行气管内插管进行加压人工呼吸。如按摩无效，应使用心脏起搏器，刺激心脏复跳。

(三)动脉输血

动脉输血能引起心血管反射而促使心脏复跳，并迅速将血液灌注到冠状动脉和大脑。动脉输血一般与心脏按摩同时进行。其方法是在腕部桡动脉处做穿刺，或切开插入粗针头，用加压输血器将血液加压输入。

二、呼吸复苏术

呼吸一旦停止，人体的氧供应断绝，很快危及生命，必须立即开始人工呼吸。人工呼吸是指用人工的方法，使空气有节律地进入和排出肺脏，供给足够的氧气，充分排出二氧化碳，维持正常的通气功能。人工呼吸前，先应使呼吸道通畅，如解开衣扣、清除口腔内异物及假牙；溺水者应迅速倒出呼吸道内积水，用开口器撑开口腔，用舌钳将舌提出口外；卧位宜头向后仰并偏向一侧，尽量使气管伸直。

(一)口对口人工呼吸法

(1)患者头部后仰，急救者站在患者左侧，以左手托起患者下颌，防止舌根后坠。

(2)掰开患者口唇，上盖纱布数层，右手捏紧患者鼻孔。

(3)急救者深吸气一口，从患者口部吹入，至患者胸廓上部升起，吹气时间要短，约占呼吸周期的 1/3。然后，放松鼻孔，让患者胸廓复原，使气自肺内排出，此时间约占呼吸周期的 2/3。

(4)上述方法反复进行，每分钟吹气 16～20 次，并与胸外心脏按摩同时进行。即心脏按摩 4 次，人工呼吸 1 次(图 4-31)。

(二)器械人工呼吸法

(1)简易呼吸器法：简易呼吸器由呼吸囊、呼吸活瓣和面罩等构成。使用时将面罩紧盖于患者口鼻上，压迫气囊，将气体压入患者口鼻，放松气囊后让其自动恢复原状，此时，患者呼出的气体经另一排气口排出。此方法操作简单，通气效果良好(图 4-32)。

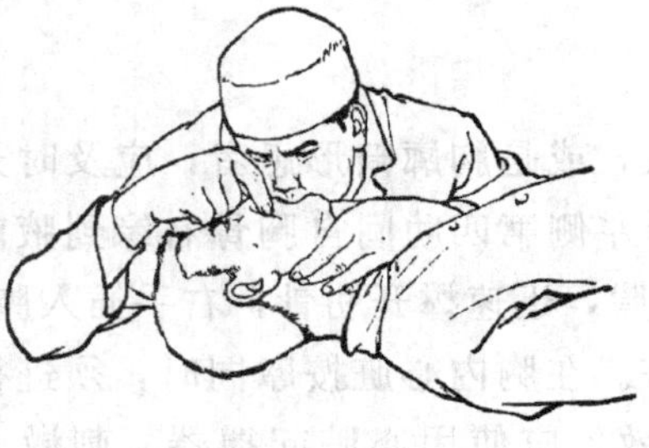

图 4-31　口对口人工呼吸法

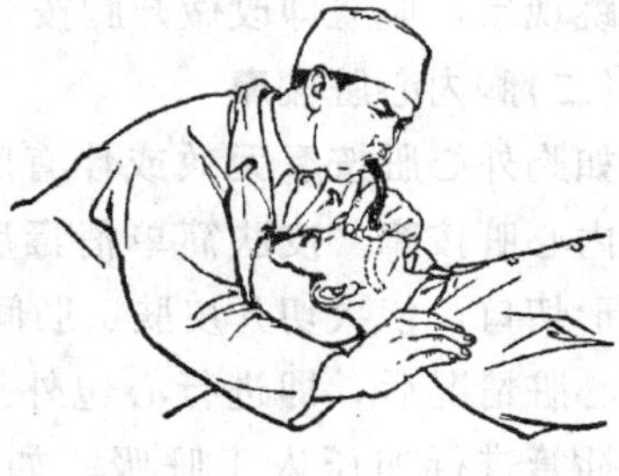

图 4-32　通气管人工呼吸法

(2)气管插管法：此法是医院内抢救呼吸停止最常用的方法，即将合适的气管导管经口腔，在直视下做气管内插管，用气囊控制呼吸(图 4-33)。在紧急情况下，先做口对口呼吸法或简易呼吸器法，待气管插管器械准备就绪后，仍不能自主呼吸即应改用气管插管。此法能充分保证通气和供氧，对抢救极为有利，但导管留置时间不能超过 48～72 小时，需做长期人工呼吸抢救者，则进行气管切开术。

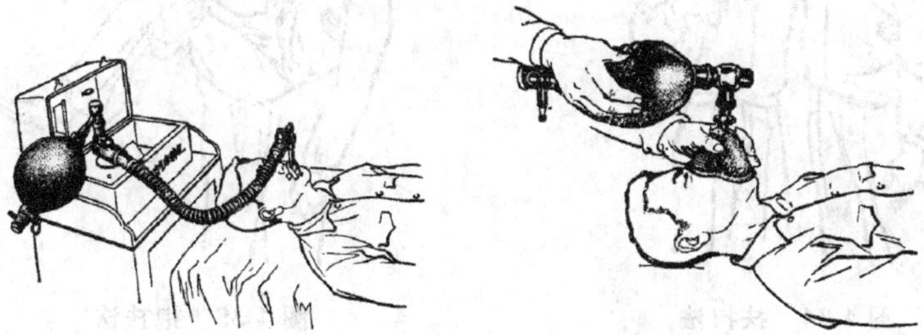

图 4-33　气管插管加压呼吸法

(三)注意事项

(1)在抢救过程中必须随时保持呼吸道通畅，并及时处理呼吸道阻塞，如托起下颌、防止舌下坠、勤清除呕吐物或分泌物等。

(2)如继续有大量呕吐、呕血、咯血时，应及时作气管插管，吸尽呕吐物或血液，保证呼吸道通畅。

(3)抢救中可同时应用针灸疗法和使用呼吸中枢兴奋剂。

(4)应针对呼吸停止的原因积极处理，防治休克等并发症。随时注意有无心跳骤停，并做好抢救准备。

第八节　伤员的搬运

一、徒手搬运法

分为单人、双人和多人搬运法。适用于伤势轻和搬运距离较短的伤员。

(1)扶持法

急救人员位于伤员的体侧，一手抱住伤员腰部，另一手握住其腕部，伤员的一手绕过急救人员颈后至肩上，两人协调缓行(图 4-34)。本法适用于伤势轻、神志清醒而又能自己步行的伤员。

(2)抱扶法

急救人员一手托住伤员的背部，另一手托住伤员的大腿及腘窝，并将伤员抱起，伤员的一臂挂在急救人员的肩上(图 4-35)。本法适用于伤势较轻、神志清醒，但体力较差或虚弱的伤员。

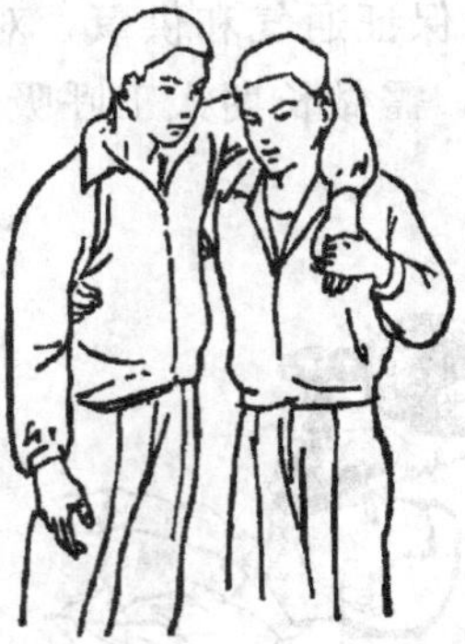

图 4-34　扶持法

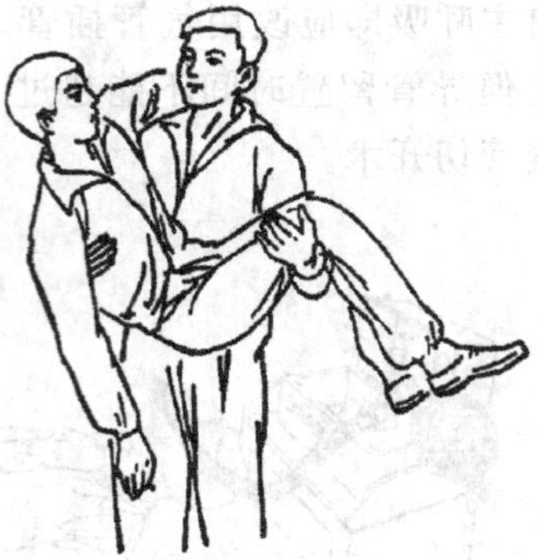

图 4-35　抱扶法

(3)托椅式搬运法

两名急救人员面对面站立，各以一手互握对方的前臂，另一手互搭在对方的肩上，形成一个人工托椅。伤员坐在急救人员形成的人工托椅上，背部靠在急救人员的另一臂上，伤员的两手分别搭于两名急救者的肩上(图 4-36)。本法适用于神志清醒、足部损伤而行走困难的伤员。

(4)卧式三人搬运法

三名救护人员同站于患者的一侧。第一人以外侧的肘关节支持患者的头颈部，另一肘置于伤员的肩胛下部，第二人用双手自腰至臀托抱伤员，第三人托抱伤员的大腿下部及小腿上部。三人行走要协调一致(图 4-37)。本法适用于身体较重、昏迷或肢体骨折后没有担架等情况的伤员。

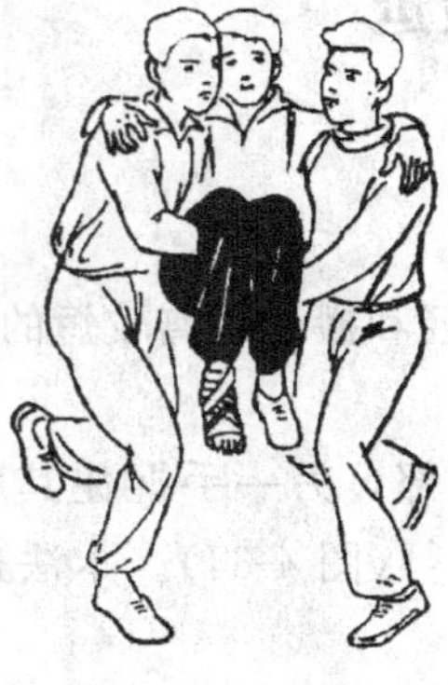

图 4-36　托椅式搬运法

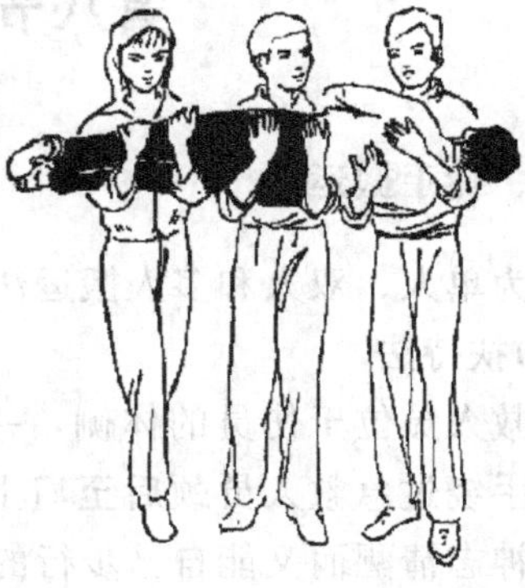

图 4-37　卧式三人搬运法

二、器械及车辆搬运法

(1)担架搬运法

使用时将担架张开，可用棉被或毛毯垫好后再将伤员放入，并盖好棉被或毛毯以保暖。若伤员神志不清，为避免和防止不必要的损伤，需用宽布带把伤员固定在担架上。如果没有特制的担架，或脊柱骨折而不宜使用特制担架时，可采用床板、门板等临时担架。

(2)车辆搬运法

如伤员的伤势严重、病情危急或运送的路程较远时，应使用车辆搬运，最好是救护车。运送时宜慢行驶，尽量减少颠簸震动，特别是在道路不平或汽车急行转弯时，尤其要照顾好伤员。

第五章　运动性损伤和运动性疾病的常用治法

第一节　中药治疗

中医整体观念认为，人是一个有机的统一体。“肢体损于外，则气血伤于内，营卫有所不贯，脏腑由之不和。”局部损伤会影响整个机体的功能状态，而全身状况又会影响局部损伤的愈合与康复。因此，要根据病情、体质、年龄、性别等确定治法。或内治为主，外治为辅；或外治为主，内治为辅。局部外敷、熏洗，配合内服药，改善全身状况，以收良效。

一、内治法

1. 行气活血法

本法适用于气滞血瘀，局部肿痛，无里实热症，或宿伤而瘀血内结及有某种禁忌而不能攻下者。可根据损伤轻重不同灵活选用，或重于活血化瘀，或重于行气，或活血与行气并重。常用方有：以活血化瘀为主的血府逐瘀汤；以行气为主的柴胡疏肝散；行气与活血并重的顺气活血汤等。

2. 攻下逐瘀法

本法适用于瘀血停积，症见早期蓄瘀，便秘，腹胀，苔黄，脉数等。常用方有桃核承气汤等。

运用攻下逐瘀法的注意事项：

(1)本法属苦寒泻下以攻逐瘀血，药效峻猛，不可滥用。

(2)对年老体弱、气血虚衰、失血过多、慢性劳损、妊娠、产后及月经期间应当禁用或慎用。

3. 清热凉血法

本法适用于血热引起的错经妄行，创伤感染，火毒内攻，热邪蕴结或壅聚成毒等。常用的清热解毒方有五味消毒饮；凉血止血方有十灰散等。

运用清热凉血法的注意事项：

(1)清热凉血的方剂以寒凉药物为主，在治疗时应注意寒凉太过，引起瘀血内停。

(2)血喜温而恶寒，遇寒则气血凝滞不行，在治疗出血不多的疾病时常与活血化瘀药同用。

4. 和营止痛法

本法适用于运动性损伤中期，仍有血瘀、气滞，肿痛尚未尽除，而续用攻下又恐伤正气者。常用方有和营止痛汤等。

5. 接骨续筋法

本法适用于运动性损伤中期筋骨已接，但尚未坚实者。常用方有续骨活血汤等。

6. 舒筋活络法

本法适用于骨折、脱位、伤筋中期有瘀血凝滞，筋膜粘连，或兼风湿，筋络发生挛缩、强直等。常用方有舒筋活血汤等。

7. 补气养血法

本法适用于平素气血虚弱或气血耗损较重，外伤筋骨，筋骨萎软或迟缓愈合者。常用方有十全大补汤等。气虚可致血虚，血虚可致气虚，在治疗上常补气养血并用。

8. 补养脾胃法

本法适用于平素脾胃虚弱，四肢乏力，形体虚羸，肌肉萎缩，筋骨损伤修复缓慢，脉象虚弱无力等。常用方有参苓白术散等。

9. 补益肝肾法

本法又称强壮筋骨法。适用于损伤后期，年老体弱，骨折迟缓愈合，骨质疏松而肝肾虚弱者。常用方有左归丸、右归丸等。补肾又需区分肾阴、肾阳，但肾阴肾阳又是相互为用的。故肝虚者应注意补肾，滋水生肝。

10. 温经通络法

本法适用于损伤后气血运行不畅，或阳气不足，腠理空虚，风寒湿邪乘虚侵袭经络；或筋骨损伤日久失治，气血凝滞，风寒湿邪滞留者。常用方有小活络丹等。

附：损伤、脱位、骨折的内治法

(一)损伤的治法

损伤初期：损伤初期有瘀者，肿痛较重，治宜活血化瘀、消肿止痛，可服云南白药等。风寒夹滞者，治宜兼顾宣痹和络。肌筋萎弱者，又须补益肝肾，佐以健脾。血为气母，气为血帅。所以治血与理气兼顾。常用的有攻下逐瘀法、行气活血法、清热凉血法。

损伤中期：患部肿痛初退，疼痛渐消，瘀未尽去，筋骨未接。治宜舒筋活血，可服舒筋活血汤等。常用的有和营止痛法、接骨续筋法、舒筋活络法。

损伤后期：损伤后期及慢性伤筋，气血耗损，治宜养血和络、温经止痛。可服大活络丹等。常用的有补气养血法、补益肝肾法。若损伤日久，复感风寒湿邪，宜用温经通络法。

(二)脱位的治法

脱位初期：脱位1～2周内，筋肉络脉受损，血离经脉，瘀积不散，经络不通，肿痛剧烈，治宜活血化瘀，佐以行气止痛。可服舒筋活血汤等。

脱位中期：脱位2～3周，疼痛瘀肿消而未尽，筋骨尚未修复，治宜和营生新、续筋接骨。可服跌打养营汤等。

脱位后期：脱位3周以后，即解除固定之后，筋骨续连，肿痛消退，气血亏损，体质虚弱，治宜养气血、补肝肾、壮筋骨。可服补肾壮筋汤等。

(三)骨折的治法

骨折初期：骨折初期，治宜活血化瘀、消肿止痛为主，可服复元活血汤等。如损伤较重，瘀血较多，可用大成汤。

骨折中期：骨折中期肿胀逐渐消退，疼痛减轻，但瘀肿未尽，骨尚未连接，治宜接骨续筋为主，可服桃红四物汤等。

骨折后期：骨折后期已有骨痂生长，治宜壮筋骨、养气血、补肝肾为主，可服壮筋养血汤、六味地黄汤等。还应注意补益脾胃，可服补中益气汤等。

二、外治法

(一)敷贴药

是将药物制剂直接敷贴在损伤局部，使药力直达病所，发挥作用。常用的有药膏、膏药、药散三种。

1. 药膏

根据功效不同，药膏可分为以下六类：

(1)消瘀退肿止痛类：常用的有消瘀止痛药膏等。适用于骨折、伤筋初期肿胀疼痛者。

(2)舒筋活血类：常用的有三色敷药等。适用于扭挫伤筋中期患者。

(3)接骨续筋类：常用的有接骨续筋药膏等。适用于骨折整复后，位置良好，肿痛消退的中期患者。

(4)温经通络、祛风除湿类：常用的有温经通络膏等。适用于损伤日久，复感风寒湿邪者。

(5)清热解毒类：常用的有金黄膏等。适用于伤后感染邪毒，局部红肿热痛者。

(6)生肌拔毒长肉类：常用的有生肌玉红膏等。适用于局部红肿已消，创口尚未愈合者。

2. 膏药

根据功效不同，膏药可分为以下两类：

(1)治损伤与寒湿类：常用的有伤湿止痛膏等。适用于损伤、风寒湿痹等。

(2)提腐拔毒类：常用的有太乙膏等。适用于创面溃疡者，一般常在创面另加药粉。

3. 药散

药散是将药物碾成粉末，使用时直接掺于伤口或加在敷药上。根据功效不同，药散可分为以下五类：

(1)止血收口类：常用的有云南白药等。适用于一般创伤出血。

(2)祛腐拔毒类：常用的有九一丹等。适用于创面腐肉未去或肉芽过长者。

(3)生肌长肉类：常用的有生肌八宝丹等。适用于脓水稀少，新肉难长的创面。

(4)温经散寒类：常用的有丁桂散等。适用于局部寒湿停聚，气血凝滞疼痛，损伤后期患者。

(5)活血止痛类：常用的有四生散等。适用于损伤后局部瘀血结聚肿痛者。

(二)搽擦法

(1)酒剂：用白酒浸泡中草药，或酒醋混合浸泡而成。酒、醋的比例为8∶2。多具有活血止痛、舒筋活络、追风祛寒的功用。常用的有活血酒等。

(2)油膏与油剂：用香油熬煎中草药，去渣后制成油剂，也可加黄蜡收膏而成油膏。多具有温经通络、消散瘀血的功用，常用的有跌打万花油等。

(三)熏洗湿敷法

(1)热敷熏洗：又称淋洗或淋浴，是将所选中草药置于锅或盆中加水煮沸后，先用热气熏蒸患处，待水温稍减后用药水浸洗患处。冬季可在患肢上加盖棉垫，使热能持久，每日2次，每次15～30分钟。多具有舒筋活络、疏导腠理、活血止痛的功用，适用于关节强直拘挛、酸痛麻木或损伤兼夹风湿者。

(2)湿敷洗涤：又称洗伤。多用于创伤，是用净帛或新棉蘸药水渍其患处。常用的有野菊花、鲜蒲公英煎汁等。

(四)热熨

用温经祛寒、行气活血止痛的药物，加热后用布包裹，热熨患处，借助其热力作用于局部，适用于不易外洗的腰脊部的新伤、慢性损伤。主要有以下几种：

(1)坎离砂：又称风寒砂。用铁砂加热后与醋水煎成的药汁搅拌后制成。

用时加醋少许拌匀置于布袋中，数分钟内会自然发热，热熨患处，适用于慢性损伤兼有风湿者。

(2)熨药：俗称腾药。将药置于布袋中，扎好袋口放在锅中蒸气加热后熨患处，适用于各种风寒湿肿痛症。常用的有正骨烫药。

(3)其他如用粗盐、黄砂、米糠、麸皮、吴茱萸等炒热后装入布袋中热敷患处，简便有效，适用于各种风寒湿型筋骨痹痛、腹胀痛、尿潴留等症。

附：损伤、脱位、骨折的中药外治法

一、损伤的中药外治法

伤筋初期及中期：治宜消瘀退肿、理气止痛，可选用三色敷药等。如红肿热痛较明显者，可敷四黄散等。

伤筋后期及慢性伤筋：治宜活血止痛，可选用宝珍膏等。如患处苍白不温，肌筋肿硬拘挛，可选用四肢损伤洗方等熏洗。陈伤隐痛及风寒痹痛可用蒸熟的药物在患处做腾熨，常用方有熨风散等。

二、脱位的中药外治法

脱位初期：治宜活血化瘀消肿，可选用活血散等。

脱位中期：治宜活血散瘀，可选用舒筋活络药膏等。

脱位后期：治宜补气养血，活血化瘀，可选用五加皮汤等。

三、骨折的中药外治法

骨折初期：治宜活血化瘀、消肿止痛，可选用消瘀止痛药膏等。如红肿热痛时，可选用清营退肿膏。

骨折中期：治宜活血化瘀、接骨续筋，可选用接骨续筋药膏等。

骨折后期：治宜补肾养血，舒筋活络，可选用万应膏等。

骨折后期，如骨折在关节附近，为防止关节强直、筋脉拘挛，可采用综合疗法，即外用熏洗、熨药及伤药水揉擦，配合练功活动，迅速恢复功能。

第二节　推拿按摩手法

推拿按摩手法是指用手或肢体的其他部分，按照各种特定技巧和规范化动作，以适当的力量在体表进行操作，通过功力作用于经络穴位或特定部位，而产生治疗作用。推拿按摩是运动性损伤和运动性疾病的重要治法之一。具有四大功能：一是疏通经络，行气活血，祛瘀止痛；二是理筋散结，整复错缝，润滑关节；三是加速恢复功能，缩短康复期限，消除后遗症状；四是疏通狭窄，松解粘连。

现代医学认为，推拿按摩是一种良好的物理刺激，能够引起局部生物物理和生物化学的变化，并通过神经反射和神经—体液调节，影响人体运动、循环、呼吸、神经、消化、免疫系统功能；能够调节人体生理功能，具有治疗、保健和康复作用。

一、推拿按摩的基本要求

运用推拿按摩手法，可分为三个阶段：第一阶段为准备阶段，主要是运用常用手法，行气活血，缓解肌肉的痉挛紧张，使患者有一个适应过程，在局部肌肉放松的情况下施行手法，做到“松则不痛”；第二阶段为理伤阶段；第三阶段为结束阶段。基本要求如下：

(1)辨证论治，选用手法

施行手法前要充分了解病情，明确诊断，周密制定操作方案。手法的运用应视病症的性质、病变的部位而定，而不能盲目施术。如是骨折，要了解骨折性质和移位的方向。如是脱位，要了解是全脱位、半脱位、脱出的方向、有无并发骨折，以及受伤的时间等。如是伤筋，则要了解筋腱、韧带有无断裂、粘连的程度。

(2)力量适宜，手法有序

推拿按摩时，推拿按摩的面积一般由大到小，再由小到大。用力由轻到重，再由重到轻而结束。要仔细观察患者的神色、表情，询问其感觉，随时调整手法强度，尽量减少患者痛苦。如骨折与脱位复位时，若用力过猛、过重，易加重周围筋肉、血管、神经的损伤，甚至引起晕厥。用力过轻，则复位不易成功。

(3)时间灵活，操作卫生

应根据患者的病情、体质和所用的手法来确定操作时间，一般说来，以10～20分钟为宜。保健、康复施术可适当延长推拿按摩时间，可以多增加几个疗程。对手法刺激量较大者，一般采用隔日治疗。操作手法较柔，刺激量较小者，多采用每日治疗。急性病症3～5次为一个疗程，慢性病症10～15次为一个疗程。疗程与疗程之间间隔3～5天，可产生后效应作用。

在操作过程中，术者双手要保持清洁光滑，指甲应剪短，并要除去异物，如戒指、手表等，以免引起患者的不适感或损伤皮肤。天气寒冷时，术者双手要注意保暖，以免冷手触及患者皮肤而引起肌肉痉挛。治疗后应洗手，防止交叉感染。

(4)精力集中，位置得体

推拿按摩时务必做到意到、身到、手到。思想集中，从容沉着，手随意动，功从手出，严肃热情，以减轻患者紧张心情，争取得到患者信任和配合。同时，还要密切观察患者对手法的反应，以随时调整手法的刺激方法与力度，避免增加患者的痛苦和不必要的人为损伤。

另外，在操作过程中，术者与患者的姿势与体位要适宜，患者肌肉要放松，并感到舒适，同时又要便于术者进行操作，有利于手法的运用。

二、推拿按摩的禁忌症

推拿按摩手法广泛应用于临床各科，疗效显著，简便易行，但对以下疾病应该慎用或禁用。

(1)急性传染病、不明原因的发热、恶性肿瘤的局部、骨关节结核、紫癜、血友病等；

(2)急性开放性损伤、急性闭合性软组织损伤轻伤者24小时内、重伤者48小时内，肌腱、韧带完全断裂的急性期、骨折、关节脱位早期等；

(3)局部患皮肤病、淋巴管炎、淋巴腺炎、脓肿、脓毒血症等急性炎症；

(4)老年性骨质疏松以及脊椎滑脱等；

(5)妇女月经期及妊娠期不宜作腰部、腹部的推拿按摩。

三、推拿按摩基本手法

中医推拿按摩源远流长，流派众多。据不完全统计，推拿按摩手法约110多种，其中最常用的手法有20～30种。

(一)摆动类手法

用手指或掌部着力，通过腕关节的连续协调的摆动，使之产生一定深透力的手法，称为摆动类手法。这类手法主要有一指禅推法、滚法、揉法等。

1. 一指禅推法

手握空拳，拇指伸直盖住拳眼，用拇指指端罗纹面或桡侧偏峰着力于一定部位或穴位上，沉肩垂肘，悬腕，运用腕部连续不断的往返摆动，带动拇指关节的屈伸活动，使所产生的功力较重、交替而又节律协调、持续不断地作用于经络穴位上，称为一指禅推法(图5-1)。

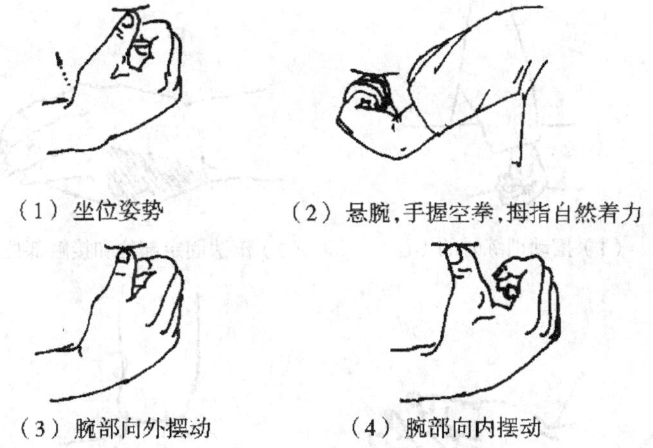

图 5-1　一指禅推法

动作要领：

做到蓄力于掌，发力于指，动作灵活，力量沉着，刚柔相兼，柔和有力，且能持续操作，不致疲劳。拇指端或罗纹面固定在经络穴位上，功力集中于拇指，推时不能离开。

临床应用：

一指禅推法具有调整脏腑功能，舒筋通络，调和营卫，行气活血，健脾和胃等作用，适用于全身各个部位的穴位。临床上常用于治疗内、外、妇、儿、伤科的多种病症，尤其擅长治疗头痛、失眠、久泄、便秘、高血压、胃脘痛、痛经以及肢体关节疼痛等症。

2. 滚法

用手背近小指侧部分或小指、无名指、中指的掌指关节突起部分，附着于一定的部位上，通过腕关节的屈伸外旋的连续活动，使产生的压力轻重、交替而持续不断地作用于经络穴位上(图 5-2)。

动作要领：

(1)肩臂不要过分紧张，肘关节屈曲 120°～140°。

(2)手腕放松，滚动时掌背尺侧部要紧贴体表，不可跳动或使手背拖拉摩擦。

(3)手背滚动幅度控制在 120°左右，即当腕关节屈曲时向外滚动约 80°左右，腕关节伸时向内滚动约 40°左右。

(4)压力要均匀，动作要协调而有节律，不可忽快忽慢或时轻时重。

(5)每分钟滚动频率在 120～160 次。

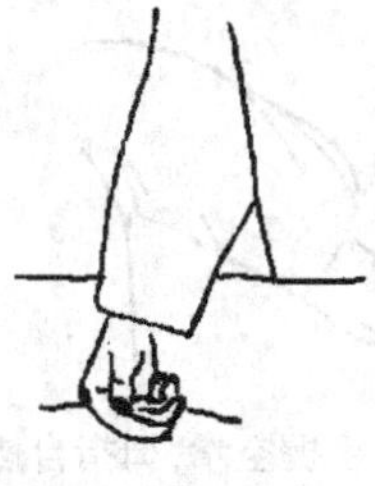

（1）摆动训练时的体位

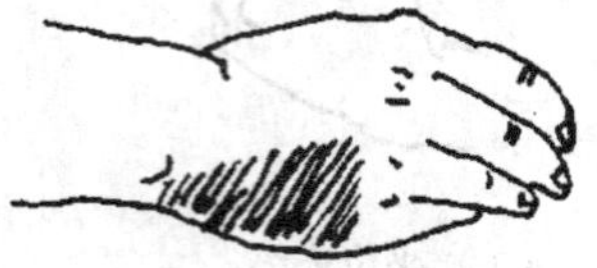

（2）滚法固定部位和接触部位

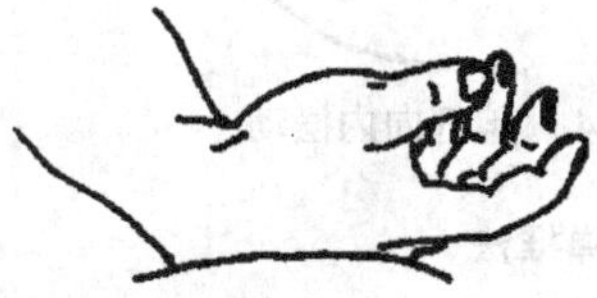

（3）屈腕和前臂旋后

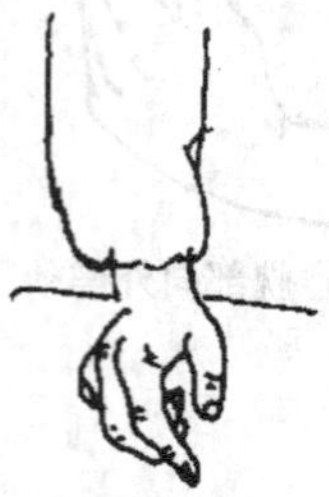

（4）伸腕和前臂旋前

图 5-2　滚法

临床应用：

用于运动性损伤导致的关节运动功能障碍等，对风湿疼痛、肌肤麻木不仁、肢体瘫痪有较好疗效。

3. 揉法

揉法是用手指或手掌在皮肤上揉动的手法。也可用拇指与四指呈相对方向揉动，揉动的手指或手掌一般不移开接触的皮肤，仅使该处的皮下组织随手指或手掌的揉动而滑动(图 5-3)。

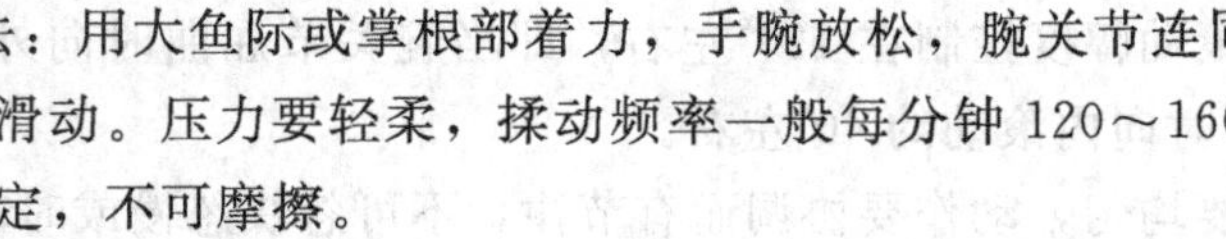

图 5-3　揉法

动作要领：

(1)掌揉法：用大鱼际或掌根部着力，手腕放松，腕关节连同前臂一起做小幅度的回旋滑动。压力要轻柔，揉动频率一般每分钟 120～160 次。揉动时着力部位要吸定，不可摩擦。

(2)指揉法：用拇指或中指面，或用食、中、无名指指面轻按在某一穴位或部位上，腕部放松，做小幅度的轻柔环旋揉动，频率同上。

临床应用：

缓解由于强手法刺激后产生的疼痛。适用于四肢、颈项、躯干部的伤筋，胸腹部外伤瘀血凝滞不散及胸腹胀满者。

(二)摩擦类手法

1. 擦法

擦法是用手掌紧贴皮肤，稍用力下压并做上下或左右直线往返移动摩擦，使之产生一定热量的手法(图 5-4)。

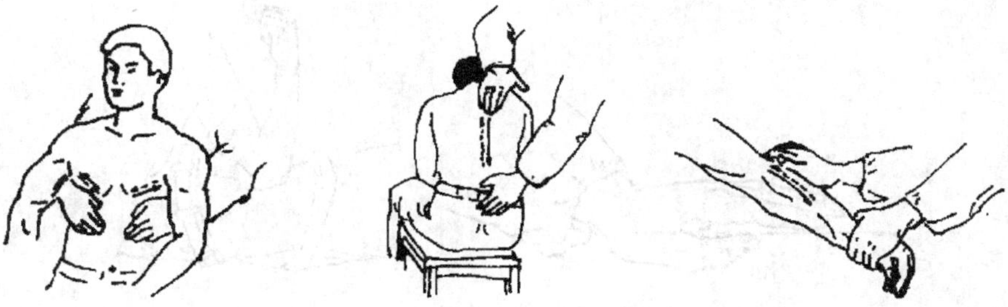

图 5-4 擦法

动作要领：

(1)不论是上下摩擦或左右摩擦，均必须直线往返移动，不可歪斜。如果滑来滑去失去控制，忽左忽右的不在同一条直线上，就不可能擦热，影响治疗效果。

(2)摩擦时往返距离要拉得长，而且动作要连续不断，如拉锯之状，不能有间歇停顿。如果往返距离太短，就容易把皮肤擦破。而动作间歇停顿，就不能产生热量深透而影响疗效。

(3)压力要均匀适中，以擦时不使皮肤皱褶为宜。

(4)摩擦频率一般每分钟 100 次左右。

临床应用：

擦法具有较好的温经散寒、温肾壮阳、活血祛风、散瘀止痛等功效。常用于治疗腰背风湿痹痛，外伤筋脉拘急以及脾肾阳虚等。

注意事项：

(1)运用擦法须在施术部位涂上少许润滑剂，既可保护皮肤，防止破皮，又能使产生的热量易于深透。

(2)使用擦法后，施术部位的皮肤已经很热。因此，不宜再在该部位使用其他手法，特别是挤压捏拿类手法。否则很容易导致皮肤破裂。擦法多用于其他手法结束之后。运用擦法后，可配合湿热敷，特别是对风湿痹痛以及软组织损伤等症，有助于提高疗效。

(3)运用擦法时，动作要缓和连续，使热量逐渐均匀透达肌肤。

(4)操作时，术者呼吸自然，切忌迸气。

(5)指甲修剪平滑，防止戳破皮肤。

(6)保持室内温度，防止着凉。

2. 推法

用指掌或其他部位着力于人体一定部位或穴位上，做单方向的直线或弧形运动称为推法(图 5-5)。推法可分为平推法、直推法等。

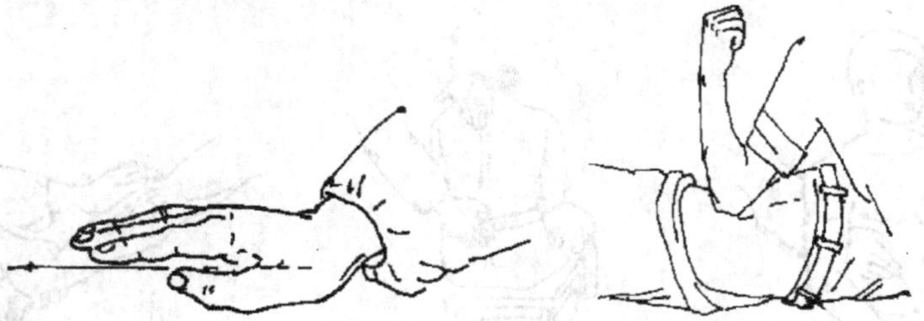

图 5-5　推法

(1)平推法

拇指平推法：用拇指面着力，其余四指分开助力，紧贴体表，用力稳而着实，按经络循行或肌纤维平行方向缓缓推进。在推进过程中，可在重点治疗部位或穴位上做按揉动作。一般可连续操作 5～10 遍。

掌平推法：用手掌着力，以掌根部为重点向一定方向推进。如需增大压力时，可用另一手重叠缓缓推进。一般可连续操作 5～10 遍。

拳平推法：握拳，以食、中、环、小四指的第一指间关节突起部着力，向肌纤维平行方向缓缓推进。一般可连续操作 3～5 遍。

肘平推法：屈肘以鹰嘴突起部着力，向肌纤维平行方向缓慢推进。一般可连续操作 3～5 遍。

临床应用：

拇指平推法：适用于肩背、腰臀、胸腹及四肢部等，常用于治疗风湿痹痛，筋肉拘急，肌肤感觉迟钝等软组织损伤。

掌平推法：适用于面积较大的部位如腰背、胸腹等，治疗腰背疼痛，肌肉劳损，胸腹胀痛等症。

拳平推法：适用于腰背及四肢肌肉劳损、宿伤及风湿痹痛者，多用于腰背脊柱两旁的膀胱经及臀部等，治疗腰腿痛及腰背风湿痹痛而感觉迟钝等。

(2)直推法

用拇指桡侧面或食、中两指罗纹面在一定部位或穴位上做直线单方向移动称为直推法。

动作要领：

用拇指桡侧面或食、中两指指面在治疗部位或穴位上做直线单方向推动，要求轻快连续，一拂而过，每分钟 200～220 次，以推后皮肤不发红为佳。

临床应用：

直推的作用主要是清热。

3. 搓法

搓法是用两手掌分别放于患部的相对侧，用力做上下或前后搓动肢体的手法(图 5-6)。搓法是一种辅助手法，常作为推拿治疗结束时的放松手法。

动作要领：

操作时宜自上而下、反复搓动多次，动作要轻快、协调，力量要平衡、连贯，不可使患者身体摇晃。

(1)对肩及上肢部施行搓法，患者坐位，肩臂放松，自然下垂。术者立于患者侧面，上身略前俯，用双手分别挟住其肩前后部，相对用力做快速搓揉，并同时循臂而下移动至腕部，如此往返 3～5 遍。

(2)对胁肋部施行搓法，患者坐位，两臂略上展。术者立于患者身后，用两掌分别挟住其左右两胁，自腋下搓向腰部两侧数遍。

(3)对下肢施行搓法，患者仰卧位，下肢屈膝约 60°，术者立于床侧，用双手挟住大腿前后或内外侧，自上往下搓动至小腿部。

临床应用：

多用于四肢、肩、膝、关节和腰背部的伤筋。

4. 抹法

用拇指罗纹面紧贴皮肤，做上下左右或弧形曲线往返推动称为抹法(图 5-7)。本法具有开窍镇静，安神醒脑和扩张血管等作用。

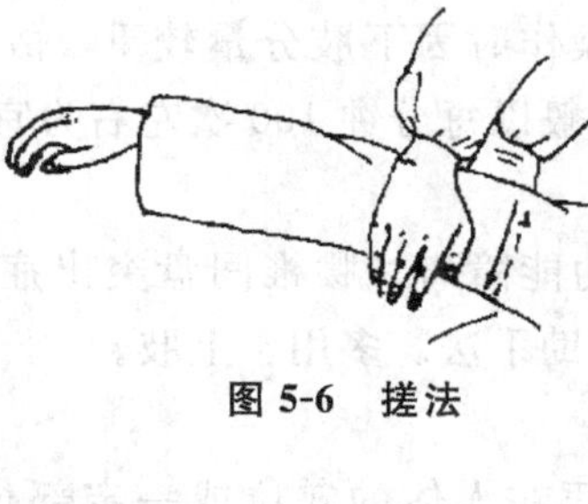

图 5-6　搓法

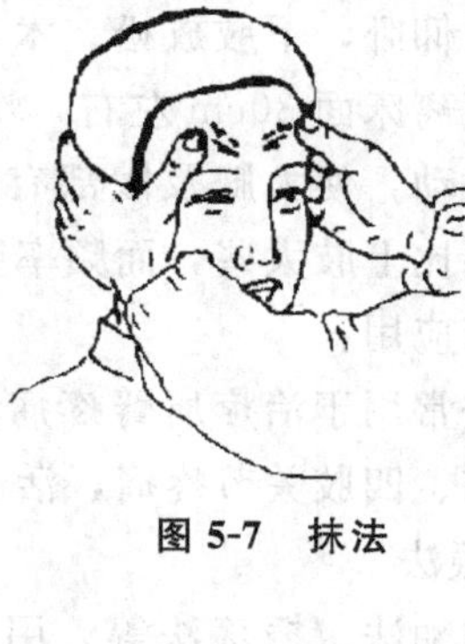

图 5-7　抹法

动作要领：

单手或双手的拇指面紧贴治疗部位的皮肤，其余四指轻轻扶住助力，使拇指面在往返推动时稳而沉着，要求动作缓和灵活，不可重滞，着力均匀，防止推破皮肤。

临床应用：

抹法常用于头面及手掌部，多用于头痛、眩晕、神衰、失眠及掌指疼痛麻木乏力等。

(三)振动类手法

1. 抖法

即用手握住患者肢体的远端轻轻地抖动的一种手法(图 5-8)。

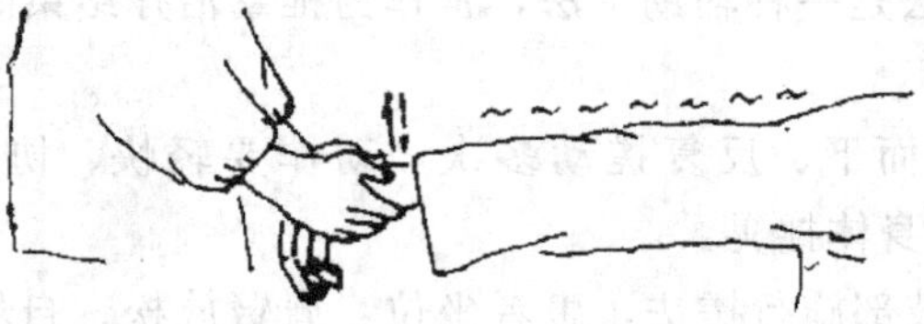

图 5-8 抖法

动作要领：

(1)上肢平抖法：

患者坐位，上肢放松。术者立于患者前外侧，上身略微前俯，用双手握住患肢手腕部，慢慢将患肢向前外方抬起 70°～80°，然后稍用力做连续不断的小幅度的上下抖动，使肘、肩关节有松动感。要求抖动的幅度要小，用力要由下向上，频率要快(每分钟 250 次左右)，不可进气。

(2)上肢提抖法

姿势同上。术者用一手扶住患者肩部，另一手握住患肢腕部慢慢上提，并同时做左右快速抖动，使肩臂有松动感。

(3)下肢牵抖法

患者仰卧，下肢放松。术者立于患者背后，用双手分别握住两踝部，将其抬起至离床面 30cm 左右，然后逐渐用力牵拉并同时做兼有使下肢内旋的上下连续抖动，使大腿及髋部有舒松感。本法操作时因下肢分量较重，故抖动时幅度要比上肢大些，而频率则相应慢些，一般以每分钟 100 次左右为宜。

临床应用：

抖法常用于治疗肩臂疼痛、肩关节活动功能障碍、腰椎间盘突出症、急性腰扭伤、四肢关节疼痛，活动不利等症的辅助手法。多用于上肢。

2. 振法

又称颤法、振荡法等。用手指或掌面按压在人体的穴位或一定部位上，并做连续不断的快速颤动为振法(图 5-9)。用手指着力颤动的为指振法，用掌面着力颤动的为掌振法。

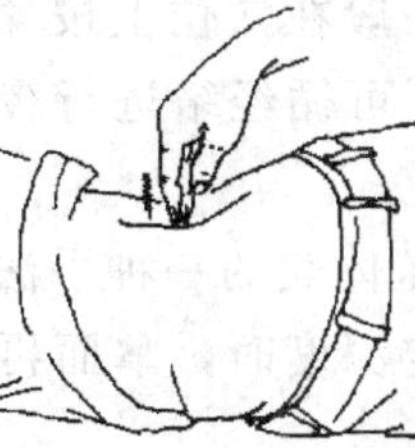

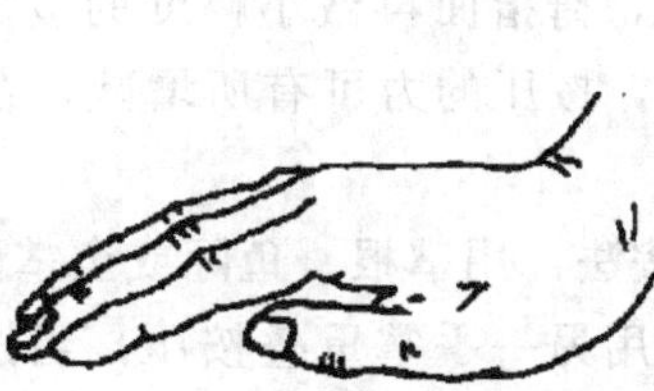

图 5-9　振法

动作要领：

(1)指振法：是用中指面按压在选定的穴位上，手指伸直，食指加压在中指的背面，肘微屈，运用前臂和手部的静止性用力，使肌肉强力收缩，集功力于指端而发生快速的颤动，其频率每分钟可达 600 次左右。

(2)掌振法：是用掌面按压一定的部位，其余动作姿势与指振法相同。由于本法操作时手臂的肌肉需做强烈地静止性用力，故特别要注意呼吸自然，切忌进气。

临床应用：

振法多用于胸腹部及头面部，常用于治疗胸腹胀痛，消化不良，头痛失眠等症。

(四)挤压类手法

1. 按法

按法是指用手指或手掌面着力在体表某一穴位或部位上的手法(图 5-10)。

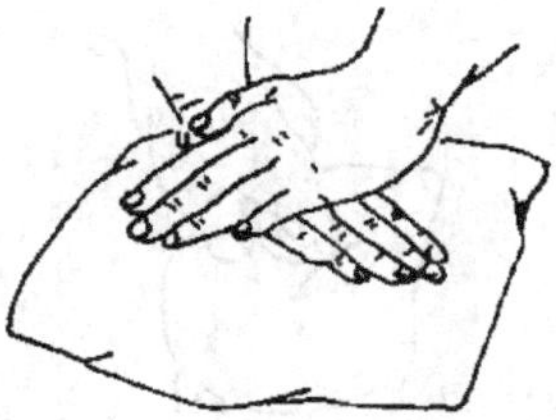

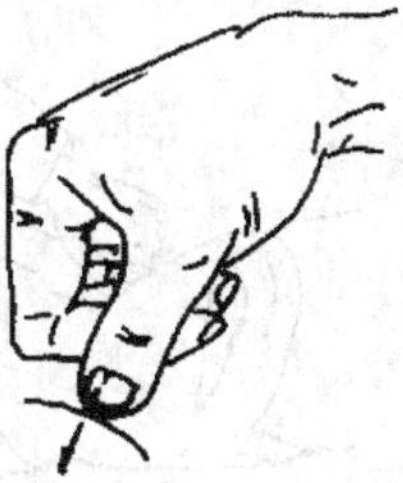

图 5-10　按法

动作要领：

按压方向要垂直往下，用力要由轻到重，稳而持续，使压力充分达到机体组织深部。切忌使用迅猛的暴发力，以免产生不良反应，给患者增加不必要的痛苦。在实际操作时，按法与揉法结合使用，使手法刚柔相济。

(1)指按法：用拇指面或食、环三指指面按压体表的一种手法。单手指力不足时，可用另一手的拇指重叠按压。操作时，将拇指伸直，用指面着力按压某一部位或穴位，其余四指张开起支持作用，协同助力，逐渐用力按压到一定深度时，拇指面再做小幅度的缓缓揉动。一般在穴位上按揉时，拇指不要移动位置，按压的力可有所增减，在经络上则可循经络进行缓慢的螺旋形的移动。

(2)掌按法：用掌根、鱼际或全掌面着力按压体表的一种手法，单掌力量不足时，可用另一手掌重叠按压，当按压到一定深度时，掌面再做小幅度的揉动，边按揉边做缓缓的移动。

临床应用：

拇指按法：适用全身各部的经络穴位。临床上，常用拇指按揉心俞、膈俞等穴治疗心绞痛；按揉脾俞、胃俞、足三里等穴治胃脘痛和腹痛；按合谷治疗头痛、牙痛等，都能够收到较好的止痛效果。

掌按法：常用于治疗急慢性腰背疼痛，筋脉拘紧，肌肉痉挛，功能性脊柱侧突以及脘腹疼痛等。

2. 压法

用拇指面、掌面或肘关节鹰嘴凸起部着力，按压体表一定部位或穴位，称为压法。

临床应用：

肘压法的力量大，刺激强，仅适用于肌肉发达厚实的部位如腰臀部等(图 5-11)。临床上常用于治疗腰肌强硬，顽固性腰腿痛等疾患，有较好的解痉止痛功效。

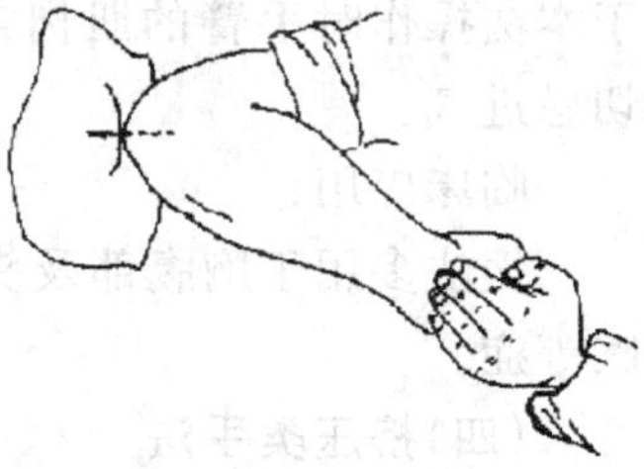

图 5-11　肘压法

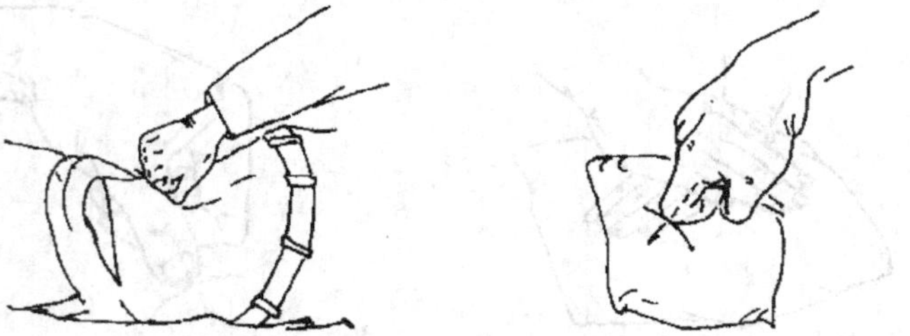

图 5-12　指压法

3. 点穴法

即用手指在经穴上点穴、按摩，又称穴道按摩。点穴法还可结合按摩揉捏和一指禅推法。拇指指力不足时，还可用屈曲的中指指间关节背侧点按。

临床应用：

点穴法多用于腰、背、臀、四肢伤筋及各种损伤伴有内证者。对有重要器官的部位施行本法时须慎用，若确实需要，应控制点压的力量。

4. 掐法

用指甲按压体表穴位或部位称为掐法，又称为切法、爪法、指针法。

临床应用：

掐法具有开窍、解痉作用，主要用于中暑晕厥、小儿惊风等症，常配合揉法，以缓和刺激，减轻局部疼痛等不良反应。

5. 拿捏法

即用单手或双手的拇指和其余四指的指腹，相对用力紧捏患部(图 5-13)。

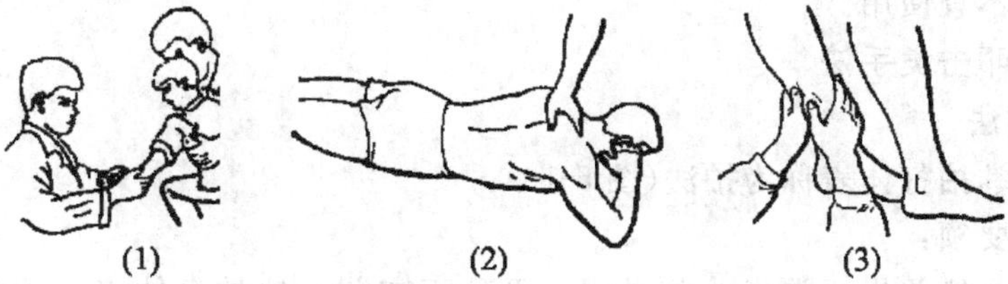

图 5-13 拿捏法

本法适用于急慢性伤筋而致痉挛或粘连者，或关节脱位、骨折，肌肉、肌腱拉伤等。

6. 捻法

用拇指和食指的指面相对捏住某一部位，稍用力做对称的如捻线状的揉搓，称为捻法(图 5-14)。本法是一种辅助手法，临床上多用于指、趾小关节疼痛麻木、肿胀或屈伸障碍等症的辅助治疗。

7. 踩跷法

即用足掌踩踏肢体的一定部位，并做各种动作以防治疾病的一种推拿方法(图 5-15)。

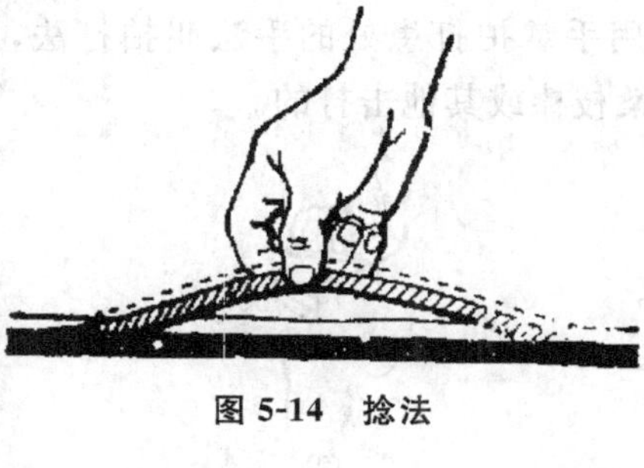

图 5-14 捻法

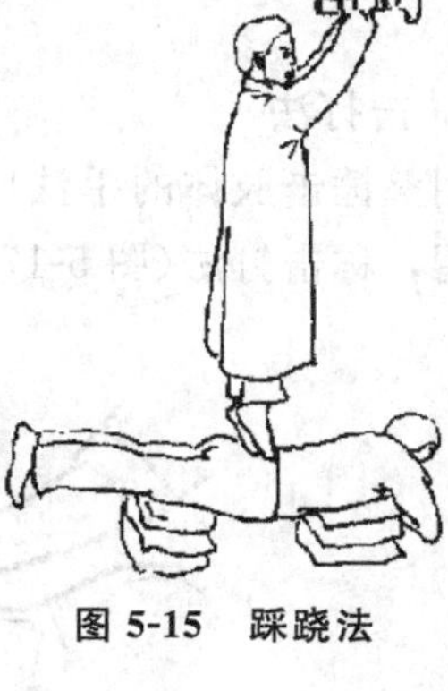

图 5-15 踩跷法

临床应用：

腰部踩跷法多用于身体壮实的患者，常用于治疗某些顽固性腰腿痛、腰椎间盘突出症、肥大性脊椎炎等。

注意事项：

使用踩跷法必须慎重，务必考虑患者的体质和病情。踩踏的力量和次数要做到适可而止，如患者难以忍受或不愿配合，应立即停止操作。对诊断不明，特别是疑有脊椎结核，强直性脊柱或骨质疏松的患者禁用本法，对年老体弱者也不宜使用。

(五)叩击类手法

1. 拍法

用手掌拍打体表称为拍法(图 5-16)。

动作要领：

手指自然并拢，掌指关节微屈，平稳而有节奏地拍打体表。拍打次数以出现微红充血为度。

临床应用：

拍法常用于治疗风湿疼痛重症，肌肤感觉迟钝或肌肉紧张痉挛等症。

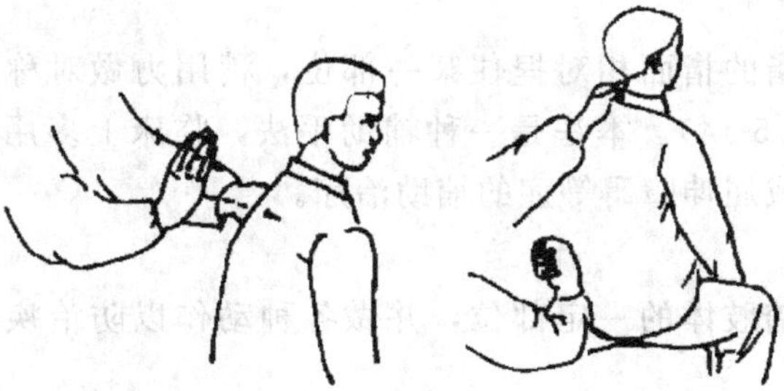

图 5-16　拍法

2. 击打法

用拳捶击肢体的手法叫捶击法，用手掌拍打患处的手法叫拍打法，两法常并用，称击打法(图 5-17)。亦有用桑枝棒或其他击打的。

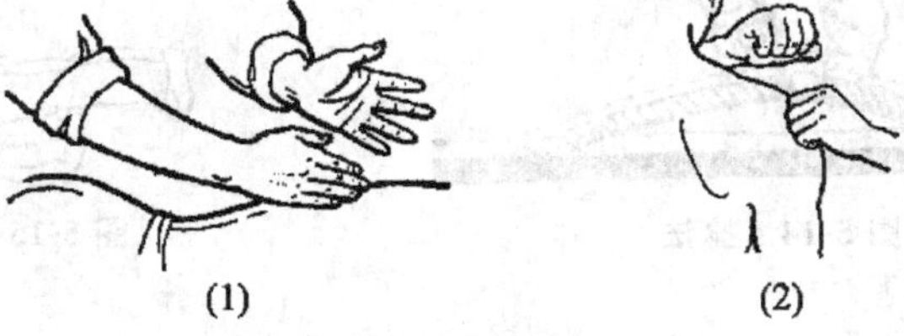

(1)　(2)

图 5-17　击打法

动作要领：

击打时要求动作均匀而有节奏，快慢要适中，蓄劲收提，用力轻巧而有反弹感。

临床应用：

(1)击打法：能疏通气血、祛风散寒，消除外伤后瘀积和疲劳。击打法适用于胸背部因用力不当内部屏伤岔气，及腰背部、大腿以及臀部肌肉肥厚的部位陈旧性损伤兼有风寒湿症者。击法的力量较大，而且动作快速，对使用部位有一股冲击力，主要作用于深部组织。不同的击法适用于不同的部位。

(2)拳击法：主要适用于大椎及腰骶部，治疗颈、腰椎疾病所致的肢体疼痛麻木等症。

(3)掌击法：常用于臀部(环跳穴)及下肢外侧部，治疗坐骨神经痛、腰臀部软组织损伤以及下肢疼痛麻木等症。

3. 弹法

用拇指面压住中指或食指的指甲，然后用力迅速弹出，如此连续弹击某一部位或穴位。操作时弹击力量要突发而均匀。可适用全身多部。作为配合手法，应用于头项部，治疗项强、头痛等症。

4. 啄法

两手五指微屈分开成爪形或聚拢成梅花形，运用腕部的屈伸，两手交替上下轻击一定部位。击打速度要轻快而有节奏，如鸡啄米状，故称啄法。啄法具有安神醒脑，疏通气血等作用，适用于头部和背部穴位，对头痛、失眠、肩背劳损等症有较好的疗效。

5. 叩法

叩法的动作与击法相似，只是力量较轻，轻击为叩。叩击时主要运用腕部的侧屈活动，频率要快而有节奏，叩击力量要轻而均匀。叩法具有舒松筋脉，行气活血的作用，常用于肩背及四肢部，对肩背疼痛、肢体乏力等症，可用本法做配合治疗。

(六)运动关节类手法

对关节做被动性活动，使关节伸展、屈伸或旋转的一类手法称运动关节类手法。

1. 旋转摇晃法

本法是针对有关节旋转功能障碍，使关节做被动旋转摇晃活动的一种手法，常与屈伸法配合应用。操作时一手握住关节近端，另一手握住肢体远端，做来回旋转及摇晃的动作(图 5-18)。

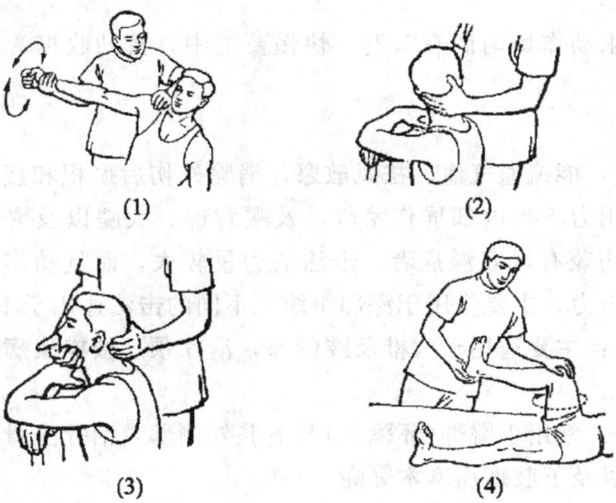

图 5-18 旋转摇晃法

动作要领：

摇转幅度由小到大，动作要缓，用力要稳。要注意被摇关节的生理功能，因势利导，切忌动作粗暴或违反生理功能的摇转。踝关节急性扭伤一般不宜用本法。

临床应用：

摇法适用于四肢和脊柱部。颈部摇法常用于治疗颈椎病、失枕、颈项部软组织劳损以及受风寒侵袭而致的项强疼痛、活动不利等症；肩关节摇法常用于肩关节活动功能障碍；腰部摇法主要是在急性腰扭伤，腰部活动不利的情况下作为一种辅助手法使用；摇髋关节常用于髋部伤筋疼痛、腰腿痛所致的髋关节活动不利、牵掣疼痛等症；踝关节摇法适用于踝部伤筋日久肿胀疼痛、活动不利等症。

2．扳法

用双手向同一方向或相反方向用力，使关节伸展或旋转称为扳法(图5-19)。

动作要领：

由于扳法的力量对关节所起的作用比摇法更为直接，必须特别注意手法技巧，谨慎施法，严格掌握扳法的适应症和禁忌症。

临床应用：

扳法主要用于因软组织粘连所致的关节运动障碍、小关节错缝以及脊柱生理弧度改变等。

3．背法

将患者反背起来的一种手法(图 5-20)。

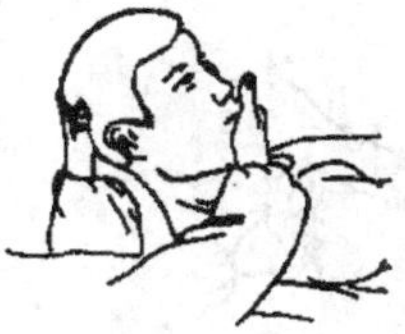

(1) 颈项部扳法

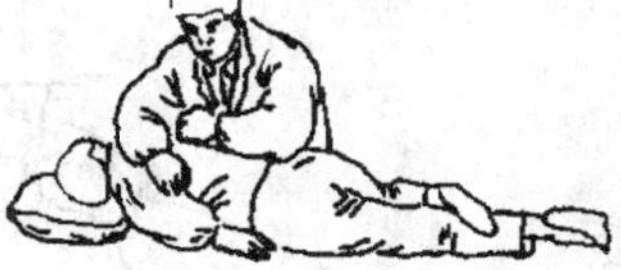

(2) 腰部斜扳法

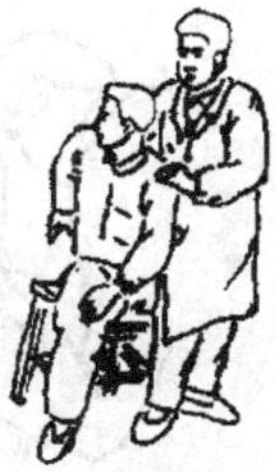

(3) 直腰旋转扳法

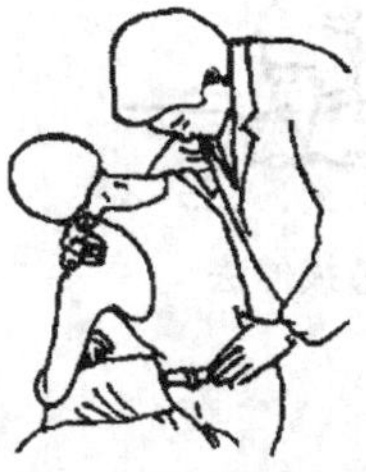

(4) 弯腰旋转扳法

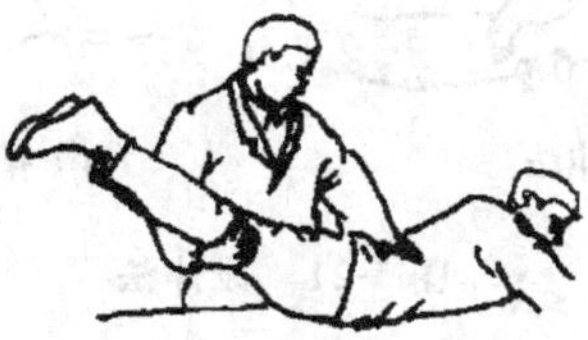

(5) 腰部后伸扳法

图 5-19　扳法

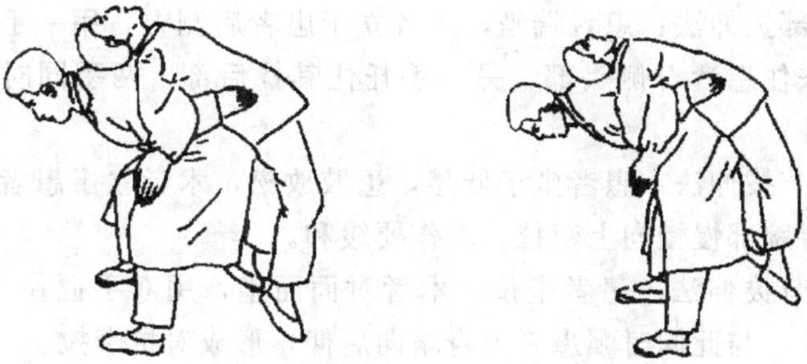

图 5-20　背法

动作要领：

术者和患者背对背站立，并与患者的两肘相互钩住，然后屈膝、弯腰挺臀，将患者反背起，使其双脚离地。此时，患者头要后仰，使背部紧靠，以牵拉患者腰椎，同时术者臀部可做上下或左右晃动。操作时臀部的晃动要和两膝的屈伸及挺臀动作协调一致。

临床应用：

背法主要用于急性腰扭伤、腰椎后关节紊乱以及腰椎间盘突出症等。

4. 拔伸法

拔伸即牵拉或牵引的意思，用手固定肢体或关节的一端，牵拉关节的另一端的方法称为拔伸法(图 5-21)。

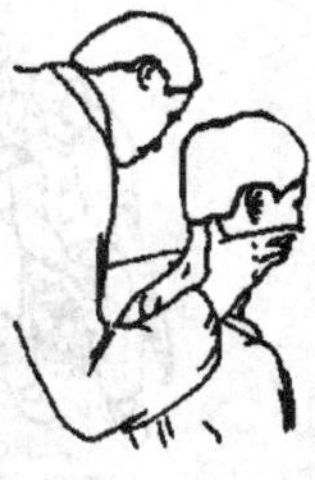

（1）颈项部拔伸法

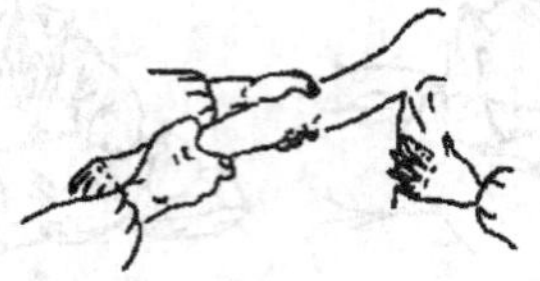

（2）肩关节拔伸法

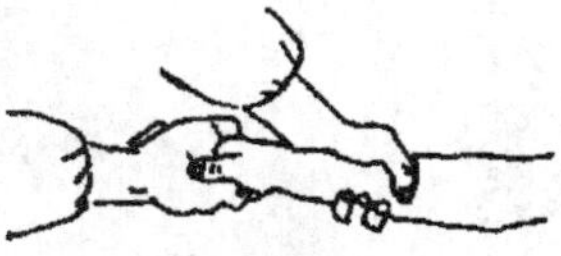

（3）腕关节拔伸法

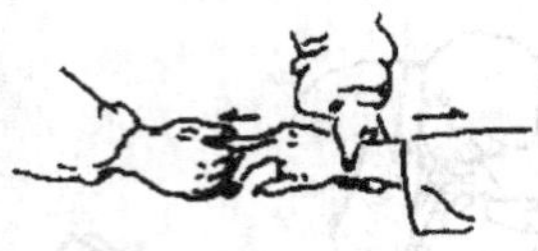

（4）指间关节拔伸法

图 5-21　拔伸法

动作要领：

拔伸法常用于颈椎、肩、腕、指等关节，操作时用力要稳而持续，不可突发暴力。

(1)颈项部拔伸法：患者端坐，术者立于患者后侧方，用一手肘弯部托住患者下颌，扶住患者对侧头部，另一手托住其枕后部，两手同时用力向上拔伸，牵颈脊柱。

(2)肩关节拔伸法：患者坐于低凳，患肢放松，术者立于患者后外侧，用双手握住患者腕部慢慢向上牵拉，动作要缓和。

(3)腕关节拔伸法：患者坐位，术者对面而坐，用双手握住患手腕掌部，逐渐用力拔伸，与此同时嘱患者上身略向后仰，形成对抗牵拉。

(4)指间关节拔伸法：用一手握住患者腕上部，另一手捏住患指端，两手同时向相反方向用力拔伸。

临床应用：

颈项部拔伸法：常用于颈项部扭伤、失枕以及颈椎病、颈椎半脱位等，应用时常结合扳法。

肩关节拔伸法：可用于肩周病所致的关节功能障碍。作为辅助手法应用。

腕关节拔伸法：常用于腕部伤筋或腕骨错缝。

指间关节拔伸法：可用于指部伤筋、脱位，拔伸后继以推抹，使关节复位。

第三节　针灸疗法

针灸疗法是祖国医学的重要组成部分。针和灸是常用的两种不同的治疗方法，包括针刺法、灸法和其他针法。针刺法是用特制的金属针，刺入身体一定的部位(穴位)来治疗疾病的方法。灸法是用艾柱或艾条，点燃后熏烤穴位，用以治疗疾病的方法。利用艾柱或艾条点燃后，直接或间接地作用于穴位或某一部位，并给予一定的温热刺激，通过经络的调整作用而达到治病目的。针灸疗法广泛用于运动性损伤和运动性疾病。

经络学说是中医学理论体系的重要组成部分。经络遍布全身，通过有规律的循行和广泛的联络交汇，构成了经络系统，把人体五脏六腑、器官孔窍以及皮肉筋骨等组织连结成一个统一的有机整体。经络是运行全身气血，濡养脏腑组织，联络脏腑肢节，沟通内外上下，感应传导作用，调节机体平衡调节体内各部分的一种特殊通路。

人体的经脉分为正经和奇经两大类：

正经：即十二正经，又称“十二经脉”。即：

手三阴经：手太阴肺经、手少阴心经、手厥阴心包经；

足三阴经：足太阴脾经、足少阴肾经、足厥阴肝经；

手三阳经：手太阳小肠经、手少阳三焦经、手阳明大肠经；

足三阳经：足太阳膀胱经、足少阳胆经、足阳明胃经。

手足三阴经和手足三阳经，左右对称，各自分属于一脏或一腑，是气血运行的主要通道。

奇经：即奇经八脉：即督、任、冲、带、阴跷、阳跷、阴维、阳维的合称。有统率、联络和调节十二经脉的作用。

一、针刺法

1. 针前准备

(1)选针：进针前要检查针的质量、长短粗细等。

(2)选择体位：常用的体位有仰靠坐位、俯伏坐位、屈肘仰掌位、屈肘位、侧卧位、仰卧位等。

(3)确定穴位：应根据病情和选穴原则而定。确定穴位后，作好标记，如选穴位处有较大瘢痕、皮疹或其他皮肤病的，另选他穴。

(4)消毒：所用的针须经75%的酒精消毒备用。医者持针的手指和扎针部位的皮肤，应以75%的酒精消毒。

2. 针刺方法

一般以左手按压穴位局部皮肤，用右手拇、食、中三指夹持针柄，以无名指抵住针身，在进针时帮助着力，防止针身弯曲，使着力点集中在针尖。基本方法：

(1)切进针法：操作时以左手拇指或食、中指的指甲压在穴位上，右手持针紧靠指甲缘刺入皮肤。本法多用于短针的进针。

(2)张进针法：以左手拇、食、中指或食、中二指将穴位上的皮肤向两侧撑开，使之紧张，右手持针从二指之间刺入。本法常用于皮肤松弛或皱纹部位的进针。

(3)持进针法：以右手拇、食二指夹持针体下端，露出针尖，对准穴位，快速刺入。

进针后，患者产生酸、麻、胀、重等针刺感应，称为“得气”。部分患者可有不同程度的感应、扩散和传导。针感有无及强弱，直接关系到治疗效果的好坏。常用的行针手法有提插法、捻转法等。通过行针，可以达到一定的刺激强度，以增强疗效。其强度要根据患者的具体情况，灵活掌握。对于初诊或耐受性差、情绪紧张、体质虚弱的患者，应予以弱刺激。体质强壮、耐受性强的患者，或在四肢取穴，可给予较强刺激或强刺激。

(4)留针：针刺得气后，将针留在穴位内。留针时间可根据病情决定，数分钟至1小时不等。

(5)退针：留针后即可退针。退针时一手用消毒棉球沿针身压住穴位，另一手持针轻轻捻转，徐徐退出。浅刺者可迅速退出。退针后，应清点针数，针眼处如有出血，可用干棉球按压。若因滞针、弯针退针困难或折针等情况，应妥善处理。

3. 取穴原则

(1)局部取穴

在损伤局部取穴。如肱骨外髁炎，取曲池；腕尺侧副韧带损伤，取神门、腕骨等。

(2)就近取穴

在损伤局部和邻近部位附近选取有关俞穴。如颈部损伤，取风池、天柱、肩井等穴；如肩痛时选用阿是穴(注：阿是穴，又称不定穴、天应穴。它既无固定的部位，又无具体的名称，而是以患病局部的压痛点为穴位)。

(3)循经取穴

又称远道取穴，根据经络循行路径，判断受伤部位属于何经，在本经远端部位取穴，针刺1～2个穴。如腰痛时可在足太阳膀胱经上，针刺委中、昆仑、环跳、承山、悬钟等穴；腹肌拉伤、肠痉挛，取足三里、内关等。

(4)经验穴

根据临床经验，选取有显著治疗作用的穴位，称为经验穴。如腰背痛，取昆仑、委中、承山、命门；胃痛，取中脘、足三里；牙痛，取合谷、颊车等。

4. 注意事项

(1)做好患者思想工作，消除紧张情绪。

(2)针刺的强度和深度要适宜，对胸、胁、腰、背、脏腑所在的穴位，不宜直刺深刺，以免损伤脏器。

(3)不宜在饥饿、疲劳、精神过度紧张或大汗时进行针刺，以防晕针。对损伤出血不止的患者，不宜针刺。

二、艾灸法

常用的有艾柱灸、艾条灸、温针灸、隔物灸等。

1. 直接灸：将艾柱锥底直接放在应灸的穴位上，用火点燃锥尖，待艾柱燃到剩下 2/5 时，患者感到灼热，即更换新艾柱再灸，称为直接灸。每烧一个艾焙叫一壮，一般一次用 3～5 壮，每天或隔天一次。此法多用于四肢和躯干穴位。

2. 间接灸：又称隔物灸。在艾柱与穴位之间，隔一层衬垫物施灸。常用的衬垫物有姜片、蒜片、盐、附片、三香饼(三香饼由麝香、丁香、檀香，加面粉调制而成)。施灸时，在衬物中用针穿孔数个，上置艾柱放在穴位上施灸。患者有灼热感时，把衬垫物提起，稍停片刻再灸。直到局部皮肤潮红，有温热感为止。

3. 温针灸

温针灸是针灸并用的一种方法。在针刺得气后留针，将艾绒一小撮(枣核大)捏于针柄上点燃，直到艾绒燃完为止。用硬纸板或姜片遮盖针穴周围皮肤，以防艾灰掉下烧伤皮肤。另一种方法是用燃着的艾条直接烤针柄至有温热感后移去。使热力通过针身传入体内，达到治疗疾病的目的。

4. 适应范围

根据临床实践，多用于关节劳损，慢性损伤，风湿关节痛，疲劳，肌无力，肢端发冷，知觉麻木等。

5. 注意事项

(1)体位要平正，施灸过程中，艾柱要放平，艾条与皮肤距离要适当，防止艾灰掉下，施灸时间不宜过长，预防烫伤。

(2)施灸顺序：一般说来，是先灸上部，后灸下部；先灸阳部，后灸阴部；壮数是先少后多，艾柱是先小后大。

(3)间接灸时，由于姜汁或蒜汁的刺激，皮肤可能出现水泡。小水泡可以吸收，注意不要擦破泡皮，大水泡可用针刺破排出泡液，再涂以少许龙胆紫或敷紫草油纱布。

三、常用俞穴

俞穴是人体经络脏腑之气输注聚积于体表的部位，也是针刺、艾灸施治的部位。它有输注气血、反映病痛、防治疾病的作用，通常分布在一定的经脉循行通路上。人体的穴位很多，归纳起来有十四经俞穴、经外奇穴、阿是穴三种。

1. 手太阴肺经穴位

(1)中府

部位：在胸前壁的外上方，云门下1寸，平第1肋间隙，距前正中线6寸。

主治：咳嗽，气喘，烦满，胸痛，肩背痛，腹胀，纳呆等。

刺灸法：针尖向外侧斜刺0.5～1寸。可灸。

注意事项：不可向内侧肋间隙方向深刺，否则会刺伤胸膜引起气胸。

(2)尺泽

部位：肘横纹中，肱二头肌腱桡侧缘。

主治：咳嗽，气喘，咯血，潮热，胸胁胀满，膝肿痛，身疼，腰脊强痛，肘臂挛痛，手不能伸以及软组织疾患等。

刺灸法：直刺0.5～0.8寸，或点刺出血。可灸，慎用直接灸。

(3)列缺

部位：桡骨茎突上方，腕横纹上1.5寸，即左右两手虎口交叉处，当一手的食指压在另一手腕后桡骨茎突上，食指尖所指小凹陷处。

主治：腕及两臂扭伤，桡骨茎突狭窄性腱鞘炎，咳嗽，头痛，颈项痛，气喘，咽喉肿痛等。

刺灸法：向肘或腕方向横刺或斜刺0.3～0.5寸。可灸5～10分钟，慎用直接灸。

(4)太渊

部位：在腕掌侧横纹桡侧，桡动脉搏动处。

主治：咳嗽，气喘，咳血，胸背痛，手腕无力疼痛，桡腕关节，周围软组织疾患及膈肌痉挛等。

刺灸法：避开血管，直刺 0.3～0.5 寸，不可伤及桡动、静脉。禁用直接灸。温灸 5～8 分钟。

(5)少商

部位：拇指桡侧指甲帮旁约 0.1 寸。

主治：常用急救要穴之一。咳嗽，气喘，咯血，中风昏迷，晕厥，牙关紧闭，癫狂，小儿惊风等。

刺灸法：浅刺 0.1 寸，或点刺出血。

2. 手阳明大肠经穴位

(1)商阳

部位：在食指末节桡侧，当平齐桡侧指甲角与指腹桡侧缘间连线之中点处。距指甲角 0.1 寸。

主治：常用急救要穴之一。高热，神志昏迷，急性咽喉肿痛等。

刺灸法：浅刺 0.1 寸，或点刺出血。

(2)合谷

部位：第一、二掌骨之间，稍偏食指侧。

主治：头面诸症及手臂痛，腕部劳损，感冒等。

刺灸法：直刺 0.5～1 寸；可灸。孕妇宜慎用本穴。

(3)曲池

部位：在肘部的桡侧，当尺泽穴与肱骨外上髁之间的中点处(肘关节屈曲成 90°)。

主治：咽喉肿痛，齿痛，目赤痛，瘾疹，瘰疬，湿疹，丹毒，疔，手臂肿痛。

刺灸法：直刺 0.5～1 寸；可灸。

(4)肩髃

部位：肩胛骨肩峰与肱骨大结节之间的凹陷处。臂外展至水平位时，肩峰下可出现一明显的凹陷即是。

主治：肩臂痛，肩袖损伤，肩周炎，颈椎病，肩峰下滑囊炎，中风半身不遂，手臂拘挛，筋骨酸痛等。

刺灸法：斜刺 0.5～1 寸，沿肱骨长轴向肘部刺入，可灸。

(5)迎香

部位：在面部，鼻翼外缘中点旁，当鼻唇沟中。

主治：口眼歪斜，面部蚁走感，面痒，浮肿，面部疼痛，以及鼻塞，鼻衄等。

刺灸法：直刺 0.2～0.3 寸，斜向上刺针 0.5～1 寸，不宜灸。

(6)手三里

部位：在曲池穴下 2 寸。

主治：肩臂痛，手臂麻木，腰背痛等。

刺灸法：屈肘，直刺，针 1～2 寸，或指针。

(7)阳溪

部位：伸拇指时，在伸拇长、短肌腱之间凹陷中。

主治：腕部软组织损伤，手腕痛，头痛，牙痛，桡骨茎突狭窄性腱鞘炎等。

刺灸法：伸腕在桡骨茎突下端取穴，直刺，针 0.3～1 寸，或指针。

3. 足阳明胃经穴位

(1)地仓

部位：在面部口角外侧，上直对瞳孔。

主治：面神经麻痹及面肌痉挛，三叉神经痛，口眼歪斜，齿痛，唇缓不收等。

刺灸法：直刺 0.2 寸，或向颊车方向平刺 0.5～1.5 寸，可灸。

(2)颊车

部位：在面颊部，下颌角前上方约一横指(中指)，当咀嚼时咬肌隆起，按之凹陷处即是。

主治：牙关紧闭，口眼歪斜，颊肿，齿痛，面肌痉挛。

刺灸法：直刺 0.3～0.5 寸，或向地仓斜刺 1～1.5 寸，可灸。

(3)天枢

部位：在腹中部，脐中旁开 2 寸。

主治：腹胀肠鸣，绕脐痛，便秘，泄泻，小便不利，水肿，淋浊等。

刺灸法：直刺 1～1.5 寸，可灸。

(4)犊鼻

部位：屈膝，在膝部髌骨与髌韧带外侧凹陷中。

主治：膝关节损伤，髌骨劳损，髌腱腱围炎，髌腱末端病，胫骨结节骨软骨炎，半月板损伤，脂肪垫损伤等。

刺灸法：向后内斜刺 0.5～1 寸，可灸。

(5)足三里

部位：在小腿前外侧，当犊鼻下 3 寸，距胫骨前缘一横指(中指)。

主治：运动后肌肉疲劳，胫骨疲劳骨折，胫骨结节骨软骨炎，小腿间隔综合征，胃痛，消化不良，贫血，神经衰弱，心悸怔忡，胸闷气短等。

本穴为常用的保健要穴，主治甚广，可保健强身，治疗虚劳羸瘦，下肢痹痛等。

刺灸法：正坐屈膝，直刺或斜刺1～2寸，可灸。

(6)上巨虚

部位：在小腿前外侧，当犊鼻下6寸，距胫骨前缘一横指(中指)。

主治：下肢痿痹，足跟或足趾间痛，下肢浮肿等；肠鸣，腹痛，泄泻，便秘，肠痈。

刺灸法：直刺1～2寸，可灸。

(7)丰隆

部位：在小腿前外侧，当外踝尖上8寸，条口外，距胫骨前缘二横指(中指)。

主治：痰多，咳嗽，胸痛，咽喉肿痛，哮喘，便秘，泄泻，痢疾，腹中切痛等。

刺灸法：直刺1～1.5寸，可灸。

(8)内庭

部位：足第二、三趾的趾缝间隙中。

主治：足背肿痛，胫痛不可屈伸，跖趾关节扭伤，第二跖骨疲劳性骨折，以及齿痛，咽喉肿痛，喉痹，鼻衄，耳鸣，牙痛，胃痛等。

刺灸法：坐位垂足，斜刺向上，针0.3～0.8寸或指针，可灸。

(9)髀关

部位：髂前上棘直下，平会阴处。

主治：髂节疼痛，腰痛，股四头肌拉伤，膝关节痛，大腿肌肉萎缩，股外侧皮神经炎等。

刺灸法：正坐屈膝90°或仰卧伸膝，于股骨大转子的前下方，缝匠肌和阔筋膜张肌之间取穴。直刺或斜刺，针1.5～2.5寸，或指针。

4. 足太阴脾经穴位

(1)隐白

部位：在足大趾末节内侧，当平齐内侧趾甲角与趾腹内侧缘间连线之中点处，距趾甲角0.1寸。

主治：腹胀、呕吐、食不下，便血、尿血、月经过多、崩漏、鼻衄等。

刺灸法：直刺0.1～0.2寸，或点刺出血，可灸。治崩漏时要重灸。

(2)公孙

部位：在足内侧缘，当第一跖骨基底前下方的凹陷处。

主治：胃痛，呕吐，腹痛，泄泻，痢疾，黄疸，头面肿，水肿，足心热痛，脚气等。

刺灸法：直刺 0.5～1 寸，可灸。

(3)三阴交

部位：在小腿内侧，当足内踝尖上 3 寸，胫骨内侧缘后方凹陷处。

主治：肠鸣腹胀，泄泻，消化不良，月经不调，带下，阴挺，崩漏，滞产，胎衣不下，遗精，阳痿，疝气，不孕，下肢痿痹，脚气等。

刺灸法：直刺 1～1.5 寸，孕妇禁针，可灸。

(4)三阳交

部位：内踝尖直上 3 寸，靠胫骨后缘。

主治：胫骨疲劳性骨膜炎，脚肿，内踝韧带扭伤，消化不良，神经性皮炎，湿疹，月经不调等。

刺灸法：正坐屈膝，直刺，针 1.5～2 寸，或指针。

(5)地机

部位：在小腿内侧，当内踝尖与阴陵泉的连线上，阴陵泉下 3 寸。

主治：月经不调，带下，痛经，腹痛，泄泻，肠鸣，消化不良，小便不利，水肿。

刺灸法：直刺 0.5～0.8 寸，可灸。

(6)阴陵泉

部位：在小腿侧面的上部，当胫骨内侧缘与内侧髁移行部和腓肠肌内侧头之间的凹陷处。

主治：腹胀，泄泻，黄疸，腹中冷痛，小便不利或失禁，水肿，膝痛等。

刺灸法：直刺 1～1.5 寸，可灸。

(7)血海

部位：屈膝，在大腿内侧，髌底内侧端上 2 寸，当股四头肌内侧头的隆起处。

主治：膝关节损伤，半月板损伤，内侧副韧带损伤，脂肪垫损伤，髌骨劳损，崩漏，月经不调，贫血，瘾疹，湿疹，丹毒，阴部瘙痒疼痛等。

刺灸法：正坐屈膝，直刺 1～1.5 寸，可灸。

(8)商丘

部位：内踝前下方凹陷中。

主治：踝关节损伤，内侧副韧带伤，胃炎，消化不良等。

刺灸法：正坐垂足，直刺，针 0.3～0.5 寸，或指针。

(9)伏兔

部位：髌骨外上缘直上 6 寸处。

主治：四头肌损伤，大腿肌肉萎缩，膝关节痛，髌骨劳损，下肢麻木等。

刺灸法：正坐屈膝，直刺，针 1.5～2.5 寸，或指针。

(10)梁丘

部位：髌骨外上缘2寸。

主治：膝关节及周围软组织损伤，髌骨劳损，股四头肌萎缩，膝痛、腿痛等。

刺灸法：同伏兔。

(11)解溪

部位：踝关节前横纹中点，拇长伸肌与趾长伸肌腱之间，与外踝尖平齐。

主治：踝关节扭伤，足背痛，足球踝(踝关节炎)，头痛等。

刺灸法：正坐垂足，直刺，针0.5～0.7寸，或指针。

5. 手少阴心经穴位

(1)少海

部位：屈肘，在肘横纹内侧端与肱骨内上髁连线的中点处。

主治：颈项强痛，臂麻手挛，四肢不举，落枕，前臂麻木及肘关节组织损伤，癫狂，痫症，手颤，健忘，神经衰弱，精神分裂症，尺神经炎，三叉神经痛等。

刺灸法：直刺或斜刺0.5～1寸，可灸，不宜直接灸。

(2)通里

部位：在前臂掌侧，当尺侧腕屈肌腱的桡侧缘，腕横纹上1寸。

主治：心悸怔忡，心烦，面赤，倦怠少言，嗜卧，心绞痛，心动过缓等。

刺灸法：直刺0.3～0.5寸；艾柱灸1～3壮或温灸3～5分钟。

(3)神门

部位：在腕部，腕掌侧横纹尺侧端，尺侧腕屈肌腱的桡侧凹陷处。

主治：治疗精神病和心脏病的要穴。心痛，心悸，惊悸，怔忡，以及心绞痛，心律不齐，高血压，痴呆，悲哭狂笑，癫狂，痫症，失眠，健忘，神经衰弱等。

刺灸法：直刺0.3～0.5寸，可灸。

(4)少冲

部位：在手小指末节桡侧，距指甲角0.1寸。

主治：心痛，心悸，胸胁痛，烦躁不安，中风昏迷，癫狂，悲喜无常，以及脑出血，肋间神经痛，癔病等。

刺灸法：斜刺0.1寸，或三棱针点刺出血，可灸。

6. 手太阳小肠经穴位

(1)少泽

部位：在手小指末节尺侧，当平齐尺侧指甲角与指腹尺侧之中点处，距指甲角0.1寸。

主治：头痛，目翳，咽喉肿痛，耳鸣，耳聋，昏迷，心烦等。

刺灸法：直刺 0.1～0.2 寸，可灸。

(2)后溪

部位：在手尺侧，第五掌骨小头的后下方，握拳时，当远侧掌横纹头上方的凹陷处，赤白肉际。

主治：手指及肘臂痛，腰扭伤，失枕，颈项强痛，肋间神经痛，目赤，耳聋，咽喉肿痛等。

刺灸法：握拳直刺，从外侧沿掌骨向内侧刺入，针 0.5～1 寸，或指针。

(3)天宗

部位：正坐或俯伏，在冈下缘与肩胛骨下角的等分线上，当上、中 1/3 交点处。或正坐或俯伏，肩胛冈下缘与肩胛骨下角连一直线，与第四胸椎棘突下间平齐处，与臑俞、肩贞成三角形处是穴。

主治：肩胛疼痛，肩关节周围炎，上肢后外侧痛，气喘，咳嗽，乳房肿痛，乳痈等。

刺灸法：直刺 0.5～0.8 寸，可灸。

(4)颧髎

部位：在面部，当目外眦直下方，颧骨后下缘之凹陷处。

主治：齿痛，颊肿，三叉神经痛，面神经麻痹，面肌痉挛，口眼歪斜等。

刺灸法：直刺 0.2～0.3 寸。

(5)听宫

部位：在面部，耳屏前，下颌骨髁状突的后方，张口时呈凹陷处。

主治：耳鸣，耳聋，耳痛，聋哑，下颌关节痛，中耳炎，以及癫，狂，痫等。

刺灸法：张口取穴，直刺 0.5～1 寸，可灸。

(6)肩贞

部位：垂肩合腋，在腋后纹头上 1 寸处。

主治：肩背痛，肩周炎，肩背部软组织损伤等。

刺灸法：垂肩直刺或斜刺，针 0.5～1 寸，或指针。

(7)腕骨

部位：手腕尺侧，第五掌骨与钩骨、豌豆骨之间凹陷处。

主治：腕关节软组织损伤，肘关节疼痛，头痛等。

刺灸法：握拳腕稍桡偏，直刺，针 0.5～1 寸，或指针。

(8)养老

部位：腕背侧，尺骨小头桡侧缘上方缝隙处。

主治：腕关节软组织损伤，失枕，肩背痛，下尺桡关节损伤，腰痛等。

刺灸法：手腕旋前，斜刺，朝内关方向刺，针 1～1.5 寸，或指针。

7. 足太阳膀胱经穴位

(1)睛明

部位：在面部，目内眦角稍上方凹陷处。

主治：此穴为眼科常用要穴，通治一切眼病。目赤肿痛，流泪，视物不明，目眩，近视，夜盲，色盲等。

刺灸法：嘱患者闭目，医者左手轻推眼球向外侧固定，右手缓慢进针，紧靠眼眶边缘直刺 0.3～0.5 寸；出针后按针孔片刻，以防出血，不宜灸。

(2)攒竹

部位：在面部，当眉头陷中，眶上切迹处。

主治：目视不明，流泪，目赤肿痛，眼睑下垂，近视，夜盲，色盲，头痛，眉棱骨痛等。

刺灸法：平刺 0.5～0.8 寸，不宜灸。

(3)风门

部位：在背部，当处第二胸椎棘突下，旁开 1.5 寸。

主治：伤风咳嗽，发热，头痛，鼻塞多涕，项强，身热，胸中热，胸背痛，发背痈疽，黄疸等。

刺灸法：斜刺 0.5～0.8 寸。

(4)肺俞

部位：在背部，当第三胸椎棘突下，旁开 1.5 寸。

主治：咳嗽，胸痛，痰多，气喘，骨蒸潮热，盗汗吐血，胃脘痛，呃逆，吐泻，以及腰背痛等。

刺灸法：斜刺 0.5～0.8 寸，可灸。

(5)心俞

部位：在背部，当第五胸椎棘突下，旁开 1.5 寸。

主治：心痛心悸，胸引背痛，心胸烦闷，癫狂，痫症，精神病，惊悸失眠，健忘多梦，以及肩背痛等。

刺灸法：斜刺 0.5～0.8 寸，可灸。

(6)膈俞

部位：在背部，第七胸椎棘突下，旁开 1.5 寸。

主治：心痛，胸满胁痛，气喘，潮热，盗汗，咯血，呕吐，呃逆，吐血，便血，胃脘胀痛，黄疸，饮食不下等。

刺灸法：斜刺 0.5～0.8 寸，可灸。

(7)肝俞

部位：在背部，第九胸椎棘突下，旁开1.5寸。

主治：黄疸，胁痛，腹痛，胃脘痛，吐血，纳呆，目赤，目眩，雀目，目视不明，迎风流泪，以及脊背痛，眩晕，头痛，气短，中风，乳少等。

刺灸法：斜刺0.5～0.8寸，可灸。

(8)胆俞

部位：在背部，第十胸椎棘突下，旁开1.5寸。

主治：黄疸，口苦，胁痛，呕吐，脘腹胀满，饮食不下，潮热，骨蒸潮热，咽喉痛，以及头痛，夜盲症等。

刺灸法：斜刺0.5～0.8寸，可灸。

(9)脾俞

部位：在背部，当第十一胸椎棘突下，旁开1.5寸。

主治：腹胀，黄疸，呕吐，泄泻，便血，完谷不化，多食善饥，以及水肿，肩背痛，胸胁满痛等。

刺灸法：斜刺0.5～0.8寸，可灸。

(10)胃俞

部位：在背部，当第十二胸椎棘突下，旁开1.5寸。

主治：胃脘痛，呕吐，腹胀，肠鸣，胸胁痛，反胃，不思饮食，完谷不化，泄泻、痢疾以及经闭等。

刺灸法：斜刺0.5～0.8寸，可灸。

(11)肾俞

部位：在腰部，当第二腰椎棘突下，旁开1.5寸。

主治：遗精，阳痿，月经不调，白带过多，水肿，遗尿，小便频数，腰痛，小便不利，尿血，失音，半身不遂等。

刺灸法：直刺0.5～1寸，可灸。

(12)大肠俞

部位：第四腰椎棘突旁开1.5寸。

主治：腰部软组织扭伤，腰腿痛，骶髂关节痛，腹胀，肠鸣，腹痛，食不化，便秘等。

刺灸法：俯卧位或坐位，直刺或斜刺，针0.8～1.5寸，或指针。

(13)小肠俞

部位：背正中线旁开1.5寸，平第一骶后孔。

主治：腰骶关节扭伤，腰骶痛，坐骨神经痛等。

刺灸法：坐位或俯卧位，直刺或斜刺，针1～1.5寸，或指针。

(14)膀胱俞

部位：背正中线旁开 1.5 寸，平第二骶后孔。

主治：腰骶损伤，臀部软组织损伤，坐骨神经痛，梨状肌综合征，运动性血尿，淋症，遗精，阴部湿痒等。

刺灸法：直刺或斜刺 0.8～1.2 寸，可灸。

(15)次髎

部位：在骶部，当髂后上棘内下方，适对第 2 骶后孔处。

主治：下肢痿痹，腰脊痛等。

刺灸法：直刺 1～1.5 寸，可灸。

(16)委中

部位：在腘横纹中点，当股二头肌腱与腱肌腱的中间。

主治：腓肠肌痉挛，膝关节痛，慢性腰腿痛，坐骨神经痛，下肢痿痹，髋关节屈伸不利，膝痛不可屈伸，半身不遂，腹痛，腹泻，呕吐等。

刺灸法：俯卧，直刺 1～1.5 寸，或用三棱针点刺腘静脉出血。

(17)秩边

部位：在臀部，平第 4 骶后孔，骶正中嵴旁开 3 寸。

主治：下肢痿痹，腰骶痛不能俯仰以及大小便不利，阴痛等。

刺灸法：直刺 1.5～3 寸，可灸。

(18)承山

部位：在小腿后面正中，委中与昆仑之间，当伸直小腿或足跟上提肘腓肠肌肌腹下出现尖角凹陷处。

主治：急性腰扭伤，腰椎间盘突出症，坐骨神经痛，慢性腰腿痛，足跟痛，以及便秘，脱肛，腹痛，疝气等。

刺灸法：直刺 1～2 寸，可灸。

(19)昆仑

部位：在足部外踝后方，当外踝尖与跟腱之间凹陷处。

主治：肩背拘紧，足跟痛，外踝韧带扭伤，腰腿痛，坐骨神经痛，头痛，项强，失枕，腹痛，腹泻，大便难等。

刺灸法：直刺 0.5～0.8 寸，可灸。

(20)申脉

部位：足外踝下缘凹陷处。

主治：同昆仑穴。

刺灸法：正坐垂足，昆仑穴直下，针尖向下斜刺，针 0.3～0.5 寸，或指针。

(21)至阴

部位：在足小趾末节外侧，距趾甲角 0.1 寸。

主治：头痛，鼻塞，鼻衄，目痛，胎位不正，胞衣不下，难产等。

刺灸法：浅刺 0.1 寸。胎位不正、难产多用灸法。

(22)气海俞

部位：第三腰椎棘突旁开 1.5 寸。

主治：腰痛，坐骨神经痛，腰椎间盘突出症，腹痛，月经不调等。

刺灸法：同肾俞。

(23)天柱

部位：在哑门穴旁约 1.3 寸，入发际 5 分凹陷处。

主治：头昏头痛，项肌强痛，失枕等。

刺灸法：正坐，直刺 0.5～1 寸，灸 3～5 分钟。

(24)京骨

部位：第五跖骨粗隆外侧凹陷处。

主治：外踝韧带扭伤，足趾关节损伤，腰腿痛，头痛，颈项强等。

刺灸法：正坐垂足，斜刺，针尖朝向内下方刺入，针 0.5～1 寸，或指针。

(25)承扶

部位：大腿后侧正中线，臀下横纹中点处。

主治：腘绳肌拉伤，坐骨结节滑囊炎，臀部损伤，腰腿痛，坐骨神经痛等。

刺灸法：俯卧，直刺，针 2～3 寸，或指针。

(26)殷门

部位：承扶穴下 6 寸。

主治：腘绳肌拉伤，腰背痛，腰椎间盘突出症，坐骨神经痛等。

刺灸法：俯卧，直刺，针 2～3 寸，或指针。

8. 足少阴肾经穴位

(1)涌泉

部位：在足底部，卷足时足前部凹陷处，约当足底第二、三趾趾缝纹头与足跟连线的前 1/3 与后 2/3 交点上。

主治：常用急救要穴之一。小儿惊风，昏厥，中风，头痛，头昏，目眩，咽喉肿痛，失音，小便不利，大便秘结，足心热、身热、心中结热、舌干、咽干、心烦等。

刺灸法：直刺或斜刺 0.3～0.8 寸，可灸。

(2)太溪

部位：足内踝后方，当内踝尖与跟腱之间的凹陷处。

主治：足跟痛，跟腱腱围炎，跟腱拉伤，跟骨骨软骨炎，足底痛，腰痛，月经不调，小便频数，遗精，阳痿，腰痛，咽喉肿痛，气喘，咳血等。

刺灸法：直刺 0.3～0.5 寸，可灸。

(3)照海

部位：在足内侧面，内踝尖下方凹陷处。

主治：足跟痛，月经不调，带下，阴挺，小便频数，癃闭，阴痒，胎衣不下，咽喉干痛，失眠等。

刺灸法：直刺 0.3～0.5 寸，可灸。

(4)复溜

部位：在小腿前内侧面的下部，太溪穴直上 2 寸，跟腱的前方。

主治：下肢痿痹，盗汗，热病汗不出，水肿，腹胀，泄泻，淋症等。

刺灸法：直刺 0.3～0.5 寸，可灸。

9. 手厥阴心包经穴位

(1)曲泽

部位：在肘横纹中，当肱二头肌腱尺侧缘。

主治：肘、臂、手腕部扭伤，胸胁痛，腕管综合征，心悸，心绞痛，胃痛，呕吐，呕血等。

刺灸法：直刺 0.8～1 寸，或用三棱针刺血，可灸。

(2)内关

部位：在前臂掌侧，当曲泽与大陵的连线上，腕横纹上 2 寸，掌长肌腱与桡侧腕屈肌腱之间。

主治：心痛，心悸，怔忡，胸胁痛，心动过缓，心律不齐，休克，失眠，健忘，郁症，偏头痛，眩晕，目眩，面赤，目赤，中风，偏瘫，以及高血压，癔病，癫痫等。

刺灸法：直刺 0.5～1 寸，可灸。

(3)大陵

部位：在腕掌横纹的中点处，当掌长肌腱与桡侧腕屈肌腱之间。

主治：腕关节损伤，掌腕痛，腕管综合征，胸胁痛，心痛，心悸，胸闷，气短，胃痛，呕吐，肠痈，吐血，口臭，胃出血等。

刺灸法：内关穴下 2 寸，前臂旋后，仰掌直刺，针 0.3～0.5 寸，或指针。

(4)劳宫

部位：在手掌心，当第二、三掌骨之间偏于第三掌骨，握拳屈指时中指尖处。

主治：中风昏迷，癫狂，痫症，善怒，悲笑不休，烦躁，癔病，手指麻木，高血压，口疮，龈烂，口臭，以及口腔炎，牙龈炎等。

刺灸法：直刺 0.3～0.5 寸，可灸。

(5)中冲

部位：在手中指末节尖端中央。

主治：中风昏迷，昏厥，舌强不语，类中风，小儿惊风，以及休克，胃脘疼痛，霍乱，吐泻，急性胃肠炎，小儿消化不良等。

刺灸法：浅刺 0.1 寸，或三棱针点刺出血，可灸。

10. 手少阳三焦经穴位

(1)中渚

部位：手背部，当第四掌骨间隙前端，亦即当第四掌指关节尺侧后上方之凹陷处。

主治：手指不能屈伸，头痛，目赤，耳鸣，耳聋，咽喉肿痛，热病汗不出，疟疾等。

刺灸法：直刺 0.3～0.5 寸，可灸。

(2)外关

部位：在前臂背侧，当阳池与肘尖的连线上，腕背横纹(阳池穴)上 2 寸处。

主治：上肢痹痛，手腕痛，失枕，腕关节损伤，头痛，咳嗽，痄腮，耳聋，耳鸣，鼻衄，牙痛，目赤肿痛等。

刺灸法：直刺 0.5～1 寸，可灸。

(3)支沟

部位：在前臂背侧，当阳池与肘尖的连线上，阳池穴上 3 寸处，尺骨与桡骨之间。

主治：肩、臂、腰背酸重疼痛，胁肋疼痛，丹毒，痹症等，以及便秘，产后血晕不省人事，口噤不开，暴喑不语，心绞痛，胸膈烦闷等。

刺灸法：直刺 0.5～1 寸，可灸。

(4)肩髎

部位：在肩髀后方，当臂外展时，于肩峰后下方凹陷处。

主治：肩、臂痛不得举，中风偏瘫，肩关节周围炎等。

刺灸法：直刺 0.5～0.8 寸，可灸。

(5)翳风

部位：在面部，耳廓的后下方，当耳垂根后方的凹陷处。

主治：耳鸣，耳聋，口眼歪斜，牙关紧闭，齿痛等。

刺灸法：直刺 0.5～0.8 寸，深刺时可针 1.2 寸，灸 3.5 壮，5～10 分钟。

(6)耳门

部位：在面部，耳前方，当耳屏上切迹前方，下颌骨髁状突后缘凹陷处。

主治：耳鸣，耳聋，齿痛，耳中痛，耳出脓汁等。

刺灸法：张口取穴，直刺，针 0.3～0.5 寸，斜刺，向下透听宫、听会时可针 1.2 寸。

(7)丝竹空

部位：在面部，当眉梢凹陷处。

主治：癫，狂，痫，以及头痛，偏头痛，目眩，眼红肿疼痛，羞明流泪，睑闭不合等。

刺灸法：直刺 0.2～0.3 寸，或针 0.1 寸沿皮向眉头方向刺入 1 寸。

(8)天井

部位：在尺骨鹰嘴后上方，屈肘时呈凹陷处。

主治：颈项，胁肋，上肢病症，腰部扭伤等。

刺灸法：正坐屈肘在肘内外髁之间取之，直刺，针 0.5～1 寸，或指针。

11. 足少阳胆经穴位

(1)听会

部位：在面部，当耳屏间切迹的前方，下颌骨髁状突的后缘，张口有凹陷处。

主治：耳鸣，耳聋，齿痛，面痛，口眼歪斜等。

刺灸法：张口，直刺 0.5～1 寸，可灸。

(2)率谷

部位：当耳尖直上入发际 1.5 寸，角孙直上方。

主治：偏头痛，眩晕，小儿急慢性惊风等。

刺灸法：平刺 0.5～1 寸，可灸。

(3)阳白

部位：在前额部，当瞳孔直上，眉上 1 寸。

主治：目眩，目痛，视物模糊，以及头痛，呕吐等。

刺灸法：平刺 0.5～0.8 寸，可灸。

(4)风池

部位：在枕骨之下，与风府相平，胸锁乳突肌与斜方肌上端之间的凹陷处。

主治：颈部肌肉挫伤，颈项强直，肩背痛，失枕，目赤肿痛，鼻衄，鼻塞流涕，耳鸣，耳聋，牙痛，偏正头痛，眩晕，中风昏迷，半身不遂等。

刺灸法：针尖微下，向鼻尖斜刺 0.8～1.2 寸，或平刺透风府穴，深部为延髓，必须谨慎。

(5)阳陵泉

部位：屈膝，膝下 1 寸腓骨小头前下缘凹陷处。

主治：膝关节外侧副韧带损伤，膝关节肿痛，腓总神经损伤，肋间神经痛，膝关节慢性劳损等。

刺灸法：屈膝，直刺，针 1～2.5 寸，或指针。

(6)环跳

部位：在股骨大转子最高点与骶骨裂孔连线的中外 1/3 交界处。

主治：臀部软组织损伤，腰腿痛，腰椎间盘突出症等。

刺灸法：侧卧位微屈髋，直刺，针 2～2.5 寸，或指针。

(7)风市

部位：在大腿外侧部的中线上，直立垂手时，中指尖处。

主治：腰腿痛，膝无力，半身不遂、下肢痿痹，麻木，疼痛肿重等。

刺灸法：直刺 1～2 寸，可灸。

(8)光明

部位：在小腿外侧，当外踝尖上 5 寸，腓骨前缘。

主治：下肢痿痹，小腿痛不能久立，目痛，眼痒，以及乳房胀痛，偏头痛，热病无汗等。

刺灸法：直刺 1～1.5 寸，可灸。

(9)悬钟

部位：足外踝上 3 寸，腓骨后缘和腓骨长肌腱之间。

主治：外踝扭伤，胫腓骨应力性损伤，膝关节软组织损伤，颈项强痛，失枕，腰痛，胸腹胀满，坐骨神经痛，半身不遂，下肢痿痹，中风等。

刺灸法：直刺 0.8～1 寸，可灸。

(10)丘墟

部位：外踝前下方，当趾长伸肌腱的外侧凹陷中。

主治：外踝扭伤，足踝痛，胸肋痛，坐骨神经痛，颈项痛，下肢痿痹、中风偏瘫，目赤肿痛、目翳、视物不明等。

刺灸法：直刺 0.5～0.8 寸，可灸。

(11)足临泣

部位：第四、五跖骨的结合部的前方凹陷处。

主治：足背损伤，肿痛，足踝外侧副韧带损伤，头痛，胁肋痛等。

刺灸法：正坐垂足，直刺，针 0.3～0.5 寸，或指针。

12. 足厥阴肝经穴位

(1)行间

部位：在足背侧，当第一、二趾间，趾蹼缘的后方赤白肉际处。

主治：第一、二跖趾关节扭伤，第二跖骨疲劳性骨折，足背痛，小腿前群肌肉损伤，肋间神经痛，眩晕，头痛，目赤肿痛，疝气，小便不利，崩漏，月经不调，痛经，带下等。

刺灸法：直刺 0.2～0.3 寸，可灸。

(2)太冲

部位：在足背部，当第一趾骨间隙之后方凹陷处。

主治：下肢痿痹，脚软无力，遗尿，疝气，崩漏，月经不调，头痛，眩晕，目赤肿痛，胁肋疼痛，口苦等。

刺灸法：直刺 0.3～0.5 寸，可灸。

(3)章门

部位：在腹侧部横平神阙穴，上直腋中线，第十一肋尖端。屈肘合腋时，正当肘尖尽处。

主治：胸肋部挫伤，胸肋痛，腹胀，胸闷，腰背痛，腹部肌肉拉伤，肋间神经痛，泄泻，胃脘痛，呕吐等。

刺灸法：直刺 0.5～0.8 寸，可灸。

(4)期门

部位：脐上 6 寸，乳头直下第六肋间内端处。

主治：胸肋部挫伤，胸肋胀痛，肋间神经痛，肋软骨炎，膈肌痉挛等。

刺灸法：仰卧或坐位，直刺，针 0.3～0.5 寸，或指针。

四、督脉、任脉与常用奇穴

1. 督脉穴位

(1)腰阳关

部位：腰部后正中线上，第四腰椎棘突下凹陷中。

主治：腰骶关节扭伤，腰腿痛，骶髂关节慢性损伤，麻木不仁，膝痛不可屈伸，下肢痿痹，月经不调，赤白带下，遗精，阳痿，便血，痢疾，下腹胀满，呕吐不止等。

刺灸法：向下微斜刺 0.6～1 寸，可灸。

(2)命门

部位：在腰部，当后正中线上，第二腰椎棘突下凹陷中。

主治：虚损腰痛，脊强反折，遗尿，尿频，小便不利，阳痿，早泄，遗精，赤白带下、月经不调，便血，泄泻等。

刺灸法：向上斜刺0.5～1寸，可灸。

(3)大椎

部位：在后中线上，第七颈椎棘突下凹陷中。

主治：腰部软组织损伤，腰背筋膜炎，腰肌劳损，骨蒸盗汗、热病、中暑、恶寒发热，咳嗽、气喘、喉痹，小儿惊风，角弓反张等。

刺灸法：直刺0.5～1寸，可灸，或指针。

(4)百会

部位：在头部前发际正中直上5寸，或两耳尖连线的中点处。

主治：头痛，眩晕，中风失语，癫狂，健忘，不寐，耳鸣，耳聋，目眩头重，目不能视，脱肛，痔疾等。

刺灸法：平0.5～0.8寸，可灸。灸3～7壮，温灸5～15分钟。

(5)素髎

部位：在面部，当鼻尖的正中。

主治：昏迷，惊厥，鼻渊，鼻衄，窒息，鼻流清涕，以及麦粒肿，新生儿窒息，吐泻等。

刺灸法：向上斜刺0.3～0.5寸，或点刺出血。

(6)水沟

部位：人中沟上1/3与下2/3交界处。

主治：休克，昏迷，牙关紧闭，中暑，口眼部肌肉痉挛，腰背强痛，鼻塞不知香臭，鼻衄，牙痛等。水沟为急救的首选要穴，止痛要穴，用于各种急症，尤以神志昏迷见长。

刺灸法：直刺或向上斜刺0.3～0.5寸，或用指甲按掐。

2. 任脉穴位

(1)中极

部位：在下腹部，前正中线上，当脐中下4寸。

主治：小便不利，遗尿，水肿，遗精，阳痿，月经不调，崩漏，不孕等。本穴为泌尿系统疾患的首选穴位。

刺灸法：直刺0.5～1寸，可灸。孕妇慎用。

(2)关元

部位：在下腹部，前正中线中，当脐中下3寸。

主治：下腹痛，腹部挫伤，腰痛，遗尿，小便频数，尿血，尿闭，小便不利，遗精，阳痿，早泄，月经不调，经闭，眩晕，头痛，泄泻，便血，吐泻等。为泌尿生殖及虚损诸病的主要用穴，有长寿保健的功效。

刺灸法：直刺1～2寸，可灸。孕妇慎用。

(3)气海

部位：在下腹部，前正中线上，当脐下1.5寸。

主治：腹部肌肉拉伤，腰痛，胃脘痛，呃逆，呕吐，腹痛，泄泻，遗尿，遗精，阳痿，月经不调，经闭，不孕等。

刺灸法：直刺1～2寸，或指针，可灸。孕妇慎用。

(4)神厥(脐中)

部位：在脐窝中央。

主治：虚脱，腹肌拉伤，腹壁挫伤，腹痛，腹胀，肠痉挛，肠炎，小便不禁，水肿，不孕，泄泻，便秘，脱肛等。本穴为临床急救穴之一，但宜多灸。

刺灸法：禁针。多用艾条或艾柱隔盐灸或隔姜灸。

(5)中脘

部位：在上腹部，前正中线上，当脐中上4寸。

主治：腹肌拉伤，腹壁挫伤，胃痛，腹胀，消化不良，泄泻，哮喘，痰多，吐血，头痛，失眠，惊悸等。

刺灸法：直刺1～1.5寸。

(6)膻中

部位：在胸部，当前正中线上，平第四肋间，两乳头连线的中点。

主治：胸肋部挫伤，胸痛，胸闷，肋间神经痛，咳嗽、气喘，痰多，咳唾脓血，心痛，心悸，心烦，呕吐，噎嗝等。

刺灸法：平刺0.3～0.5寸，可灸。

(7)天突

部位：在胸骨切迹上缘正中0.5寸处。

主治：颈前侧痛，胸锁关节伤，膈肌痉挛，神经性呕吐，气管炎等。

刺灸法：仰卧，直或横刺，针0.2～0.3寸。

3. 常用奇穴

奇穴是指没有归属于十四经的俞穴，又称“经外奇穴”，因其有奇效，故名。

(1)腰痛穴

部位：在手背侧，当第二、第三掌骨及第四、第五掌骨之间，当腕横纹与掌指关节中点处，一侧2穴，左右共4穴。

主治：急性腰扭伤等。

刺灸法：由两侧向掌中斜刺0.5～0.8寸。

(2)膝眼

部位：屈膝，在髌韧带两侧凹陷处。在内侧的称内膝眼，在外侧的称外膝眼。

主治：膝关节痛，腿脚重痛，脚气，下肢麻痹等。

刺灸法：向膝中斜刺 0.5～1 寸，或透刺对侧膝眼。

(3)夹脊(华佗夹脊、佗脊)

部位：自第一颈椎起至第五腰椎止，每椎棘突旁开 0.5～1 寸，左右共 48 穴。

主治：腰背软组织损伤，腰肌劳损，风湿性腰背痛，下肢病等。

刺灸法：直刺或斜刺，针 1～1.5 寸，或指针。

(4)肩器

部位：肩峰后下方，肩平举时后下方凹陷处。

主治：同肩髃。

刺灸法：正坐，举臂时在肩髃穴后 1 寸处凹陷中取之，斜刺，针 1.5～2 寸，或指针。

(5)肩前

部位：在肩峰与腋前纹头连线的中点。

主治：肩关节痛，肱二头肌损伤，肩关节周围炎等。

刺灸法：端坐垂肩，直刺 1～1.5 寸，或指针。

(6)臂胳

部位：垂肩屈肘，上臂外侧，三角肌止点稍前方。

主治：肩臂痛，颈椎病，肩部软组织损伤等。

刺灸法：直刺或斜刺，针 0.5～1 寸，或指针。

(7)腰腿点

部位：在第二、三掌骨间，第四、五掌骨间中段。

主治：急性腰扭伤，腰椎间盘突出症，腰肌劳损，手指麻木，肩臂痛等。

刺灸法：握拳，腕旋前，直刺或斜刺，针 0.5～1 寸，或指针。

(8)落枕(项强)

部位：手背第二、三掌骨间，掌指关节中下 1/3 交界处。

主治：失枕，颈项痛，急性腰扭伤，肩臂痛，手指麻木等。

刺灸法：握拳，腕旋前，直刺或斜刺，针 0.5～1 寸，或指针。

(9)居髎

部位：髂前上棘与大转子连线的中点。

主治：髋关节及周围软组织损伤，腰腿痛，腰椎间盘突出症等。

刺灸法：侧卧，斜刺或直刺，针 2～2.5 寸，或指针。

(10)鹤顶

部位：髌骨上缘中央处。

主治：膝关节损伤，髌骨劳损，半月板损伤，下肢乏力等。

刺灸法：坐位屈膝，斜刺，针0.5～1寸，或指针。

第四节　拔罐疗法

拔罐疗法俗称拔火罐或吸筒疗法，古称角法，是中医独特的治疗方法之一。临床上常用的罐有竹罐、陶罐、玻璃罐等。它是以罐(杯、筒)为工具，利用火的燃烧，借助热力，排去罐中的空气，形成负压，吸附在一定的穴位或应拔部位的体表来治疗疾病。拔罐具有温经通络、驱寒逐湿、宣通气血、消肿止痛、扶正祛邪和平衡阴阳的作用。

现代医学认为，拔罐形成的负压引起局部毛细血管充血，甚至使毛细血管破裂而产生瘀血，导致自身溶血，释出的血红蛋白通过末梢感受器刺激大脑皮质，提高了大脑皮质的功能，改善了大脑对各器官系统的调节功能，有利于机体功能的恢复。

拔罐疗法多用于闭合性软组织损伤，如挫伤、拉伤、扭伤、腰痛、坐骨神经痛等，以及慢性软组织损伤，慢性关节炎、关节劳损，慢性腰腿痛，风湿性关节痛、头痛、腹痛、痛经和肋间神经痛等。

一、拔罐的基本方法

(1)闪火法

是用镊子夹住点燃的酒精棉球在火罐内壁的中部绕一圈后迅速退出，并立即将火罐扣在选定拔罐部位，便可吸住。本法比较安全，是临床最常用的拔罐的方法，但棉球蘸酒精不要太多，防止燃烧的酒精滴下烫伤皮肤。

(2)投火法

投火法是用小纸条或酒精棉球点燃后，投入罐内，不等纸条或棉球燃完，迅速将火罐扣在选定的治疗部位，便可吸住。本法适用于侧面横拔，火罐的圆肚在下方，可以积聚燃后的灰烬和未燃尽的纸片或酒精棉球，可避免烫伤皮肤。

(3)贴棉法

贴棉法是用1cm见方的薄层棉花一块，浸酒精后用粘膏将其贴在罐内的上中段，以火柴点燃，扣在选定的治疗部位，即可吸住。本法简便易掌握，但棉球蘸酒精不宜过多，以免酒精沿罐壁流下而烫伤皮肤。

二、拔罐的临床应用

(1)留罐法

又称坐罐法，拔上的火罐要留置一段时间。留罐时间应按罐的大小和吸力强弱而定，一般为5～15分钟。罐大吸力强的，留罐时间可短，吸力小的则留罐时间可稍长。气候炎热时，留罐时间可缩短，以免发生水泡；气候寒冷时，留罐时间可稍长。一般以皮肤颜色变为红或紫色为宜(用玻璃罐时)。

(2)闪罐法

火罐拔上后又立即取下再拔，反复吸拔多次，直至皮肤潮红为止。

(3)走罐法

又称推罐，一般用于面积较大、肌肉丰厚的部位，如腰背、胸腹、大腿等部位。施术时应选择罐径较大、罐口平滑的玻璃罐。在拟拔罐部位和罐口醮涂少许舒活酒，把酒精灯点燃作火源，采用闪火法拔罐。以手握住火罐，做上下或左右移动，反复进行至皮肤潮红为止。

(4)刺血拔罐法

先用碘酒、酒精棉球作局部皮肤消毒后，再用三棱针或皮肤针在病变部位浅刺出血，然后在该部拔火罐(坐罐)以加强刺血疗法的作用。

(5)针罐

在针刺后留针，并以此为中心拔上火罐即为针罐。本法疗效比单用针刺或拔罐为佳。

(6)定罐

定罐分为单罐和多罐。损伤部位较小或压痛局限，拔一个罐子，称为单罐。损伤部位较大，可以拔数个罐子，称为多罐。根据局部的形态，经络循行路线或沿神经干路径，可纵横并列拔罐，故称为排罐。

三、注意事项

(1)拔罐时，患者应处于舒适体位。拔罐动作要快、稳、准。拔罐点火时，要避免发生烫伤。火罐拔上后，若患者感到局部紧而痛或灼痛时，应立即取罐。检查是否烫伤或皮肤过敏。若系烫伤应更换部位，如属皮肤过敏应停止拔罐。

(2)选择适当的体位拔罐。毛发和骨骼凹凸部位、肌肉紧张、血管浅显处、皮肤有皱褶、凹凸不平，以及心搏动处、乳头等处不宜拔罐。

(3)拔罐后如出现头晕、恶心、面色苍白等，应立即取罐，让患者平卧，饮热茶或热开水，不久即可恢复。

(4)使用针罐时，不要将火罐撞压毫针，以免发生弯针或将针压入深处，造成组织损伤。

(5)用新罐时，应检查罐口是否光滑，有无裂缝，以免损伤皮肤。

(6)患有皮肤过敏、皮肤破损或感染、浮肿、出血性疾病者，以及孕妇下腹部和大血管分布的部位等，均不宜拔罐。

第五节 小夹板固定法

小夹板固定法广泛用于运动性损伤的治疗，特别是在骨折、脱位治疗中，常常用夹板或托板作外固定。

一、小夹板固定法

(1)续增包扎法：骨折复位后先用绷带由远端向近端裹缠1～2层作为内衬，保护皮肤，然后再安放小夹板。此时应首先放置对骨折起主要作用的两块夹板，用绷带缠两圈后再放置另外两块夹板。在小夹板外再用绷带包扎覆盖，此为外层绷带，能维持各层小夹板的位置。然后，由近侧到远侧捆扎横布带3～4条，每条横带绕肢体两周结扎。横带的作用是调节小夹板的松紧度，一般以结扎后能不费力地上下移动1厘米为宜。

(2)一次包扎法：骨折复位后内衬绷带，然后将几块小夹板一次安放于伤肢四周，外围用3～4根横带捆扎。使用本法，小夹板位置容易移动，应经常检查。

二、注意事项

(1)抬高患肢，以利肿胀消退，并密切观察肢体远端的皮肤颜色、温度、感觉以及手指或足趾的活动情况，脉搏强弱等。

(2)密切观察伤肢的血液循环情况，如有血液循环障碍和神经受压等症状，应及时处理。

(3)在压垫部出现疼痛常为压迫疮，应及时检查，及时处理。

(4)注意经常调整小夹板的松紧度，过松起不到固定作用，而过紧会影响血液循环，轻者皮肤出现溃疡，严重者肢端出现坏死。

(5)定期进行X线检查，了解骨折对位和愈合情况。

(6)指导患者进行功能锻炼及训练。

(7)开放性骨折伤口较大或软组织损伤严重者，暂不宜用夹板固定，可用铁丝托板或石膏托板保护伤肢。

第六节　封闭疗法

封闭疗法是局部药物注射疗法的简称，广泛用于运动性损伤的治疗。封闭疗法主要是通过低浓度的普鲁卡因溶液，阻断因创伤或炎症等所产生的恶性刺激由病灶传向中枢神经系统，又由于药液本身也是一种微弱而温和的良性刺激，故能调节神经系统，改善局部营养，恢复组织器官的功能。如果在药液中加入醋酸氢化可的松，能消炎及抗免疫反应，抑制纤维组织形成，促使粘连松解，局部注射后能抑制炎症反应，减轻炎症细胞浸润和防止或减轻水肿，改善症状。

一、适应症

(1)肌肉、肌腱、腱鞘、韧带、滑囊、滑膜、软骨、关节等慢性损伤。

(2)软组织内因手术或外伤所引起的疤痕粘连和局部疼痛。

(3)局部急性炎症(疖、痈、皮下急性蜂窝组织炎等)。

二、剂量和疗程

常用醋酸氢化可的松或强的松龙与1%～2%普鲁卡因的混合液局部注射。治疗腱鞘炎和滑囊炎时，一般用0.25～0.5mL的醋酸氢化可的松或强的松龙(1mL含25mg)和1%的普鲁卡因1～1.5mL。治疗肌肉拉伤时，用醋酸氢化可的松或强的松龙0.5～1mL和1%普鲁卡因3～4mL。5～7天注射一次。每处连续使用一般不超过3次。

三、注意事项

1. 严格遵守无菌操作原则，注射前应仔细摸清压痛点。消毒受伤部位皮肤及术者左拇指。然后，术者以左拇指按住压痛点，再连同皮肤向后或侧移，使针沿左拇指尖端相当于压痛点刺入。若属腱鞘炎则只刺入腱鞘，不要刺伤肌腱本身，在患者感到伤痛后再将药注入。

2. 注射前应做普鲁卡因皮肤过敏试验，阳性者忌用，可改用浓度减半的利多卡因。醋酸氢化可的松不可注射在神经组织内，以免神经变性。

3. 在肌腱、韧带、腱鞘和粘连的关节部位注药时，阻力较大，应将针筒与针头连接处衔接紧，避免药液由连接处喷出。

4. 遇有以下情况暂不宜注射：

(1)高血压病；(2)活动性结核病；(3)活动期溃疡病；(4)急性传染性疾病；(5)局部皮肤炎症、皮肤破损。

第七节　物理疗法

一、冷冻疗法

冷冻疗法是运用冷水或冰块等治疗运动性损伤和运动性疾病的方法。通过冷敷，使局部血管收缩，减轻充血，降低组织温度，抑制神经感觉，具有止血、退热、镇痛、预防或减轻肿胀的作用。广泛用于急性闭合性软组织损伤早期的治疗，如挫伤、关节韧带扭伤、肌肉拉伤等，伤后立即使用。

(1)冷敷法

将浸透冷水后的毛巾放于伤部，两分钟左右更换一次，或用冰袋(可将冰块装入热水袋或塑料袋内)做局部冷敷，每次约 20 分钟。在天气不冷的季节，可用冰块直接擦摩伤部，或将伤部浸泡于冷水中，但时间宜短。

(2)蒸发冷冻法

利用容易蒸发的物质接触体表，吸收热量而使局部温度迅速降低。常用的有氯乙烷、好得快等。应当指出，面部损伤不宜采用蒸发冷冻法。冷冻疗法结束后伤部应做加压包扎。

二、温热疗法

温热疗法是运用传导热、辐射热以刺激治疗运动性损伤的方法。通过热疗，能使局部血管扩张，改善血液和淋巴循环，增强组织新陈代谢，缓解肌肉痉挛，促进瘀血和渗出液的吸收，具有消肿、散瘀、解疼、止痛、减少粘连和促进损伤愈合的作用。广泛用于治疗急性闭合性软组织损伤的中期和后期以及慢性损伤。

常用的热敷法是将浸透热水的毛巾敷于伤部，热敷的温度以 47～48℃为宜，每次约 30 分钟，每日 3 次。也可以用热水袋热敷。除石蜡疗法和红外线疗法外，还有中医热敷熏洗和热熨法，简便易行，疗效显著(详见第五章第一节)。

第八节　石膏绷带固定法

石膏绷带固定法广泛用于骨折、脱位、肌腱或韧带断裂、半月板撕裂或手术后等，也用于某些开放性骨折或脊柱骨折。

一、主要作用

石膏绷带有三种：即有垫石膏绷带、无垫石膏绷带，石膏绷带的塑形。具有固定、矫正畸形、防止畸形和治疗某些疾病的作用。

二、注意事项

(1)先洗净皮肤，再上石膏绷带。石膏绷带内最好不再用其他绷带，以免石膏凝固时拉紧这些绷带，影响血液循环。

(2)将肢体的关节保持在功能位，再上石膏绷带，或根据需要将某个关节保持在一定的角度。

(3)根据病情，选择适宜的石膏绷带。如上管形石膏时，应先在骨的隆起部放置棉花或毡垫，然后上石膏绷带，再以石膏卷缠绕。

(4)注意石膏过敏，个别患者对石膏过敏，上石膏绷带，有时会发生接触性皮炎，应予以注意。

(5)预防、处理常见的石膏绷带合并症。

如石膏绷带压迫出现皮肤红肿、水泡及皮肤坏死，以及神经压迫损伤导致的腓骨小头部腓神经受压出现的麻痹等，应立即对症处理。

第九节　牵引疗法

牵引疗法是治疗骨伤科疾病的一种常用方法，具有复位、固定、解除肌肉痉挛与挛缩、减轻神经压迫和纠正关节畸形的作用。用于治疗某些骨折(如颈椎骨折与脱位、四肢不稳定性骨折、骨盆骨折等)、急性或慢性损伤引起的腰部或颈部疼痛、肌肉痉挛与挛缩引起的功能障碍或畸形等。

一、常用的牵引疗法

(1)手法牵引：可分为徒手牵引与悬吊牵引两种。徒手牵引适用于骨折伤筋复位；悬吊牵引是用带绳等进行牵引，以补手力牵引之不足，适用于腰部损伤等。

(2)持续牵引：常用的有皮肤牵引、骨牵引、布托牵引等，是通过滑车装置，用重量在肢体的远端施加持续牵引，以对抗患部肌肉的牵拉力，达到复位、防止骨再移位等目的。

二、适应症

1. 损伤病例

如长骨骨折、关节脱臼、颈椎骨折、骨盆骨折和骨折脱臼等。

2. 矫形病例

(1)纠正由于关节病变肌肉挛缩而引起的关节畸形，如髋、膝关节结核，引起的髋、膝关节屈曲畸形。

(2)纠正由于软组织挛缩而引起的关节畸形，如髂窝淋巴结炎引起的髂腰肌挛缩，髋关节屈曲畸形。

(3)固定急性化脓性关节炎患者的肢体。

三、注意事项

(1)皮肤牵引：重量不超过5kg，时间不宜过长，皮肤破损者不宜采用。皮肤牵引时间一般不超过4～6周。

(2)布托牵引：连续牵引的重量为2～3kg，一般不超过3周；间歇性牵引的重量可达5～10kg，每日1～2次，每次30分钟至1小时。坐位牵引时，重量一般为5～10kg。

(3)骨牵引：在骨骼所需的部位上穿入不锈钢针或钢钉，可系上较大的重量维持较长时间的牵引，但需要一定的技术设备条件。

第十节　手术疗法

手术治疗是运动性损伤的重要治法之一。大多数运动性损伤，通过保守治疗，能获得良好效果，但对于某些运动性损伤，为尽快恢复功能，或不影响运动训练和比赛，则需要及时手术治疗。

一、手术适应症

(1)复位有困难或整复不成功的不稳定性骨折。

(2)复位不良并影响关节功能的关节内骨折。

(3)骨折断端伴有软组织、重要神经和血管嵌顿，不能用手法解脱者。

(4)开放性创伤合并骨折、脱位，或合并神经、血管损伤。

(5)肌腱、韧带断裂，或关节囊、筋膜破裂等，不能用手法复位治疗者。

(6)某些慢性损伤，如狭窄性腱鞘炎、腱鞘囊肿、腰骶筋膜炎、臀上皮神经粘连，关节内游离体、半月板破裂、腰椎间盘脱出症等，采用保守疗法无效者。

二、常见运动性损伤的手术要求

(1)骨折切开复位与内固定术

手术应尽量少剥离软组织和骨膜，骨折对位对线必须良好，固定器材宜简单可靠，少年运动员骨关节手术，应避免损伤骨骺，术后要妥善外固定，早期进行功能锻炼。

(2)摘除术

关节内游离体、骨赘、腱鞘囊肿、半月板破裂、腰椎间盘突出症等，影响运动训练者，可采用手术摘除。术前须准确定位，术后即开始功能锻炼。

(3)肌腱缝合术

常用于肌肉、筋膜断裂和各部位的撕脱骨折，如腓肠肌撕裂、腰背筋膜裂隙、肱骨内上髁撕脱骨折等。若主要肌肉、肌腱断裂后，应及时手术治疗，以免影响功能或致残。

(4)韧带修补术

常用于肌腱、韧带和支持带的断裂，如跟腱断裂、肱三头肌断裂、膝关节内侧韧带断裂等。韧带断裂后，关节的稳定性遭到破坏，须及时进行修补缝合或作固定术，必要时作韧带再造术。韧带的修补与缝合必须牢固，术后适当外固定。

(5)软组织剥离松解术

常用于肌肉与筋膜、腱与腱围组织间发生粘连而严重影响运动功能者，以及间隔综合征等，如髌腱腱围炎、腰背肌肉筋膜炎、胫前间隔综合征等。通过施行软组织的剥离松解术，切除挛缩的瘢痕组织，术后早期功能锻炼，可收到良好效果。

(6)筋膜与腱鞘切开术

用于手、足部的创伤性腱鞘炎。某些病程较长、腱鞘增厚而交锁较重、经保守治疗无效者，则需手术治疗，如小腿筋膜间隔区综合征、桡骨茎突狭窄性腱鞘炎、手指屈肌腱鞘炎、继发性尺神经炎、腕管综合征、踝部腱鞘炎、跖管综合征、梨状肌综合征等。通过手术，即可恢复功能。

(7)整复术

用于骨折、脱位的各种手术整复和内固定。

(8)切除术

用于骨折、骨软骨骨折、副骨损伤、骨赘、软骨软化、软骨破裂等，如距骨后突骨折片切除，半月板切除等。

三、注意事项

(1)严格掌握手术适应症，制定切合实际的手术方案，力求简便易行，疗效良好。

(2)认真做好术前准备，严格无菌操作，保证手术顺利进行。肌腱缝合要对合良好，张力适当，缝合处平整。

(3)术后应严密观察，加强护理，防治感染。

(4)术后可适当配合中药、按摩、理疗等，早期进行功能锻炼，有利于功能恢复。

第六章 运动性损伤的治疗

第一节 肘关节脱位

肘关节脱位是临床上常见的脱位之一，多发生于青壮年。肘关节脱位按脱位的方向可分为前脱位、侧方脱位、后脱位三种，以肘关节后脱位多见。在运动性损伤中，肘关节脱位多见于体操、球类、摔跤、武术、田径和马术等运动项目。

一、病因病理

肘关节是由肱尺关节、肱桡关节和尺桡上关节组成的。它们共同包在一个关节囊内，主要完成屈伸活动，参与前臂的旋转活动。肘部具有显著的生理特征：即肘部的三点骨突标志，指肱骨内、外上髁及尺骨鹰嘴突三点，伸肘时这三点成一直线；屈肘时，这三点的连线构成一三角形，因此又称“肘三角”(图 6-1)。肘关节脱位多由传达暴力及杠杆作用所致。当跌倒时，肘关节伸直，前臂旋后位手掌着地，使肘关节过度后伸，以致鹰嘴尖端猛然撞击肱骨下端的鹰嘴窝，产生一种杠杆作用力，迫使肱骨 T 端冲破关节囊的前壁而向前移位，尺骨鹰嘴与桡骨头同时滑向后方，形成肘关节后脱位(图 6-2)。由于暴力作用方向不同，尺骨鹰嘴与桡骨头除向后移位外，有时还可向内侧或外侧移位，即侧方脱位。

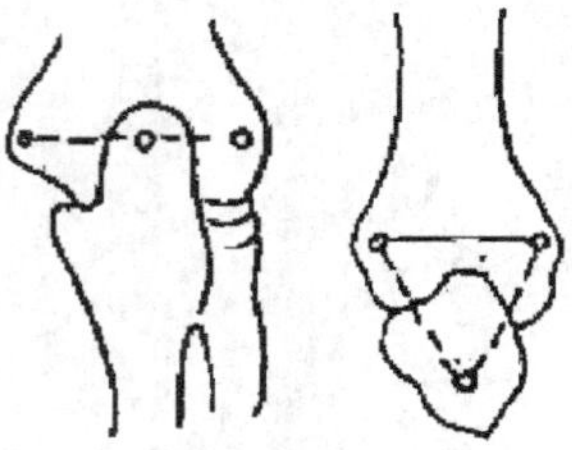

图 6-1 肘关节正常骨性标志

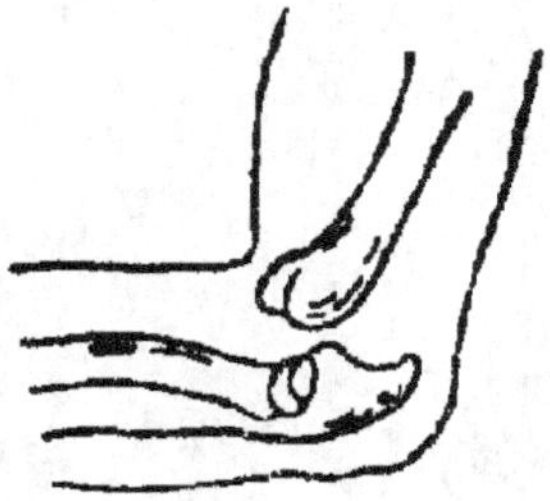

图 6-2 肘关节后脱位

二、临床表现

(1)肘关节疼痛、肿胀、功能障碍。

(2)靴状畸形：肘窝前饱满，可摸到肱骨下端，尺骨鹰嘴后突，肘后部空虚，呈靴状畸形。有时可触及冠突和肱骨内上髁的内片。肘关节呈弹性固定在45°左右的半屈位，肘后三点骨性标志的关系发生改变，前臂前面明显缩短(与健侧对比)，关节前后径增宽，左右径处改变不明显。若有侧方移位，还有肘内翻或肘外翻畸形。

(3)X线检查：可确定关节脱位的方向和程度，有无肘部骨折。

肘关节脱位有时可合并肱骨内上髁骨折，甚至并发血管、神经损伤，应予注意。

三、治疗

明确诊断后应争取早期复位。新鲜肘关节后脱位(脱位在24小时内者)，如能在伤后及时治疗，可不必麻醉，复位亦易成功。病史长(脱位超过24小时)或患部筋腱紧张者，可选用针刺麻醉、血肿内麻醉或臂丛麻醉。复位前对骨端的移位方向要进行详细了解。

(一)整复方法

1. 新鲜肘关节后脱位

(1)拔伸屈肘法：患者取坐位，助手立于患者背后，用双手握患者患肢上臂，术者站在患侧前面，用双手握住腕部，置前臂于旋后位，与助手相对拔伸，然后术者用一手握腕部继续保持牵引，另一手的拇指抵住肱骨下端(脉窝)向后推按，其余四指抵住鹰嘴(骱头)向前端提，并慢慢将肘关节屈曲，若听到入臼声，说明脱位已整复。或卧位，患肢上臂靠床边，术者一手按其下段，另一手握住患肢前臂顺势拔伸，若听到入臼声，说明复位成功，屈曲肘关节即可(图6-3)。

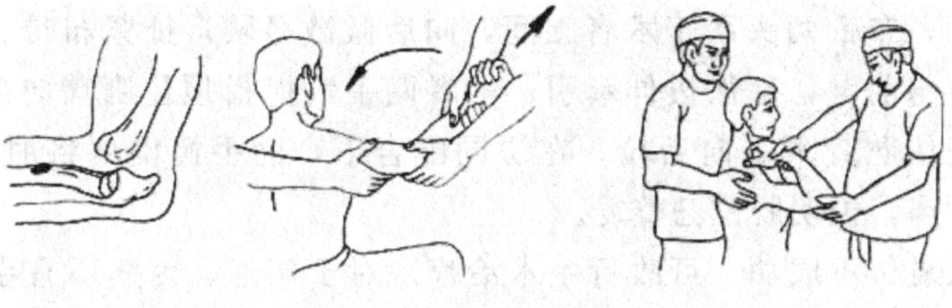

①、②坐位拔伸屈肘法

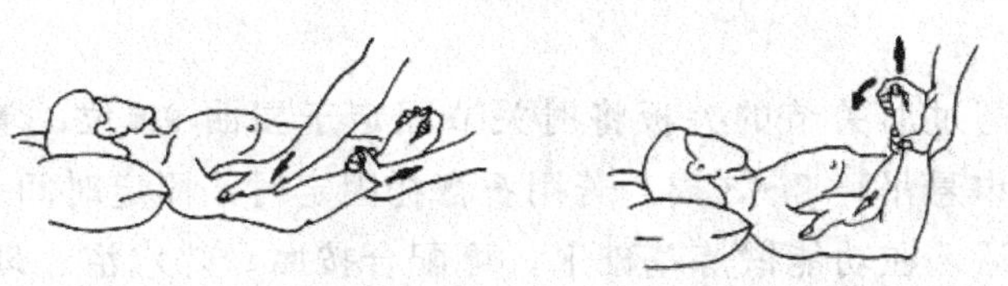

③、④卧位拔伸屈肘法

图6-3　拔伸屈肘法①～④

(2)膝顶拔伸法：患者取坐位，术者立于患侧前面，一手握其前臂，一手握住腕部，同时用脚踏于凳面上，以膝顶在患肢肘窝内，沿着臂纵轴方向用力拔伸，有入臼感后，逐渐屈肘，患肢手指可触及同侧肩部即为复位成功(图 6-4)。

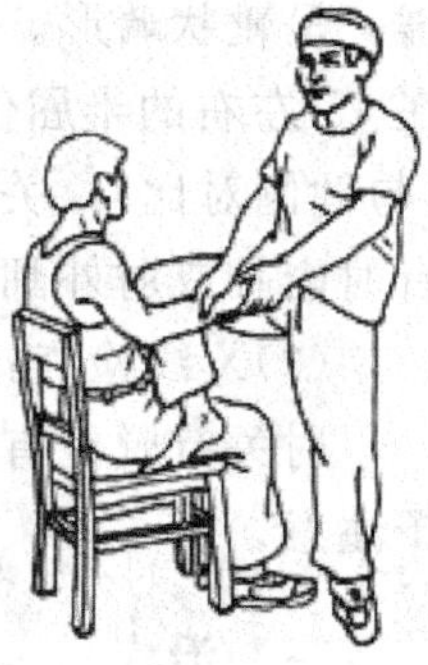

图 6-4 膝顶拔伸法

新鲜肘关节前脱位较少见，复位手法简单。患者取坐位或卧位，一助手固定患肢上臂，另一助手握住患肢腕部，顺势牵引前臂，术者用两手拇指由肘前顶住脱出的尺桡骨上端向下后推入，余指由肘后抵住肱骨下端向上向前端提，听到入臼声后，说明复位成功。肘关节前脱位常伴鹰嘴骨折，脱位整复后按鹰嘴骨折处理。

2. 陈旧性肘关节脱位

肘关节脱位超过 2～3 周者，即为陈旧性肘关节脱位。对于部分不合并骨折、血管神经损伤及损伤性骨化的单纯性陈旧性脱位，可试行手法复位。手法复位前，先牵引尺骨鹰嘴一周左右，配合推拿按摩，内服舒筋活血中药，并熏洗局部。通过综合疗法，逐渐松弛关节周围挛缩组织；然后在臂丛麻醉下，做肘关节屈伸、旋转及左右摇摆活动，力量由轻而重，范围由小到大，通过牵引舒筋与活动解凝这两步骤后，肘关节已相当松动，才可进行手法整复。

陈旧性肘关节脱位可采用拔伸屈肘法与膝顶拔伸法进行复位。若复位比较困难，可采用《伤科汇纂》引述的《陈氏秘传》整复法：先对患者进行药物熏洗、舒筋解凝后，令患者仰卧，术者立于患侧，用一条宽布带绕过患侧肱骨下端的前面，布带两头系于术者腰间，向后微微弓腰，扯紧布带。两助手分别握着上臂与前臂，徐徐拔伸牵引，术者两手大拇指顶住鹰嘴向前、向下推挤，余指把住肱骨下端向后拉，在协同配合下，助手慢慢地将肘关节屈曲，听到入臼响声，说明脱位已整复。

若手法复位不成功，可改行手术治疗。对于年老、因病不宜手术或肘关节功能要求不高不愿手术者，可作肘关节假性复位。

(二)固定

复位后用超过肘关节的夹板将肘关节固定于屈曲 90°位，掌心向内、向下，再用三角巾悬吊臂 2～3 周。若用石膏托固定时，固定时间一般不超过 2 周。解除固定后，在功能锻炼基础上，可配合按摩、热水浴、理疗和中药熏洗等治疗，以促进恢复。关节积血较多者，可无菌穿刺抽吸，预防关节粘连与损伤性骨化。

(三)中药治疗

初期：治宜活血化瘀，行气止痛，方用舒筋活血汤，水煎，温服，一日一剂，一日3次。外敷双柏散。

中期：治宜和营生新，续筋接骨，方用壮筋养血汤，水煎，温服，一日一剂，一日3次。外用舒筋活络药膏。

后期：治宜养气血、补肝肾、壮筋骨，方用壮筋养血汤等，水煎，温服，一日一剂，一日3次。外用上肢损伤洗方熏洗。

四、功能锻炼

固定期间，在医生的指导下，鼓励患者做肩部、腕及手指等关节活动。解除固定后，逐渐开始肘关节屈伸和旋转活动，以屈肘为主，伸肘功能由前臂下垂的重力及提物而逐步恢复，防止关节僵硬。早、中期应避免进行悬吊动作(如单杠)或使前臂外展的动作(如体操的后手翻)。后期，肘关节功能受限者，可配合按摩，但切忌用暴力强行牵拉，避免用粗暴强行扳拉的被动活动，预防损伤性骨化性肌炎和关节炎的发生。伤后3个月才可参加专项运动训练。

五、预防

(1)充分做好训练和运动前的准备活动，合理安排运动量。正确掌握动作要领，训练复杂动作时要循序渐进，由易到难。

(2)加强肘部肌肉力量练习，增强肘关节的稳定性。加强运动医务监督。保持运动场地和运动器械的完好。

(3)对体操、球类、摔跤、武术、田径、骑马等运动项目，要注意加强运动保护，防止运动中意外跌倒，跌倒时尽量不要用手撑地。

第二节　肩关节脱位

肩关节脱位，又称盂肱关节脱位，是临床常见的关节脱位之一。在全身大关节脱位中，其发生率仅次于肘关节脱位。在运动性损伤中，肩关节脱位多见于篮球、排球、足球、手球和体操等运动项目。

肩关节脱位好发于20～50岁的男性。初次脱位后如处理不当可导致习惯性脱位。根据脱位的时间和复发次数，可分为新鲜、陈旧和习惯性三种；根据脱位后肱骨头的位置又可分为前脱位和后脱位两种，前脱位还分为喙突下、盂下、锁骨下三种。以肩关节前脱位比较多见，其中以喙突下脱位最多见，后脱位极少见。

一、病因病理

肩关节脱位的病因分为直接暴力和间接暴力。间接暴力可分为传达暴力与杠杆作用力两种。临床多见于间接暴力所致肩关节脱位，受直接暴力的打击或冲撞导致肩关节发生脱位者，很少见。

(1)当上肢处在外展外旋位跌倒时，手掌着地，暴力由掌面沿肱骨纵轴向上传达到肱骨头，使肱骨头可能冲破关节囊的下壁或前壁而形成盂下脱位或喙突下脱位，但多数盂下脱位，由于受肌肉的牵拉可使脱位的肱骨头滑至喙突下，所以，临床所见的肩关节脱位，以喙突下脱位最多见。

(2)由于杠杆作用力的原理，当上肢过度高举、外旋、外展向下跌倒时，肱骨颈受到肩峰冲击，成为杠杆支点，使肱骨头向前下部滑脱，先呈盂下脱位，后可滑至肩前成喙突下脱位。前脱位又因肱骨头所在的位置不同，分为喙突下脱位和锁骨下脱位。

(3)肩关节脱位的主要病理变化是关节囊撕裂及肱骨头移位，由于肩关节的损伤，导致出血，在关节腔内、外形成血肿。如果脱位后能够及时复位，常可减少出血，损伤的组织可以尽快地被修复。倘若迟迟未能复位，不但出血多，而且血肿逐渐机化，关节周围组织广泛粘连，而形成陈旧性脱位。

复位后，若处理不当，损伤组织未能很好修复，可发展为习惯性脱位。有时脱位可合并腋神经和血管损伤，引起三角肌麻痹和局部皮肤知觉减退或消失等。一般多在数周或数月内恢复。

二、临床表现

(1)有明显的外伤史或有习惯性肩关节脱位史，稍受外力作用即复发。

(2)肩部剧痛、肿胀和功能障碍，正常膨隆外形消失，肩峰下部空虚形成方肩畸形，肩关节处于外展20°～30°位置。若合并有肱骨大结节撕脱骨折者，局部肿胀明显，可有瘀斑及骨擦音，在患侧腋下或喙突下，或锁骨下可触及脱位的肱骨头，患者常用健手扶托患肢前臂。患侧手不能触到健侧的肩部，肘不能贴近胸壁，即“杜格氏症”(Dugas)阳性。

(3)直尺试验阳性：用普通直尺，沿上臂长轴放置。尺的下端放于肱骨外上髁，另一端向上过肩。正常时由于肩部呈圆形，直尺向外倾斜，接触不到肩峰。肩关节脱位时，由于肱骨头移位，形成方肩畸形，直尺上部能与肩峰接触，即为直尺试验阳性(图6-5)。

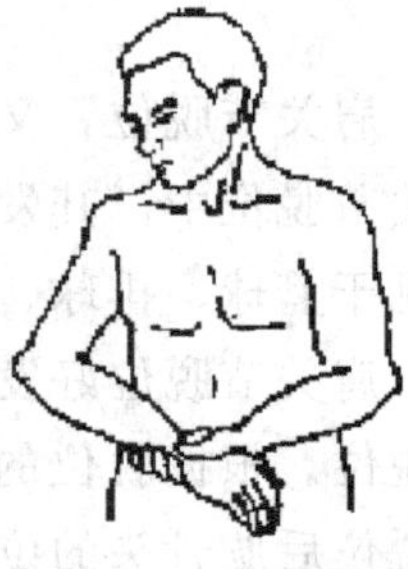

图6-5　肩关节前脱位的姿势及方肩畸形

(4)X 线检查：X 线摄片或透视检查，可确诊脱位的程度和方向，以及进一步了解肱骨头移位的方向与位置，是否合并骨折等。

此外，在诊查时还应注意患肢有无血管、神经的损伤。有少数患者肩部感觉障碍，三角肌力量减弱或麻痹。

三、治疗

(一)整复方法

明确诊断后应及早复位。对新鲜肩关节脱位，如能在伤后及时进行复位，可不必麻醉，往往多能获得成功。若脱位超过 24 小时者，可选用针刺麻醉、血肿内麻醉、中药麻醉、全身麻醉或中药热敷，配合轻柔手法按摩，以松解肌肉紧张。一般多用 2%普鲁卡因 10mL 做关节内局部麻醉，或行颈丛加臂丛麻醉以便于复位，特别是肌肉发达者。常用的整复方法有以下几种：

1. 拔伸足蹬法

又称希波格拉地氏法。患者取仰卧位，用拳头大的软布垫于患侧腋下，以保护软组织。术者立于患者的患侧，用两手握住患肢腕部，同时用一足底抵于患侧腋下(右侧脱位，术者用右足；左侧脱位，术者用左足)，一腿伸直站地，然后双手牵引患肢，利用置于患侧腋下的足底，逐渐增加牵引力量，并逐步内收、内旋，将肱骨头挤入关节盂内，当有肱骨头回纳感觉时，即复位成功(图 6-6)。复位时常可感到有一弹跳感，复位后患者肩部疼痛减轻，肩部恢复饱满外形。

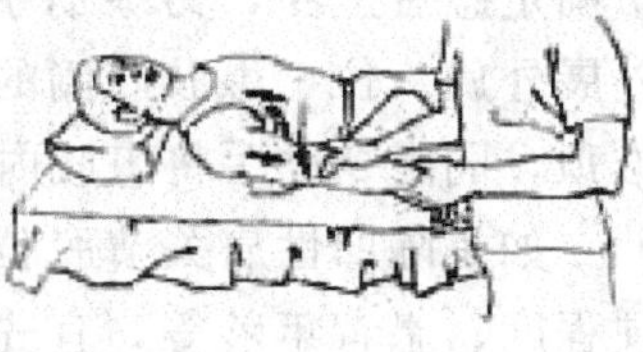

图 6-6 拔伸足蹬法

2. 拔伸托入法

患者取坐位，术者站于患肩外侧，用两手拇指压其肩峰，其余四指插入腋窝(亦可左侧脱位时，术者右手握拳穿过腋下部，用手腕提托肱骨头；右侧脱位，术者用左手腕提托)。第一助手立于患者健侧肩后用双手斜形环抱固定患者。第二助手一手握患侧肘部，一手握腕上部，外展外旋患肢，由轻而重地向前下方做拔伸牵引。在两助手做上下对抗牵引下，术者用两拇指按压患肩肩峰，余指从腋下用力将脱位的肱骨头向外上方提托，此时牵引患肢的助手应将患肢做内收内旋，当听到脱位的肱骨头回纳至关节盂的回复声时，复位已示成功(图 6-7)。

3. 膝顶推拉法

以左侧肩关节脱位为例。患者坐长凳上，术者与患者同一方向立于患侧。术者右足踏在患者坐凳上，使患肢外展 80°～90°，并以拦腰状绕过术者身后，术者用左手握住患者的手腕部，紧贴在左胯上，右手推患者肩峰，右膝屈曲小于90°，膝部用力顶住患者的腋窝，用右手推，左手拉的同时，徐缓用力向左转体，然后右膝抵住肱骨头部向上用力一顶，即可使肱骨头复位(图6-8)。畸形消失，肩部变丰满，直尺试验变为阴性。经X线检查，确认已复位。

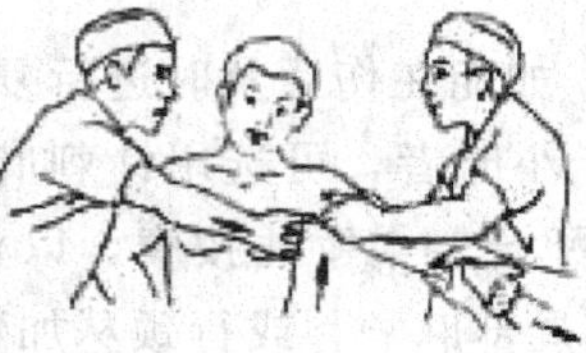

图6-7　拔伸托入法

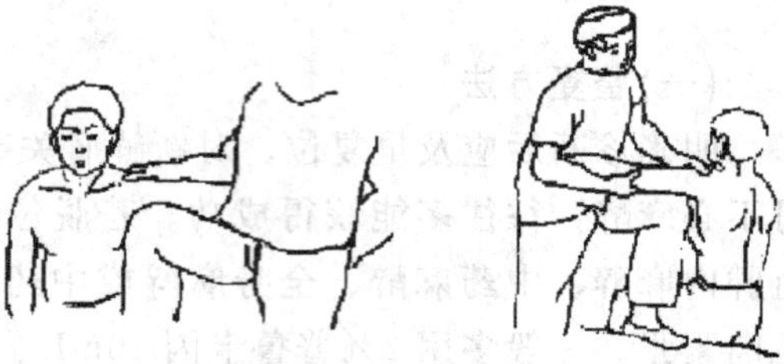

图6-8　膝顶推拉法

4. 拔伸推顶法

患者取仰卧位，一助手位于患者健侧肩外上方，并用一布单绕过患肩腋下固定患者上身，另一助手握患者患肢肘、腕部做对抗牵引，并将患肢慢慢外展外旋。位于患肢内侧的术者，用两手拇指用力将脱位的肱骨头向外上方推顶，同时令助手将患肢内收内旋，即可达到复位。

如是陈旧性肩关节脱位，考虑到复位比较困难，以及肌肉挛缩、关节僵硬程度、患者年龄等，宜先按摩，尽可能使僵硬的关节被动活动，范围逐渐增大，以松解关节。操作要耐心细致，用力要持续稳健。

5. 旋转复位法

患者取坐位或仰卧位，术者一手握住患者腕部，另一手握住肘部，首先让患肢屈肘90°沿上臂畸形方向做牵引。沿肱骨长轴持续牵引并将上臂外展、外旋，持续牵引在肩外旋位上内收上臂，使肘关节贴近胸壁并横过胸前，内旋上臂使患肢手掌搭于对侧肩上。

复位后检查要点如下：

(1)手法复位后，宜使患肢屈肘90°，试以手掌搭于对侧健肩，观察肘部能否与胸壁接触。

(2)嘱患者正坐，观察双肩是否对称，患肩畸形是否消失，肩部外形是否丰满圆隆。

(3)患侧腋窝下、喙突下、锁骨下是否已摸不到突出的肱骨头。

(4)肩关节能否做被动活动。

(5)X线示肩关节是否复位。合并肱骨大结节撕脱骨折者，随着肩关节的整复，往往骨折片亦得以复位，一般不必另行处理。

复位标准：

(1)方肩消失，肩部恢复饱满状态，触诊可及肱骨头在关节盂内。

(2)“杜格氏症”(Dugas)阴性。

(3)X线检查肩关节恢复正常结构。

(二)固定方法

1. 绷带包扎固定法

三角巾悬吊法：经检查确认已复位者，即可固定。固定时应在患侧腋窝处放一大棉垫，用胶布和绷带固定，将患肢上臂内收，屈肘60°～80°，前臂依附胸前，先用绷带将上臂固定于胸壁，再用三角巾(或绷带)将患肢前臂悬吊于胸前即可。固定时间2～8周。

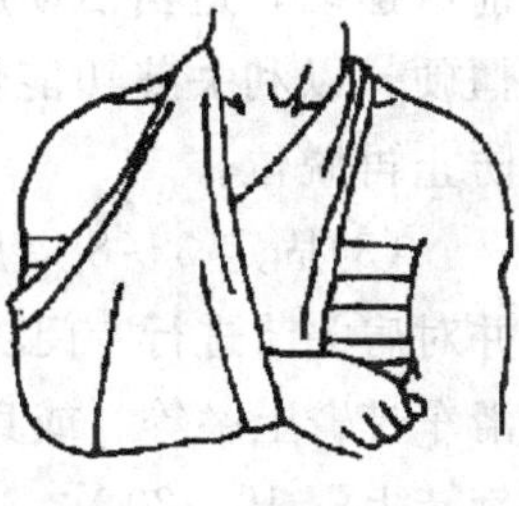

图6-9 肩关节脱位整复后固定

肩关节脱位并发肱骨大结节撕脱骨折，整复后骨折对位良好，将上臂置于胸侧壁，用绷带包扎，然后屈肘90°，用三角巾悬吊于胸前(图6-9)，4～6周后解除固定。

2. 外展支架固定法：此法适用于合并腋神经损伤，冈上肌肌腱断裂，肱骨大结节撕脱骨折需在外展位才能保持对位者。应用支架将肩关节固定在外展90°、前屈30° 4～8周。

(三)中药治疗

早期：伤后1～2周内，治宜活血化瘀、消肿止痛，方用桃红四物汤，水煎，温服，一日一剂，一日3次。外用散肿止痛膏。

中期：伤后2～3周，肿痛减轻后，治宜和营生新、续筋接骨，方用壮筋养血汤，水煎，温服，一日一剂，一日3次。外用接骨续筋药膏等。

后期：受伤3周以后，亦即解除固定之后，治宜补益气血、滋补肝肾、强筋壮骨，方用补肾壮筋汤，水煎，温服，一日一剂，一日3次。外用海桐皮汤熏洗。

习惯性脱位应内服滋补肝肾、强筋壮骨药物，如补肾壮筋汤等。

(四)推拿按摩

在固定期间，除合并肱骨大结节骨折及冈上肌肌腱断裂者外，一般可在3～5天松解一次，在伤肩及手臂部擦舒活酒作按摩。可用表面抚摩、揉、捏等手法，然后托住前臂及肘部，轻柔地向各方活动肩关节，活动幅度以有疼痛感为度。随着时间的推移，逐步加大活动范围，防止肩关节粘连。前两周手法宜轻，以后逐步加重。解除固定后，用中药熏洗、理疗及按摩治疗，可促进恢复。

四、功能锻炼

(1)固定1周内：应经常密切观察患肩外形是否保持正常膨隆外形。鼓励患者活动手指和腕，做握拳活动，一日3次，一次30～50下。

(2)固定1周后：可先解除上臂固定在胸壁的绷带，并开始练习肩关节的前后摆动，适当活动肘关节，并耸肩，一日3次，一次20～30下。可防关节僵硬，以利关节功能恢复。在复位后3周内，切忌患肢做外展抬举动作，可防止再脱位。

(3)固定3～8周后：完全解除固定后，逐步加强耸肩、屈伸肘关节活动，并对肩关节进行专门功能锻炼，如上臂爬墙外展、爬墙上举、屈上体垂臂旋转、滑车带臂上举等。或身体前躬，两臂同时前后摆动20～30次，屈肘90°内、外旋转上臂10～20次，手臂左右摆动20～30次，并做肩关节前屈、上举、环转等活动，一日锻炼2～3次，使关节功能尽早恢复。但应避免强力被动牵拉，防止再度损伤。并配合推拿按摩、针灸、理疗，防止肩关节软组织粘连与挛缩。

五、预防

(1)充分做好准备活动，正确掌握动作要领，训练复杂动作时要循序渐进，由易到难。加强运动医务监督，保持运动场地和运动器械的完好。

(2)加强肩部肌肉力量练习，增强肩关节的稳定性。

(3)注意加强运动保护，不要在疲劳的情况下训练或比赛，专项训练不要过于集中。防止意外跌倒，在跌倒时尽量不要用手撑地。有习惯性肩关节脱位史的，更应该注意。

第三节　冈上肌腱炎

冈上肌腱炎临床上较常见。在运动性损伤中，冈上肌腱炎多见于体操、举重、排球、标枪和手榴弹等运动项目。

一、病因病理

当肩外展90°时，肩峰下滑囊完全缩进肩峰下面，冈上肌腱很容易受到摩擦，日久成慢性炎症改变，形成劳损。少数患者的冈上肌腱渐趋粗糙，甚至钙化，或有冈上肌腱部分断裂。往往因肩部急性损伤，特别是中年以上的患者，加重冈上肌腱的退变。冈上肌退行性变更易劳损，呈慢性炎症改变，即冈上肌腱炎。临床上比较多见。

二、临床表现

(1)大多数冈上肌腱炎发病缓，病程长，肩部疼痛，用力外展时则疼痛加重。动作稍快时，肩部肌筋咿呀作响。当自动外展至60°左右时，因疼痛不能继续外展及上举，但可被动外展及上举，可与肩关节周围炎鉴别。压痛点在肱骨大结节部或肩后冈上部。

(2)“疼痛弧”：患肩自动外展未到60°时，疼痛较轻或不痛，被动外展至60°～120°范围内时，疼痛较重，当上举超过120°时，疼痛又明显减轻，此后又可自动继续上举。医学上将肩被动外展60°～120°范围内疼痛明显加重这一特征，称为“疼痛弧”(图6-10)。

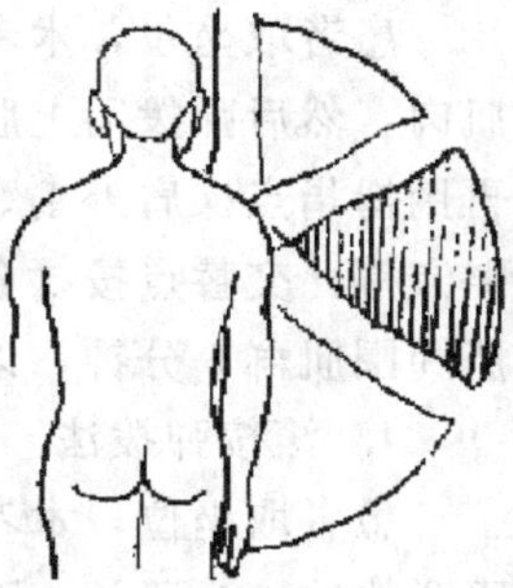

图6-10　冈上肌腱病变引起的肩外展疼痛弧

(3)X线检查：冈上肌腱钙化时，X线片可见局部有钙化影。

鉴别诊断：冈上肌腱炎应与肩峰下滑囊炎、肱二头肌长头腱鞘炎相鉴别。肩峰下滑囊炎主要症状是肩峰下疼痛、压痛，并可放射至三角肌，严重者有微肿。病程久时可引起局部肌肉萎缩，肩关节不能做外展、外旋等动作。肱二头肌长头腱鞘炎起病缓慢，逐渐加重，疼痛、压痛以肱骨结节间沟为主，肱二头肌抗阻力屈肘时疼痛加重，久则亦有功能障碍及肌肉萎缩。冈上肌腱断裂时，会出现典型肩外展肌力消失，无力外展上臂，如果帮助患肢外展至60°以上后，就能自动抬举上臂。

三、治疗

(一)推拿按摩

急性期手法宜轻，慢性期手法宜重。施行手法时，应以肩部、冈上部为重点。

1. 轻揉点按法

患者取坐位，术者立于患侧。术者首先拿捏肩部、冈上部、上臂部，自上而下，疏松筋络。然后自上而下轻揉、按摩以舒筋活血。再拨动并点按冈上及肩部筋络，以理顺粗糙、肿胀或扭转的筋络。然后，术者左手扶住肩部，右手托住肘部，将肩部摇转并尽量外展，先向前摆4～5周，再向后摇4～5周，在摇转过程中，尽量将患肩外展90°～120°(轻度上举)。

2. 推擦弹拨法

患者取坐位，术者立于患侧。术者用手掌小鱼际肌沿肩胛冈上外缘向颈部推、擦致热。然后找出冈上肌明显压痛点，用拇指由轻到重按压 3 分钟，放松时患者自觉舒畅。用拇指先轻弹拨冈上肌、冈下肌，后放松整个肩部肌群及肩三角肌。被动运动肩关节，先在小于 60°内进行肩关节各个方向运动，以后慢慢旋转肩关节，渐渐臂外展 30°～100°。患者疼痛减轻或消失，可以结束治疗。

3. 拿揉点按法

患者取坐位，术者立于患侧。术者多指拿揉以冈上肌为中心周围的肩部肌肉，然后弹拨冈上肌、冈下肌、提肩脚肌、菱形肌、肩脚冈上下肌群一次。再用拇指点揉肩外俞、肩中俞、风门、大柱、巨骨、肩井、天宗、云门、肩髎穴等，交替点按揉各 3 分钟。患者取俯卧位，术者以叠掌或拇指揉搓冈上肌周围肌群 5 分钟，以皮肤微微发红为度。

4. 滚按弹拨法

患者取坐位，术者立于患侧。术者在肩前部及三角肌处运用滚法 3 分钟，再弹拨肱二头肌长头腱 3～5 次。然后，嘱患者自主屈曲患肢肘关节，术者按其腕上部对抗牵引，将患肘拉直 1～3 下。并且嘱患者活动肩关节，术者托扶患肢，令患肢外展上举至最大限度，当不能再上举时，术者猛向上一弹立即落下，以松解肩关节粘连。

(二)针灸治疗

常用穴为阿是穴、肩髃、肩髎、膈俞、肩内陵、天宗、曲池等，备用穴为臂臑、病侧的外关、阳陵泉穴。用泻法，提插捻转，以肩臂酸麻胀为度，留针 20 分钟。也可用艾条灸，以局部皮肤红润为度。一日或隔日一次，7～10 日为一疗程。或用梅花针叩打患处后再拔火罐，3～4 天一次。

(三)中药治疗

急性期：治宜舒筋活血、清热止痛，方用舒筋活血汤，水煎，温服，一日一剂，一日 3 次。肿痛较重时，外敷消瘀止痛膏。

慢性期：治宜补肾壮筋，益气养血，活络止痛，方用补筋丸，一次一丸，一日 2 次。局部疼痛畏寒者，可服小活络丸。体弱血虚者可用当归鸡血藤汤，水煎，温服，一日一剂，一日 3 次。外贴伤湿止痛膏，亦可用熏洗或腾药热熨患处。

(四)封闭疗法

采用醋酸氢化可的松 12.5mg 和 1～2%普鲁卡因溶液 2mL 的混和液，作局部痛点封闭治疗。一周注射一次，每三次为一疗程。亦可用当归注射液 2mL 做痛点注射。

四、固定和功能锻炼

急性期肿痛难忍者，应使患肢做短期制动，可用三角巾将患肢屈肘悬吊于胸前。肿痛缓解后，可逐步进行肩外展、前屈、外旋、上举等活动，以舒筋活络，使肩臂功能逐步恢复。

五、预防

(1)合理安排运动量，训练前做好充分的准备活动，正确掌握动作要领。

(2)加强肩部肌肉力量练习，增强肩关节的稳定性。防止意外跌倒，在跌倒时尽量不要用手撑地。

第四节　肩峰下滑囊炎

肩峰下滑囊炎，又称三角肌下滑囊炎。在运动性损伤中，肩峰下滑囊炎多见于排球、体操、水球、游泳、投掷、划船、举重和射箭等运动项目。

一、病因病理

滑囊具有使肱骨上端在肩峰下活动时减轻摩擦的功能。运动中多次轻度损伤和反复的摩擦是导致肩峰下滑囊炎的主要原因，如仰泳运动员过多后伸转肩触臂；排球运动员在训练和比赛中频繁地挥臂重扣球；划船运动员在划船运动中插桨入水太深，肩部连续反复用力，使滑囊在肱骨上端与肩峰之间经常受到摩擦或嵌夹等损伤，发生疼痛和上臂功能障碍。

二、临床表现

(1)无明显的外伤史。常有肩部活动过多，负担过重的历史。

(2)主要表现为肩峰下疼痛，肩峰外下及前下有压痛，并可放射至三角肌。当上肢外展、后伸时疼痛加重。病情严重者，因滑囊积液而肿胀，患肩较健侧膨隆。滑囊有粘连，上肢外展至 70°～90°时，被动旋转有摩擦响声。病程长时，可引起局部肌肉萎缩，肩关节不能做外展、外旋等动作。

(3)X线检查：骨质及其他组织结构无特殊所见。有时可见滑囊钙化阴影。

三、治疗

(一)推拿按摩

急性期：

拿捏揉摩法：患者取坐位，术者立于患侧。以轻手法为主，擦舒活酒。

施行手法时，做表面抚摩、揉、捏等，隔日 1 次。首先拿捏冈上部、肩部、上臂部，自上而下，疏松筋络；然后以冈上及肩部为重点，自上而下地揉摩，以舒筋活血；再拨动并点按冈上及肩部筋络，理顺粗糙、肿胀或扭转的筋络；最后术者左手扶住肩部，右手托住肘部，将肩部摇转并尽量外展，先向前摆 4～5 周，再向后摇 4～5 周，在摇转过程中，将患肩轻度上举，尽量外展 90°～120°。

慢性期：

揉捏摇晃法：患者取坐位，术者立于患侧。术者手法宜稍重，可做表面抚摩、揉、揉捏、搓、摇晃等手法，按摩强度可逐渐加重，并配合指针，取肩三对、肩髃、肩宗、曲池、手三里、合谷等穴。

(二)中药治疗

急性期：治宜舒筋活血、清热止痛，方用舒筋活血汤，水煎，温服，一日一剂，一日 3 次。急性期肿痛较重时，外敷消瘀止痛膏。

慢性期：治宜补肾壮筋，益气养血，活络止痛，方用补筋丸，一次一丸，一日 2 次。体弱血虚者可用当归鸡血藤汤，水煎，温服，一日一剂，一日 3 次。

外用消结散，水醋各半调匀敷患部。或用软坚药水浸纱布或棉垫，湿敷患部，以红外线照射，每日 1 次，每次 20～30 分钟。

后期外贴伤湿止痛膏，亦可用熏洗或腾药热熨患处。

(三)针灸治疗

常用穴为阿是穴、肩髃、肩髎、膈俞、肩内陵、天宗、曲池等，备用穴为臂臑、病侧的外关、阳陵泉穴。用泻法，提插捻转，以肩臂酸麻胀为度，留针 20 分钟。也可用艾条灸以局部皮肤红润为度。一日或隔日一次，7～10 日为一疗程。

(四)封闭治疗

急性和慢性期皆可用封闭疗法。用醋酸氢化可的松 12.5mg 和 1%～2% 普鲁卡因溶液 2mL 的混和液，滑囊内注射，在肩峰下压痛点处水平进针，先在压痛点注射 1～2mL，再向深部进针注入滑囊内。每 5～7 天 1 次，可注射 3～5 次。

四、功能锻炼

急性期：肿痛难忍者可用三角巾悬吊，作短期制动。做耸肩和肩关节的前屈、后伸、小弧度外展动作，防止肩关节粘连。

慢性期：肿痛缓解后进行功能锻炼，除继续做以上动作外，还应做肩部上举、环绕、拉力器扩胸、拉橡皮筋后划臂等练习。

五、预防

(1)充分做好准备活动，正确掌握动作要领，训练复杂动作时要循序渐进，由易到难。

(2)加强肩部肌肉力量练习。专项训练要合理安排运动量。

(3)注意加强运动保护，不要在疲劳的情况下训练或比赛。训练后运动员相互按摩和热水浴。

第五节　肩袖损伤

肩袖损伤又称肩撞击综合征，是指肩袖肌腱或合并肩峰下滑囊的损伤性炎症病变。在运动性损伤中，肩袖损伤多见于体操、排球、乒乓球、投掷、游泳、划船和举重等运动项目。

一、病因病理

(1)肩袖位于肩弧与肱骨上端之间狭窄的间隙中，由于解剖位置特殊，容易受到摩擦、挤压、牵拉等，发生创伤性炎症，如体操运动中的单杠、吊环和高低杠的转肩动作，投掷标枪和垒球的出手动作，举重抓举时肩的突然背伸，蝶泳时的转肩划水，排球扣杀和发大力球动作，乒乓球的扣杀和提拉动作等，都是引起肩袖损伤的重要病因。

(2)肩袖损伤也与肩部准备活动不够，动作要领掌握不好，或专项训练过于集中在肩部等密切相关。特别是在疲劳的情况下训练，更易导致肩袖受伤。

肩袖肌腱特别是冈上肌肌腱不断地与肩峰发生摩擦及挤压，当外展至60°～120°时，这种摩擦与挤压最为严重，而外展超过120°以后，因肩胛随之发生回旋，使冈上肌肌腱与肩峰间的距离增大，这种摩擦和挤压现象随之缓解或消失。

(3)肩袖损伤的病理变化主要表现为冈上肌肌腱纤维的玻璃样变性、断裂或部分断裂，有时肌腱纤维中可出现钙化和骨化，在裂隙中充满坏死组织或瘢痕组织，小血管周围有圆细胞浸润，呈慢性炎症。可分为急性损伤、亚急性损伤、慢性损伤。肌腱长期磨损可导致变性。在肌腱发生变性的基础上再受到外力作用，可发生肌腱断裂。

下图6-11中，(a)、(b)上臂悬于身侧时或外展超过120°，冈上肌未受肩峰挤压；(c)上臂外展60°～120°，冈上肌受肩峰挤压明显。

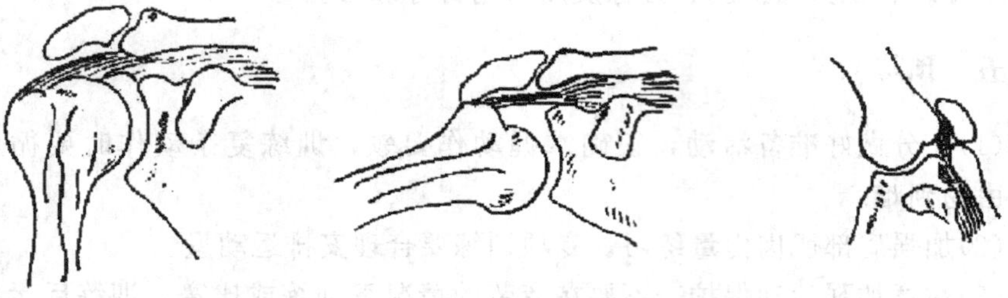

图 6-11　冈上肌损伤范围

二、临床表现

(1)多数患者有外伤史。发病较缓，病程较长。

(2)主要症状是肩痛、肿胀，伴有肩关节功能障碍、肌肉痉挛和肌肉萎缩。肩痛可在一次急性损伤或肩部过度训练之后发生。疼痛多在肩外侧，部分病例疼痛向三角肌止点或颈部放射，不少患者肩痛夜间加重。

(3)肩关节活动受限，出现“疼痛弧”。

撞击试验和撞击注射试验：肱骨大结节与肩峰撞击出现疼痛，为撞击试验阳性。撞击注射试验使肩部疼痛暂时性完全消失，则撞击症可以确立。

(4)X线检查：一般在早期没有明显的病理征象，晚期病例有时可见肱骨大结节骨质硬化、囊性变或肌腱钙化等改变。

(5)磁共振成像检查(MRI)：是目前临床上常用的诊断肩袖损伤的方法，其完全无创、软组织分辨力高，而且能多平面成像，能够更为直观地观察肩袖肌腱及其伤情。

三、治疗

(一)固定

损伤时疼痛剧烈，应将上臂外展30°固定，减少上臂活动，防止损伤加重，减轻疼痛。限制肩部活动，凡是肩部活动时疼痛，肩峰下有压痛者，应调整运动量，以减轻肩部负担。如果肩部症状较重，并有肿胀，应当停止肩部训练，用三角巾悬吊伤肢于胸前约1周。

(二)推拿按摩

1. 揉滚拿揉法

患者取坐位，术者立于患侧。在开始进行推拿按摩时，常用手法为表面抚摩、揉、揉捏、搓等。术者用双手拿揉肩背部肌肉(图 6-12)。术者用双手相对揉患者的肩关节前后侧(图 6-13)。在肩部做揉、滚、推等手法时，手法力量先可大一些，然后逐渐减轻，使患者有舒适感。待症状好转后，逐步增加按摩强度，并加做抖动、摇晃等手法。

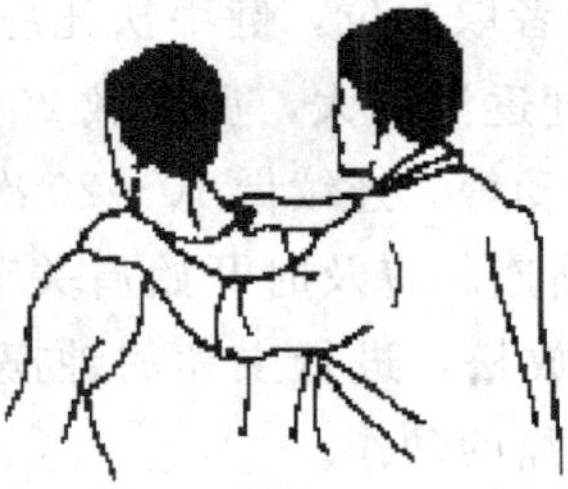

图 6-12　拿揉肩背部肌肉

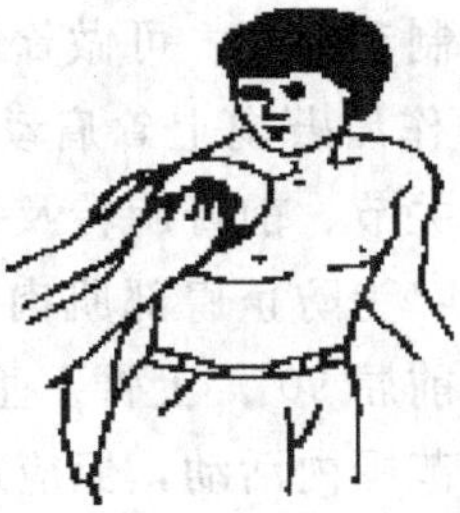

图 6-13　双掌相对揉肩关节

2. 点按经穴法

患者取坐位，术者立于患侧。术者用一手拇指先沿肩井、肩髃、曲池、手三里、外关、中渚、合谷穴进行点按，以疏通经络、活血止痛。每日或隔日按摩一次。若有肩关节活动受限者，可用肩关节运拉法。

(三)中药治疗

急性期：治宜活血化瘀、消肿止痛，方用活血止痛汤，水煎，温服，一日一剂，一日 3 次。

慢性期：治宜舒筋活血，方用舒筋活血汤，水煎，温服，一日一剂，一日 3 次。外用软坚药水湿敷患部，红外线照射，每日 1 次，每次 20 分钟。照射后，外贴消炎止痛膏。

恢复期：治宜养血和络、温经止痛，方用补肾壮筋汤，水煎，温服，一日一剂，一日 3 次。

(四)针灸治疗

常用穴为阿是穴、肩髃、臑俞、肩内陵、天宗、曲池等，备用穴为臂臑、病侧的外关、阳陵泉穴。用泻法，提插捻转，以肩臂酸麻胀为度，留针 20 分钟。也可用艾条灸，以局部皮肤红润为度。每日或隔日一次，7～10 日为一疗程。

(五)封闭疗法

对于病程长、痛点集中的患者，可配合封闭疗法，有较好的消炎止痛作用。用醋酸氢化可的松 12.5mg 和 1%～2%普鲁卡因溶液 2mL 的混和液，做痛点注射，5～7 日 1 次，3～5 次为一疗程。

(六)其他方法

蜡疗：用石蜡制成与肩部大小相适应的蜡饼，贴敷在患部，再用棉垫包裹保温，每日 1 次，10～20 次为一疗程。

四、功能锻炼

在肩关节制动期间，可做耸肩活动。即患者取立位，健手扶托患臂肘后，然后患者主动作肩臂向上耸肩动作，动作幅度逐渐加大，反复做 20～30 次。还可做屈伸肘关节、前臂旋转及手部屈、伸活动等，连续做 10～20 次。

急性损伤：为防止肩部肌肉萎缩和关节粘连。应及时开始肩关节的功能锻炼，如身体前屈 90°，上臂下垂，肩部肌肉放松，进行主动的钟摆样动作，肩关节可在大范围内活动，但应避免做引起疼痛的动作。

慢性损伤：除进行以上练习外，同时应加强三角肌力量练习，方法是肩外展 90°位负重静力练习。

亚急性损伤：可以从事一般身体练习，但应暂停专项转肩动作练习，改为肩部肌肉小力量练习，以不引起明显疼痛为准。如用哑铃练习肩部肌群的活动，以改善血液循环，增加肌力，防止肌肉萎缩。

五、预防

(1)剧烈活动前，特别是在气温较低的情况下，应进行肩部准备活动，如进行无负荷的大范围肩关节活动或伸展练习，也可进行肩部按摩，以加强柔韧性，防止损伤发生。

(2)掌握正确的动作要领，如投掷时不要光用臂力，应配合腿、腰等的力量，并注意动作的协调性。

(3)注意加强肩部肌肉力量练习和柔韧性练习。在急性损伤后应及时制动和治疗，避免加重病理变化而致慢性改变。治愈后恢复锻炼时应循序渐进，防止再度受伤。

第六节 肱骨干骨折

在投手榴弹中常常发生肱骨干骨折，所以肱骨干骨折又称手榴弹骨折。在运动性损伤中，肱骨干骨折多见于标枪、铅球和铁饼等运动项目。

一、病因病理

(1)肱骨干中上部骨折：多因直接暴力(如棍棒打击)所致，以横断或粉碎骨折多见。骨折后因受肌肉的牵拉而造成骨折移位，肱骨上 1/3 骨折时(骨折位于三角肌止点以上)，近端受胸大肌、背阔肌和大圆肌的牵拉向前向内移位，远端主要受三角肌牵拉而向外上方移位。骨折后因受肌肉的牵拉而造成骨折移位，中 1/3 骨折时(骨折位于三角肌止点以下)，近端受三角肌、喙肱肌的牵拉向前向外移位，远端受肱二头肌和肱三头肌的牵拉向上移位。

(2)肱骨干下 1/3 骨折：多由间接暴力或肌肉强烈收缩(如投弹，掰腕等)所引起，骨折多为斜形或螺旋形，骨折的移位常与受伤时患肢的体位有关，骨折远端一般向前或向后成角、内旋移位。图 6-14 中，(a)为骨折在三角肌止点以下；(b)为骨折在三角肌止点以上。

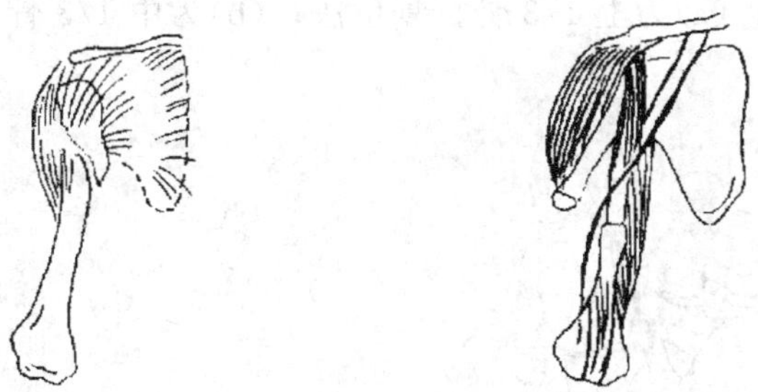

图 6-14　肱骨干骨折的移位

二、临床表现

(1)有明显受伤史。

(2)伤后患臂肿胀疼痛，功能障碍，骨干短缩，成角畸形，局部压痛显著，有异常活动和骨擦音，可触及移位的骨折端高突。

临床检查时，特别要注意有无桡神经损伤。如合并桡神经损伤的，疼痛向手部放射。诊断时可通过 X 线照片进一步了解骨折的部位、类型和移位情况。

根据受伤史、临床表现和 X 线检查可作诊断。

三、治疗

治疗肱骨干骨折，如过度牵引、反复多次整复或体质虚、肌力弱的横断骨折和粉碎性骨折患者，再因上肢重量悬吊作用，在固定期间可逐渐发生分离移位。如处理不及时或不恰当，可致骨折迟缓愈合，甚至不愈合。因此，在治疗过程中，必须防止骨折断端分离移位。

(一)整复方法

患者取坐位或平卧位。一助手用布带通过腋窝向上，另一助手握持前臂在中立位向下，沿上臂纵轴做对抗牵引。一般说来，牵引力不宜过大，否则易引起断端分离移位。待重叠移位完全矫正后，根据骨折不同部位的移位情况进行整复。

1. 肱骨干上 1/3 骨折：在维持牵引下，术者两拇指于骨折远断端的外侧向内推挤，余指于骨折近断端内侧用力向外顶，即可复位。

2. 肱骨干中 1/3 骨折：在维持牵引下，术者两拇指于骨折近断端的外侧向内推挤，余指于骨折远断端内侧用力向外顶，即可复位。若骨折还有前后移位时，可用推按、挤压手法予以纠正。肱骨干下 1/3 骨折大多为螺旋形或斜形骨折，整复时牵引力不需过大，矫正成角或旋转畸形，将两骨断面靠紧即可。图 6-15 中，(a)为上 1/3 骨折复位法；(b)为中 1/3 骨折复位法。

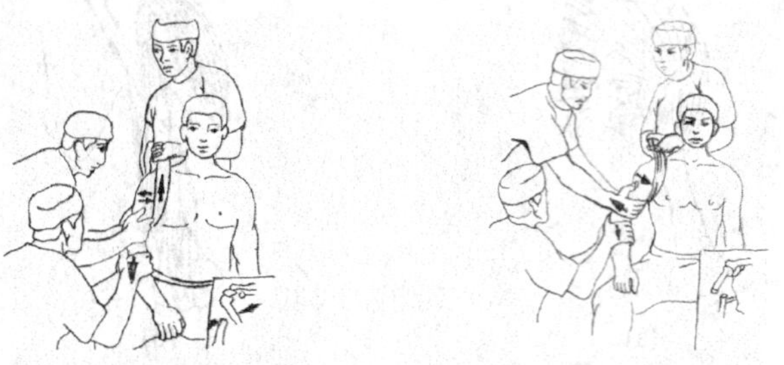

(a) 上 1/3 骨折复位法　　(b) 中 1/3 骨折复位法

图 6-15　肱骨干骨折整复方法

(二)固定

夹板固定，前后内外四块夹板的长度视骨折部位而定。上 1/3 骨折夹板要超过肩关节，下 1/3 骨折夹板要超过肘关节，中 1/3 骨折夹板则不超过上、下关节，并应注意前夹板下端不能压迫肘窝。如果移位已完全纠正，可在骨折部的前后方各放一长方形大固定垫，紧紧缠绕上下骨折端。若仍有轻度侧方移位，在固定中，还应视骨折移位情况，选用纸压垫 2～8 个，用两点加压或三点加压法，使其逐渐复位。应注意固定垫厚度宜适中，防止皮肤压迫性坏死。在桡神经沟部位不要放固定垫，防止桡神经受压而麻痹。固定时间一般为 4～6 周。固定后将患肢屈肘 90°，前臂置于中立位悬吊于胸前。遇肱骨干中下段骨折时，应注意观察有无患肢伸腕无力、拇指不能外展、背体等桡神经损伤迹象。

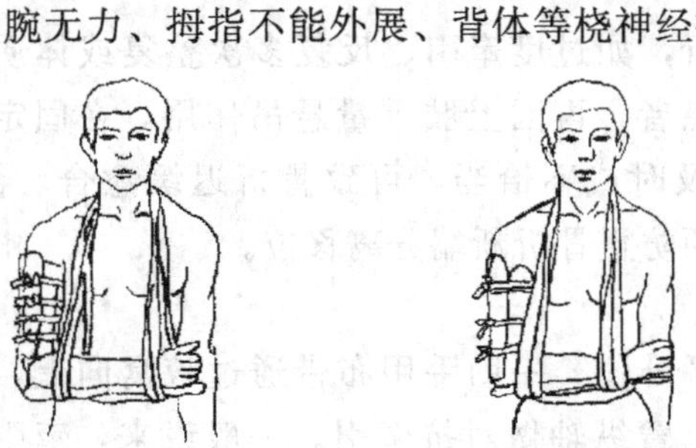

(a)中段骨折固定法　　(b)下段骨折固定法

图 6-16　肱骨干骨折固定法

经X线复查见有足够骨痂生长才能解除固定。应定期做X线透视或拍摄照片，以及时发现在固定期间骨折端是否有分离移位。若发现断端分离，应加用弹性绷带上下缠绕肩、肘部，使断端受到纵向挤压而逐渐接近。

(三)中药治疗

早期：治宜活血祛瘀、消肿止痛，方用桃红四物汤，水煎，温服，一日一剂，一日3次。外敷消瘀止痛膏。

中期：治宜接骨续筋，方用续骨活血汤，水煎，温服，一日一剂，一日3次。外敷接骨续筋药膏。

后期：治宜补益气血、滋养肝肾，方用六味地黄汤，水煎，温服，一日一剂，一日3次。外贴坚骨壮筋膏。

闭合性骨折合并桡神经损伤，可将骨折复位，夹板固定，内服行气活血、通经通络方。外用海桐皮汤熏洗，密切观察2～3个月，大多数能逐渐恢复。骨折愈合后，神经仍无恢复迹象，可作肌电图测定，如有手术指征，可手术治疗。遇骨折迟缓愈合者，应查明原因后作相应处理。

四、功能锻炼

固定早期：可做伸屈指、腕关节和耸肩活动，有利于行气活血，疏通经络，防止前臂屈肌群挛缩和指关节僵硬。1～2周后，身体可向伤侧倾斜，健手托扶伤肢做前后、左右摆动，活动范围逐渐加大。肿胀开始消退后，患肢上臂肌肉应用力做舒缩活动，加强两骨折端在纵轴上的挤压力，防止断端分离，保持骨折部位相对稳定。手、前臂肿胀时，可嘱患者每日自行轻柔抚摩手和前臂。若发现断端有分离时，术者可一手按肩，一手按肘部，沿肱骨纵轴轻轻挤压，使断骨两端逐渐接触，同时应适当延长固定时间。直到分离消失、骨折愈合为止。

中期：除继续坚持初期的功能锻炼外，应逐渐进行肩、肘关节活动。骨折愈合，解除固定后，应加强肩、肘关节活动，如做抬肩、摸头顶部和枕部，肘关节屈伸、肩关节外展、内收等活动。并配合药物熏洗，使肩、肘关节活动功能早日恢复。

五、预防

(1)加强基本训练，正确掌握投掷动作要领，不仅可以防止投掷骨折的发生，而且能较快地提高投掷成绩。

(2)严格遵守循序渐进的训练原则，避免在疲劳或有伤痛的情况下猛力投掷。

(3)在训练前，做好全身性和专门性的准备活动，在运动中或运动后进行局部按摩和热敷。

第七节　颈部软组织损伤

颈部具有前屈、后伸、左右侧屈、左右旋转等多方向活动的功能，是人体活动范围较大，活动较频繁的部位，因此发生损伤机会也较多。在运动性损伤中，颈部软组织损伤多见于体操、摔跤、拳击和球类等运动项目。

一、病因病理

来自外界的各种暴力是颈部软组织损伤的主要原因。

(1)日常生活中，多因头颈部突然后伸、旋转或前屈而受伤。如汽车突然停车，头部猛烈前冲，或端盆泼水时引起头部突然后伸，或在嬉闹中使颈部过度扭转等，均可造成颈扭伤。

(2)长期伏案工作，使颈部肌肉受到牵拉而致伤。

(3)训练和比赛的准备活动不充分，动作失误，颈部突然扭转或前屈、后伸，致颈部肌肉骤然收缩或过度牵拉，头颈部被碰撞及器械打击所致。

颈部软组织损伤的病理表现主要是颈部的肌腱、韧带和筋膜撕裂，毛细血管破裂，逐渐发展到颈部软组织出现肿块、条索状硬结；因强力扭错颈椎小关节而出现磨损和错位，进而压迫颈神经根，引起颈部畸形和上肢神经症状。

二、临床表现

(1)多有外伤或睡眠后颈部出现疼痛的病史。

(2)颈部扭伤多为一侧疼痛，疼痛向背部放射。伤后头颈部向一侧歪斜，患侧颈部肌肉强硬转侧不利，活动受限。每当旋头或仰头时疼痛加剧，颈肩背部似有重物压迫感，患侧肌肉较紧张，在肩胛内缘有明显压痛点。伤侧有轻度肿胀，肌肉痉挛。

(3)X 线检查：必要时拍摄 X 线照片排除颈椎骨折、脱位和其他病变。

三、治疗

(一)推拿按摩

(1)揉捏摇晃法

患者取坐位，术者立于患者背后。术者用舒活酒擦颈部，作表面抚摩、揉捏、提弹、摇晃或用端法，同时配合经穴按摩，掐风池、肩井、肩外俞、天宗等穴，拿肩三对(图 6-17)。扭伤者在压痛点周围可加拿法，以拇指、食指、中指对握痉挛的颈肌，作拿捏手法。

(2)点压按摩法

患者取坐位，术者立于患者背后。术者左手扶住患者额部，另一手用拇、中两指点压痛点及天柱、风池等穴，然后在患侧颈肩背部做由上而下的按摩，反复做 4～5 次，最后用轻揉手法施于患侧颈项部。并嘱患者做低头、旋转头颈等活动，患者即感轻松舒适，新伤者经手法治疗 2～3 次可愈。

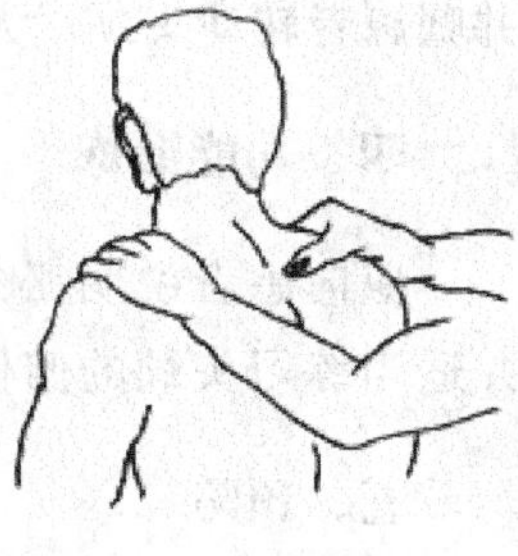

图 6-17　颈部理筋手法

(3)拿捏舒筋法

患者取坐位，术者立于患者背后。术者先以右手拇指、食指、中指指腹，沿颈脊柱两旁至两侧肩部斜方肌，自上而下揉捻、拿捏数次，以舒利筋络，解痉止痛。

(4)点按端提法

患者取坐位，术者立于患者侧面或背后。术者首先点按压痛点，然后点按风池、肩井、天宗、曲池、手三里、外关、中渚、合谷等穴。每穴点按 5～10 遍，以疏通经络，行气活血。术者一手托住患者下颌，另一手托住枕部，轻轻端提头部，以舒经活络，解除疼痛。

(5)弹拨推揉法

患者取坐位，术者立于患者侧面或背后。术者用拇指腹弹拨患侧胸锁乳突肌中段后缘及斜方肌，并从上至下推揉理顺颈部筋络，一手托其下颌，一手扶托枕部，双手逐渐将头颈向上拔伸，同时将其头颈向左右前后轻缓地旋转。每次按摩一分钟。

(二)针灸治疗

常用针刺穴位有风池、大椎、合谷、外关等，悬钟、昆仑、后溪为备穴。用强刺激手法，刺一侧或双侧主穴，嘱患者做颈部活动。慢性损伤可留针，配合悬灸。

(三)中药治疗

急性损伤：治宜温寒散结，活血通络，方用小活络丹，一次 3g，一日 3 次。局部外贴伤湿止痛膏等。

慢性损伤：治宜活血壮筋，方用壮筋养血汤，水煎，温服，一日 1 剂，一日 3 次。外贴活络膏。

(四)耳穴疗法

耳穴取颈神门穴，绿豆 2 粒，放在伤湿止痛膏(剪成 1cm×1cm)中间，粘贴在选定的穴位上，同时按压已贴好的耳穴，由轻到重，按至有热和疼痛感为度，并嘱患者转动头颈。大多数患者自觉症状缓解或消失后取出胶布和绿豆。

四、功能锻炼

应向患者说明必须有意识地尽量将头部保持正常位置，松弛颈部肌肉，并适当练习头颈的俯仰、旋转活动。

五、预防

(1)训练和运动前做好充分的准备活动，合理安排运动量。正确掌握动作要领，训练复杂动作时要循序渐进，由易到难。

(2)注意加强自我保护。避免颈部突然扭转或前屈、后伸，避免头颈部被碰撞及器械打击。

(3)如有外伤，或睡眠后颈部出现疼痛时，应进行及时彻底的治疗。

第八节 肱骨外上髁炎

肱骨外上髁炎又称肱桡关节滑囊炎、肱骨外髁骨膜炎，是一种慢性劳损所致的肘外侧疼痛综合征，好发于网球运动员，故又称网球肘。多见于羽毛球、乒乓球、高尔夫球和击剑运动项目，以及砖瓦工、木工、电工和一些做针线活的家庭主妇。

一、病因病理

(1)肱骨外上髁炎是因前臂伸肌群反复牵拉，导致前臂伸肌起点的慢性牵拉、撕裂伤，瘢痕形成，伸肌总腱下滑囊、肱骨外上髁骨膜发生炎症，肱桡关节滑膜增生、肥厚，伸肌总腱处微血管神经束被筋膜卡压，局部充血、水肿、机化、粘连，导致患肘外侧疼痛。肱骨外上髁炎是一种无菌性炎症。

(2)当前臂肌肉的力量、韧带和耐力不良时，加上技术动作尤其是反拍技术动作错误，如网球运动员反拍、下旋击球，乒乓球、羽毛球的正手扣杀及反拍击球，排球运动的错误扣球、击剑刺杀时前臂猛烈旋转等，使前臂伸肌附着部不断受到牵拉致伤，也易发生肱骨外上髁炎。

二、临床表现

(1)无明显的外伤史。发病缓慢，病程较长。

(2)初起时在劳累后偶感患肢疼痛乏力，逐渐发生肘外侧疼痛，疼痛随运动量的加大而加重。肘外侧持续性疼痛，有时可向前臂或上臂放射。腕部无力，很难完成简单的活动，如举碟子、开门、拧湿衣服、握手等，但在休息时多无症状。病情严重者握物无力，甚至拿在手中的物品会自行脱落。

(3)X线检查：有时可见到小骨片撕裂、肱骨外上髁表面粗糙或骨质增生，边缘锐利。

检查：肱骨外上髁、肱桡关节间隙和桡骨小头处有明显压痛。多不红肿，较重时局部可有微热，前臂桡侧上段软组织有轻度肿胀，压痛及僵硬。有时能在肱骨外上髁触到骨质增生的锐利边缘，压痛甚剧。病程长者偶有肌萎缩。

抗阻力伸腕试验：患者伤肘微屈，前臂旋前，腕关节屈曲，检查者加外力于腕背侧，令患者用力背伸腕关节，肱骨外上髁部疼痛为阳性。

抗阻力前臂旋后试验：患者屈曲肘关节，前臂旋前，检查者握其腕部，令患者抗阻力，使前臂旋后，肱骨外上髁疼痛为阳性。

旋臂屈腕试验：患者伤肢伸直，前臂旋前，检查者将患者腕部作极度屈曲，肱骨外上髁部疼痛为阳性(图6-18)。

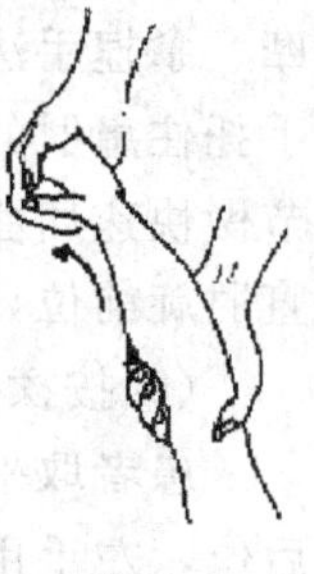

图 6-18 旋臂屈腕试验

三、治疗

(一)推拿按摩

(1)点拨肘肌法

患者取坐位，术者立于患者伤肢后外侧。术者一手握住患者手腕，另一手拇指点住患侧的肱骨外上髁处，并用握腕手帮助患者做前臂的旋前、旋后运动，另一手拇指内外来回地点拨肱骨外上髁的伸肌总腱，双手配合，旋前时向外点拨，旋后时向内点拨(图 6-19)。

(2)痛点滚揉法

患者取坐位，术者立于患者伤肢后外侧。术者在患者肘外侧做侧滚，痛点部做指滚和揉捻法，使局部有发热感为度，然后用点按法，点掐曲池、外关等穴位以行气活血，舒通经络(图 6-20)。

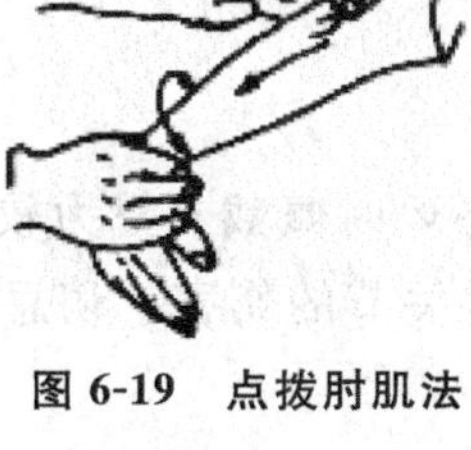

图 6-19 点拨肘肌法

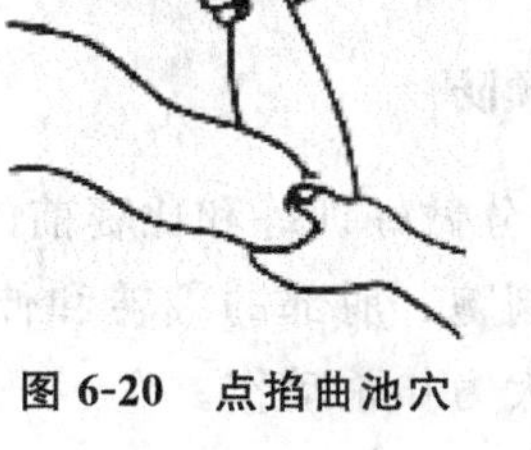

图 6-20 点掐曲池穴

(3)肘后顶推法

患者取坐位，术者立于患者伤肢后外侧。术者一手握住腕部，另一手掌心托住肘后部，拇指指腹置于肱桡关节处，摇转肘关节，然后将腕部之手使腕关节掌屈并使肘关节一伸一屈交替进行，同时另一手当肘关节由屈曲变伸直时在肘后部向前顶推，使肘关节过伸，可听到肘部有“咯咯”的响声。每周 2 次，4 周为一个疗程。

(4)拿捏旋转法

患者取坐位，术者立于患者伤肢后外侧。术者在肘部痛点及其周围做按摩、拿捏手法，共做 3～5 分钟，使局部微热，促进血液循环。然后，术者一手托住患肘的内侧，一手握住患肢的腕部，先伸屈肘关节数次，然后将肘关节做快速屈曲数次，并同时做旋转活动，如直肘旋后位，快速屈曲同时旋前；直肘旋前位，快速屈曲同时旋后。各做 3～5 次，可松解粘连，减轻疼痛。

(5)按揉弹拨法

患者取坐位，术者立于患者伤肢后外侧。术者右手持腕使患者右前臂旋后位，左手用屈曲的拇指端压于肱骨外上髁前方，其余四指放于肘关节内侧。术者用右手逐渐屈曲患者肘关节至最大限度，左手拇指用力按压患者肱骨外上髁的前方，然后再伸直其肘关节。同时，术者左手拇指推至患肢桡骨头之前上面，沿桡骨头前外缘向后弹拨伸腕肌起点。施术后患者有桡侧三指麻木感及疼痛减轻的现象。

(二)中药治疗

内服：治宜解肌祛风、活血止痛，方用舒筋活血汤，水煎，温服，一日一剂，一日 3 次。外敷定痛膏，或用海桐皮汤熏洗。配合理疗，局部封闭疗法。

(三)针灸疗法

在痛点及其周围取穴，隔日针灸一次，或用梅花针叩打患处。再加拔火罐，3～4 天一次。

(四)封闭疗法

急性疼痛期：将患肢固定于屈肘、伸腕位。采用醋酸氢化可的松 12.5mg 和 1%～2%普鲁卡因溶液 2mL 的混和液，对痛点进行封闭注射。一周一次，三次为一疗程。或当归注射液 2mL 痛点注射。

四、预防

(1)充分做好训练和比赛前的准备活动。必要时佩戴支撑力较强的护腕和护肘，限制腕、肘部的翻转和伸直，减少对肘关节的伤害。切忌反复过度压腕、翻腕大力扣杀动作。

(2)加强上肢力量特别是腕、肘部力量的训练，使肘部肌群能长时间承担较大负荷的运动量。应加强腕、肘、肩部的力量配合，防止单纯用腕力。

(3)在专业教练的指导下进行网球练习和比赛，挑选合适的拍子。从而最大限度地避免网球肘的发生。

第九节 肘关节尺侧副韧带损伤

肘关节尺侧副韧带损伤，是体育运动中较常见的损伤。在运动性损伤中，肘关节尺侧副韧带损伤多见于投掷、体操、举重、羽毛球、排球、手球和水球等运动项目。

一、病因病理

肘关节尺侧副韧带损伤大多是慢性积累性劳损或是急性损伤后未经正确处理导致的。

(1)在体育运动或训练过程中，由于外力的作用，使前臂突然外展，肘关节尺侧副韧带遭受猛烈的过度牵拉。

(2)在运动中因动作不正确，或冲撞跌倒时，以手掌触地，前臂旋后，肘外翻，都能导致肘关节尺侧副韧带损伤。

(3)肘关节尺侧副韧带损伤后，在撕裂处有出血、肿胀，周围组织呈现温度增高等炎性反应。合并滑膜撕裂时，滑液渗出增加，初为澄清而透明，后变为橙黄而浑浊，有絮状纤维素沉着于滑膜表面，滑膜失去正常光泽。陈旧性损伤的病例，尺侧副韧带或关节囊变松弛或者钙化。

二、临床表现

(1)有明显的外伤史。

(2)肘关节处于半屈伸位，弥漫性肿胀、疼痛、功能障碍，有的出现瘀斑，在肘关节内后方和内侧副韧带附着部常有压痛点。

(3)外翻试验：尺侧肌肉韧带完全断裂时，检查可见肘关节尺侧肿胀、压痛明显，可触及肌肉断端或有下凹阶梯感，外翻尺侧疼痛加重，并有松弛开口感，外翻角度加大，即外翻试验阳性，抗阻屈腕疼痛加重。

(4)X线检查：新伤多无异常。

三、治疗

(一)固定

单纯尺侧副韧带断裂可用石膏托固定3周，不需要手术治疗。急性捩伤时，停止患肢活动，早期用三角巾悬吊固定，肘关节置于屈曲90°功能位，以限制肘关节活动，固定时间约2周。

(二)复位按摩手法

压按拿捏法：患者取坐位，术者立于患者伤肢后外侧。术者在触摸到压痛点后，用两手掌环握肘部，轻轻按压1～2分钟，有减轻疼痛的作用，然后施行轻度按摩拿捏手法，以患者感到舒适为度。伤后即来诊治者，宜将肘关节做一次0～140°的被动伸屈，以达到整复微细关节错位的目的。此法不宜反复运用，尤其在恢复期，更不能做猛烈的被动伸屈，虽能拉开粘连，但又可引起血肿，导致粘连更加严重，甚至引起血肿的钙化。

(三)中药治疗

早期：治宜散瘀消肿，方用血府逐瘀汤，水煎，温服，一日一剂，一日3次。外敷三色敷药等。

后期：治宜消肿和络，方用补筋丸，一次6g，一日2～3次。外贴活络膏，并配合熏洗。

如肘关节尺侧副韧带断裂，应进行手术缝合及固定，避免影响关节的稳定性及功能。术后用铁丝托板将肘关节固定在屈曲90°位。

(四)封闭疗法

在疼痛局部，采用醋酸氢化可的松12.5mg和1%～2%普鲁卡因溶液2mL的混和液，进行痛点封闭注射，一周一次，三次为一疗程。或当归注射液2mL痛点注射。

四、功能锻炼

早期用三角巾悬吊患肢，肘关节置于屈曲90°的功能位，以限制肘关节的伸屈活动，并督促患者多做手指伸屈握拳活动，以利于消肿。2～3周后，肿痛减轻，可逐步活动肘关节，并逐渐增加活动量，使关节粘连机化逐步松解。做被动屈伸活动时，必须轻柔，肘关节活动应以不引起肘关节明显疼痛为度，禁止做被动粗暴的伸屈活动。

五、预防

(1)充分做好训练、比赛前的准备活动，特别是肘关节的准备活动。运动前后应进行局部按摩和理疗，可戴护肘等。

(2)加强运动技术训练，提高专项技术训练水平，纠正错误动作。平时注意加强肘部及腕部肌肉力量。

(3)加强运动医务监督，保证器械安全可靠，加强运动保护，防止意外跌倒发生，跌倒时尽量不要用手撑地。

第十节　桡尺骨干双骨折

桡尺骨干双骨折多发生于青少年，因直接暴力、传达暴力和扭转暴力所致。在运动性损伤中，桡尺骨干双骨折多见于体操。

一、病因病理

桡尺骨干双骨折可由直接暴力、传达暴力或扭转暴力所造成(图 6-21)。

(1)直接暴力所致者，其骨折线往往在同一平面上，以粉碎、横断骨折较多。

(2)传达暴力所致者，桡骨骨折线在上，以横断、短斜形为多。

(3)扭转暴力所致者，骨折线向一侧倾斜，且往往由内上向外下，尺骨骨折线在上端，以螺旋骨折为多。多见于儿童或青壮年。桡尺骨干单根骨折亦多由打击或挤压等直接暴力所致。

骨折后，因肌肉的牵拉，发生桡骨的旋转移位(图 6-22)。

桡尺骨干骨折的移位，除与暴力的大小、方向及患者伤时体位等因素有关外，与骨折部位有密切关系，尤其与桡骨干骨折的部位关系更为密切。

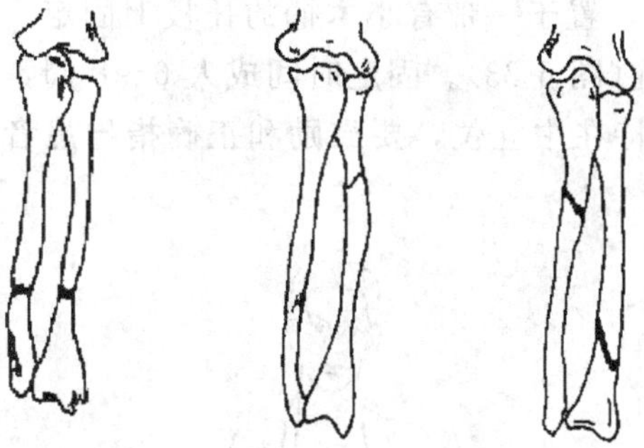

(1)　(2)　(3)

图 6-21　不同外力所致的桡尺骨干双骨折

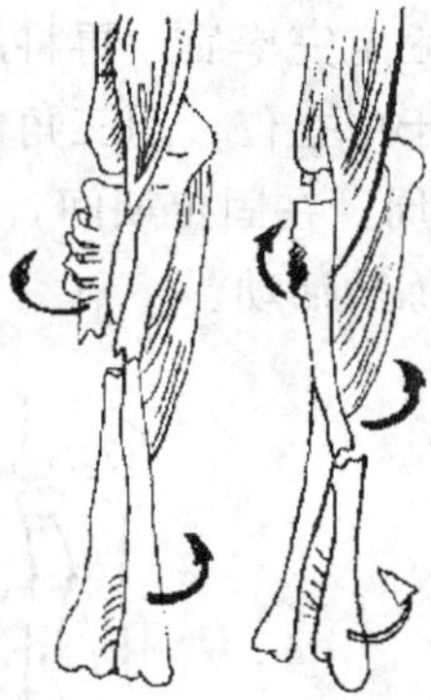

图 6-22　桡骨干骨折的移位

二、临床表现

(1)有明显的外伤史。

(2)伤后局部肿胀、疼痛、压痛明显，前臂功能丧失。完全骨折时，可出现重叠、成角、旋转等畸形，但儿童青枝骨折仅有成角畸形。

(3)X线检查：肘关节和腕关节X线检查，既可确定骨折类型和移位方向外，又可确定有无桡尺上、下关节脱位。

三、治疗

(一)整复方法

患者平卧，肩外展90°，肘屈曲90°，中、下1/3骨折取前臂中立位，上1/3骨折取前臂旋后位，由两助手做拔伸牵引，矫正重叠、旋转及成角畸形。桡尺骨干双骨折均为不稳定时，如骨折在上1/3，则先整复尺骨；如骨折在下1/3，则先整复桡骨；骨折在中段时，应根据两骨干骨折的相对稳定性来决定。若前臂肌肉比较发达，加上骨折后出血肿胀，经牵引后重叠未完全纠正者，可用折顶手法进行复位。若斜形骨折或锯齿形骨折有背向侧方移位者，宜用回旋手法进行复位。若桡尺骨骨折断端互相靠拢时，可用挤捏分骨手法，术者用两手拇指和食、中、环三指分置骨折部的掌、背侧，用力将尺、桡骨间隙分到最大限度，使骨间膜恢复其紧张度，向中间靠拢的桡、尺骨断端向桡、尺侧各自分离。手法整复失败者，可切开整复内固定。

手法复位无效或多段骨折、开放骨折时，可采用手术切开复位内固定。

(二)固定

骨折复位后，应根据骨折复位前移位、成角情况，在适当部位放置纸压垫或分骨垫，并用粘膏条先固定，而后选用四块小夹板，用扎带作缚扎固定。包扎固定完毕后，再将患肢屈肘90°，置于一带有小木柄的托板上固定，使前臂位于中立位，用三角巾悬吊于胸前(图6-23)。固定时间成人6～8周，儿童4～8周。在固定期间，应使前臂维持在中立位，要鼓励和正确指导患者做适当的练功活动。

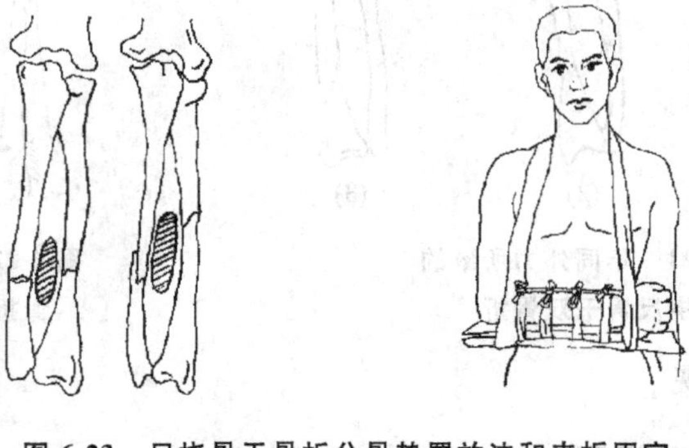

图6-23　尺桡骨干骨折分骨垫置放法和夹板固定

(三)中药治疗

早期：治宜活血止痛，方用活血止痛汤，水煎，温服，一日一剂，一日3次。

中后期：治宜补肝肾，壮筋骨，促进骨折愈合，方用一号接骨丸，一次6g，一日2～3次。

解除固定后，用一号熏洗药熏洗伤肢。在更换外敷伤药、调整夹板松紧度及拍片复查时，应用双手托平患肢小心搬动，切不可用一手端提患肢。同时还应避免旋转伤肢前臂的活动，以防骨折再次移位。

(四)推拿按摩

解除外固定后，每天做一次按摩，常用手法为表面抚摩、推压、揉捏等。开始按摩手法要轻，以后逐渐加重。

四、练功活动

固定早期可做握拳、伸指活动；中期可做大、小云手活动及肩、肘关节的伸屈活动。待解除外固定后，才可开始做前臂的旋转活动锻炼(如反转手等)。

五、预防

(1)在训练或比赛前，准备活动要充分，特别是手、肘关节的准备活动。运动前应进行局部按摩和理疗。可戴护肘、护腕，以保护肘、腕关节。

(2)加强运动技术训练，纠正错误动作。平时训练时特别要注意加强肘部及腕部肌肉力量。

(3)加强运动医务监督。保证运动场地设施、体育器械的安全可靠。加强运动保护，防止意外跌倒发生，跌倒时尽量不要用手撑地。

第十一节　腕舟骨骨折

腕舟状骨位于近腕骨的桡侧，形状不规则，它分为结节、腰和体三部分。在运动性损伤中，腕舟骨骨折的发病率高居首位，多见于摔跤、足球和滑冰等运动项目。

一、病因病理

间接暴力是腕舟骨骨折常见的病因。跌倒时，手掌先着地，腕关节强度桡偏背伸，暴力向上传达，舟骨被锐利的桡骨关节面的背侧缘或茎突缘切断。骨折可发生于腰部、近端或结节部(图6-24)，其中以腰部多见。结节部骨折，骨折线两端的血运丰富，骨折愈合快。其余部位由于血液供应较差，骨折容易发生迟缓愈合、不愈合或缺血性坏死。多见于成年人。

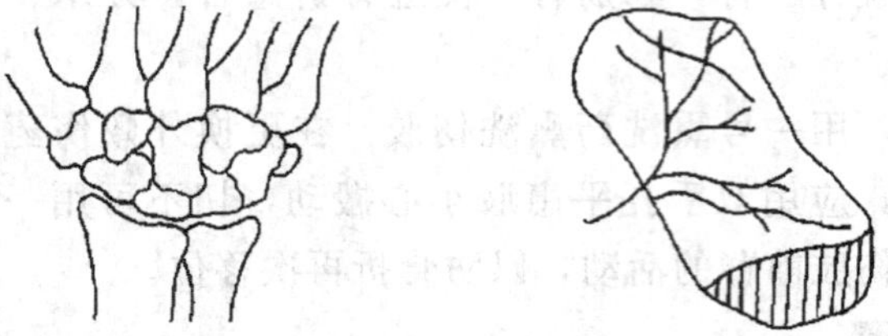

(a) 结节骨折　　　　(b) 腰部骨折

图 6-24　腕舟骨骨折的不同部位

二、临床表现

(1)有明显的外伤史。

(2)骨折后腕关节桡侧疼痛，但多数患者疼痛轻微，腕关节活动功能障碍，阳溪穴部位肿胀、压痛明显，纵向叩击第二、三掌骨头，骨折部有剧烈疼痛。活动时疼痛加重。

(3)将腕关节桡倾、屈曲拇指和食指而叩击其掌指关节时，亦可引起疼痛。

(4)X 线摄片检查是确诊舟状骨骨折的主要依据。应做 X 线检查，腕部正位、侧位和尺偏斜位照片可协助诊断，但第一次照片未发现骨折而临床表现仍有可疑时，在 2～3 周后重复照片，因此时骨折端的骨质被吸收，骨折线较易显露。

应当指出，腕舟骨骨折的症状与关节扭伤类似，早期在 X 线片上又不易诊断，因此易被忽略。如漏诊而治疗不当，常造成腕关节永久性功能障碍。

三、治疗

舟骨骨折很少移位，一般不需整复。若有移位时，用手牵引下使患腕尺偏，以拇指向内按压骨块，即可复位。

(一)固定

将棉花球放在阳溪穴处，用作固定垫，然后用塑形夹板或纸板夹板固定，腕关节伸直而略向尺侧偏、拇指于对掌位，固定范围包括前臂下 1/3、腕、拇掌及拇指指间关节，新鲜及陈旧性骨折均可采用。亦可用短臂石膏管形固定腕关节于背伸 25°～30°、尺偏 10°、拇指对掌和前臂中立位。或用小铁丝托板或石膏托板将腕关节固定于背伸 30°，固定时间为 4～6 周。

结节部骨折愈合的时间一般约 6 周。其余骨折愈合时间可为 3～6 个月，甚至更长时间。因此，应定期做 X 线照片检查。如骨折仍未愈合则须继续固定，加强功能锻炼，直至正斜位 X 线照片证实骨折线消失、骨折已临床愈合，才能解除外固定。

(二)中药治疗

早期：治宜活血祛瘀、消肿止痛，方用活血止痛汤，水煎，温服，一日一剂，一日 3 次。外用：红花、赤芍、血通、海桐皮、木香、牛膝研末，用水调成糊状外敷患处。

中期：治宜活血祛瘀，行气止痛，方用正骨紫金丹，一次 3g，一日 3 次。外用：当归、黄芪、木香、红花、土鳖、乳香，没药、接骨木、蟹粉研末，用水调成糊状外敷患处。

后期：治宜行气和血，补骨续筋，方用二号接骨丸，一次 6g，一日 2～3 次。外敷跌打损伤散。

四、功能锻炼

拆除固定后，方可进行腕关节功能锻炼，关节活动范围及负荷应循序渐进，逐步增加。

早期：做手指的屈伸活动，一日 3 次，一次 30～40 下。

中期：以主动握拳活动为主。

晚期：握拳及腕部的主动屈伸，旋转等活动。

五、预防

(1)充分做好训练、比赛前的准备活动。合理安排运动量，正确掌握动作要领。加强运动医务监督，加强运动场地设施、器械设备的管理和安全检查。

(2)加强腕部肌肉力量练习，增强腕关节的稳定性。掌握摔跤、足球、滑冰等运动技能。加强自我保护意识，防止运动中意外跌倒，在跌倒时尽量不要用手撑地。

(3)发生急性损伤后应及时正确的治疗，避免延误治疗发展为陈旧性骨折。

第十二节　桡骨茎突部狭窄性腱鞘炎

桡骨茎突部狭窄性腱鞘炎，又称伸拇短肌和外展拇长肌狭窄性腱鞘炎。在运动性损伤中，多见于体操的鞍马、小口径步枪的托枪姿势和举重运动项目，以及家庭妇女、哺乳期女性、电脑录入员等以手腕部劳动为主的人员等。

一、病因病理

(1)手腕部过度劳累，拇指经常做内收、外展运动，以及腕关节活动过速时，常常使肌腱、腱鞘与管腔间产生摩擦，反复的机械刺激，早期可使腱鞘发生无菌性炎症反应。

(2)长期单一的工作姿势，形成慢性劳损。如受到寒冷刺激而引起桡骨茎突部位微循环障碍，导致腱鞘内反复的损伤性炎症、渗出、水肿，继而出现腱鞘变性增厚，周围组织粘连，使狭窄的腱鞘变得更加狭窄，导致腱鞘内的肌腱活动障碍，肌腱变细，亦可发生变性、变形、呈梭形或葫芦形膨大。肌腱受压后，鞘内的张力增加，导致本病的发生。

二、临床表现

(1)有慢性劳损病史。多数缓慢发病，也有因过度劳累而起病较快的。

(2)初起时自觉腕部桡侧疼痛，活动受限制，提物乏力，尤其不能做提热水瓶倒水等动作。早期仅有桡骨茎突部酸痛、轻度压痛，疼痛逐渐加重，疼痛可向肩、肘部和全手放射，引起拇指及腕部运动障碍。患侧桡骨茎突处有隆起，或有结节。在桡骨茎突及第一掌骨基底部之间有压痛。

检查：桡骨茎突轻度肿胀，压痛明显，皮下有黄豆或绿豆状大小的结节，质硬与软骨相似。病情严重者，拇指外展和背伸时，能听到摩擦音，个别病例有弹响(图 6-25)。

屈拇握拳尺偏试验：患者拇指屈曲，其余四指包住拇指握拳，腕部尺侧偏，疼痛加剧者为阳性，即可诊断为本病(图 6-26)。

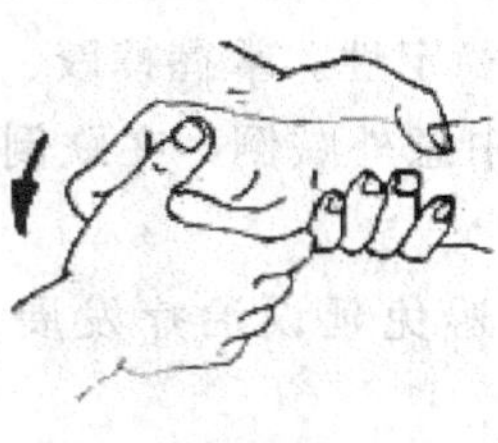

图 6-25　桡骨茎突腱鞘炎检查法

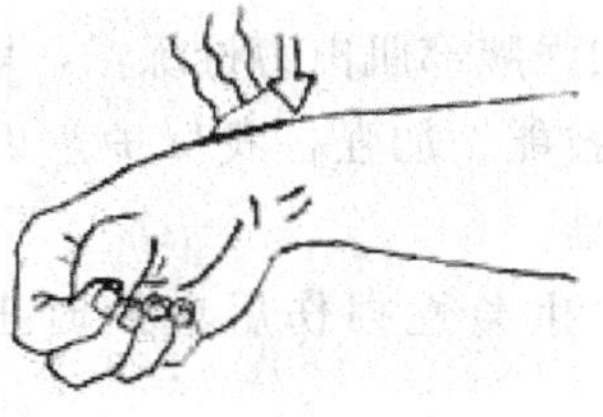

图 6-26　屈拇握拳尺偏试验

三、治疗

(一)推拿按摩

(1)推擦揉滚法

患者取坐位，术者坐或立于患者对面。术者一手托患肢腕部，另一手拇指在前臂背侧和桡骨茎突做推、擦、揉、滚等手法(图 6-27)。3～5 分钟后，再用拇指指腹的外侧按揉患侧的曲池、手三里、外关、合谷和阿是穴，并弹拨肌腱4～5次。继之用一手握患肢前臂，另一手握于手部，在轻度拔伸下做腕关节的旋转及伸屈活动数次，最后用轻手法按揉患处。理筋手法可每日或隔日一次。

(2)点按摩揉法

患者取坐位，术者坐或立于患者对面。术者首先点患肢手三里、合谷、阳溪等穴以疏通经脉。然后，用拇指按桡骨茎突部位施用分筋手法，以解除粘连，再则用揉捻法舒筋活血。接下来，术者一手掌对握着患者手掌，另一手固定患者的腕部，做拉腕尺偏数次后，在牵引下把腕关节做逆时针的环旋抖10余次。

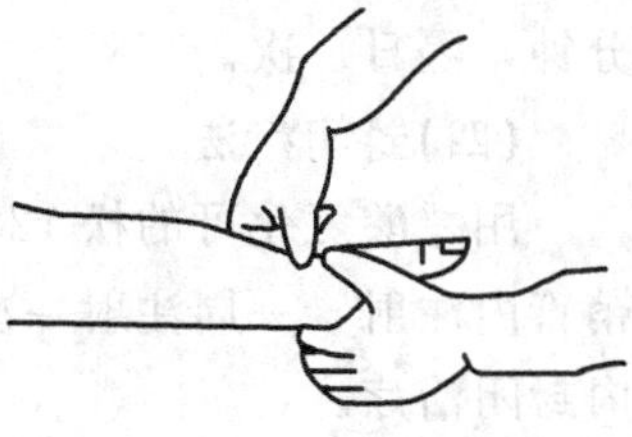

图6-27　推揉桡侧

(3)滚揉推搓法

患者取坐位，术者坐或立于患者对面。术者首先在患处摩揉1分钟，再在患处自上而下用滚法3～5遍。依次点压手三里、偏历、阳溪、合谷穴各30秒。用拇指重揉桡骨茎突及其上下方约1分钟(以患者能忍受为度)。术者一手握住患腕，另一手握患侧手指做对抗牵引，同时使患腕掌屈、背伸、尺偏及旋转活动。自上而下推理患处肌腱1分钟，并配合关节活动。最后在患处用搓法，以透热为度。

(4)推揉击打法

患者取坐位，术者坐或立于患者对面。术者与患者交谈，使患者处于舒适放松的状态，分散对伤部疼痛的注意力。术者双手握患者腕部，双拇指从囊肿远端向近端即沿血液淋巴回流方向推揉数次，使囊肿消除。如用推揉法之后，囊肿不消失或仅消除一部分，术者双手拇指重叠压于囊肿之上，用推压之力使之消除。如囊肿仍未消除或仅消除一部分，则术者一手握住患者腕部或放于较硬的物体之上，另一手半握拳，用尺侧小鱼际部突然击打于囊肿处，使囊肿消除。

(5)揉按疏通法

患者取坐位，术者坐或立于患者对面。术者首先轻轻按摩桡骨茎突处，至局部发热为度。再一只手握患者手部，另一只手握患者前臂，将患者关节缓慢掌屈、背伸、桡偏、尺偏数次，以舒筋活络，松解粘连。然后，反复用大拇指用力揉按合谷、手三里及阳溪穴以疏通经脉。

(二)中药治疗

治宜调养气血、舒筋活络，方用桂枝汤加当归、首乌、灵仙等，水煎，温服，一日一剂，一日3次。外敷消结散，水醋各半调匀成糊状，贴敷患部。或用海桐皮汤熏洗。

(三)针灸治疗

以阳溪为主穴，配合谷、曲池、手三里、列缺、外关等，得气后留针15分钟，隔日一次。

(四)封闭疗法

用醋酸氢化可的松12.5mg和1%～2%普鲁卡因溶液2mL的混和液，做鞘管内注射，一周注射一次，三次为一疗程。也可用当归注射液2mL做腕管内封闭治疗。

(五)物理疗法

在急性期做超短波透热，患部对置法，微热到温热量，每次10～15分钟，10次为一疗程。慢性期用直流电碘离子导入或做蜡疗。

(六)腱鞘松解术

用长约6cm、直径1mm的骨圆针，尖端磨成斜坡刀口2～3mm，皮肤消毒，在局麻下，刺入腕横韧带，抵达腱鞘，顺肌腱方向切开腱鞘，起针后用消毒纱布包扎。或可考虑切开腱鞘，做肌腱松解术。

(七)固定

疼痛严重时，可用胶布、塑料夹板或硬纸板一块，将腕关节包扎固定于桡侧，拇指伸展位3～4周，以限制活动，可缓解症状。

四、预防

(1)平时要注意防护，勿使手腕过于疲劳。避免手腕部单一的屈曲动作练习。

(2)进行腕关节功能锻炼：一是抓空锻炼，具体操作为握拳腕关节背伸，复原腕关节掌握；二是环旋腕关节，即腕关节做顺逆时针10圈。以上锻炼，一日3次。

(3)一旦发病，在早期尽可能减少或暂时中止做腕关节背侧及尺侧倾斜和拇指频繁内收的动作(如减少洗衣、织毛线等)，减少肌腱在鞘内滑动摩擦，有利于恢复。

第十三节　手指关节扭挫伤

手指关节扭挫伤即手指间关节两侧的副韧带损伤。在运动性损伤中，手指关节扭挫伤多见于篮球、排球、手球和水球等运动项目。

一、病因病理

(1)手指间关节扭挫伤多因手指受到侧向外力冲击，使手指发生侧屈，或在外力的作用下，导致手指过伸，引起指间关节或掌指关节两侧副韧带、关节囊的损伤，严重时发生韧带断裂、撕脱骨折或关节脱位。指间关节受到沿手指纵轴方向暴力冲击引起的损伤，称为挫伤；指间关节受侧向的冲击引起的损伤，称为扭伤。

(2)暴力的冲击可以造成一侧或两侧副韧带或关节囊的捩伤或牵拉、撕裂，也可使关节囊发生撕裂，有时引起指间关节半脱位，或伴有一侧撕脱性骨折。由于杠杆作用原理，其损伤的部位多数发生于近端指间关节。临床上，多见于第一掌指关节和其他各指的近侧指间关节。

二、临床表现

(1)有明显受伤史。

(2)轻度扭挫伤：疼痛、红肿及功能障碍等；中度扭挫伤：疼痛剧烈，并有明显压痛，关节肿胀及功能障碍，有时有轻度侧偏畸形，手指突向伤侧。

(3)X线检查：少数病例可显示指骨基底部的撕脱骨折。

三、治疗

(一)固定

先冷敷，后外敷，再进行固定。急性损伤后，应立即冷敷，然后局部外敷新伤药并予以固定。指间关节韧带扭挫伤时，应将伤指与邻近健指做环形胶布固定，这样健指起夹板作用(图6-28)。但拇指、小指尺侧和食指桡侧韧带损伤时须用夹板固定2～3周。

有侧弯畸形者，初期可用铝板、塑料夹板或硬纸板固定于功能位2～3周，3周后解除固定。指关节挫伤，不宜做局部按摩，以免因过多刺激引起局部组织增厚，形成梭形肿胀，影响指关节的活动。

(二)推拿按摩

(1)轻揉患指法

患者取坐位，术者坐在患者对面。术者一手托起患掌，另一手拇、食指捏住患指两侧，自上而下缓和地轻揉患指的两侧，之后再自上而下揉患指的腹背部，两侧和腹背各揉5～10遍。

(2)拔拉患指法

患者取坐位，术者坐在患者对面。术者一手托起患掌，另一手拇、食指挟持住患指的末节指骨，并缓缓用力拔拉，切忌扭转，可使局部关节活动范围增大(图 6-29)。

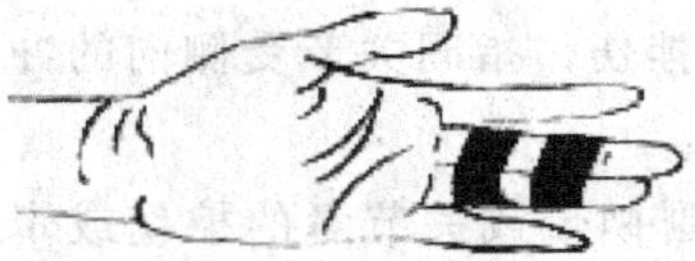

图 6-28 指间关节韧带挫伤时胶布固定法

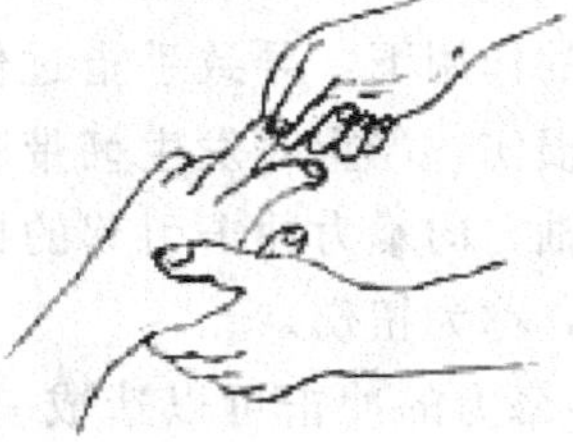

图 6-29 拔拉患指

(3)屈伸患指法

患者取坐位，术者坐在患者对面。术者一手托住患掌，另一手用拇指和食指捏住患指末端处，并做屈伸运动，反复 5～10 遍。

(4)贴按患指法

患者取坐位，术者坐在患者对面。术者用米粒大小、三角形的木质物置于患者损伤的指间关节背部正中，并用橡皮膏固定。嘱患者每天自行按揉 2～3 次，每次 1～3 分钟，此法疗效较好。

伴有侧副韧带损伤者，应用橡皮膏将患指与相邻手指一起固定，以避免重复损伤。

(三)手法复位

并发关节脱位者可立即用手法复位。患者取坐位，术者坐在患者对面，术者一手的拇指和食指捏住患者患指远端。先做畸形方向的牵拉，另一手的拇指向远侧推压伤指的近端，双手的动作要协调配合以矫正移位，然后使该关节屈曲即可复位，复位后固定 2 周。急性期过后可配合按摩、中药熏洗治疗。

(四)中药治疗

初期：治宜活血祛瘀、消肿止痛，方用七厘散，一次 3g，一日 2～3 次。外敷新伤药水，绷带包扎固定。肿痛减轻后，正骨紫金丹，一次 3g，一日2～3 次。外敷二号旧伤药。

后期：海桐皮汤煎水熏洗。

四、功能锻炼

(1)解除固定后即可进行手指屈伸练习。如关节较僵硬者，先热敷局部，再进行练习。

(2)随关节功能恢复逐步参加训练活动。

(3)进行练功活动时，先做热敷。禁止做被动的猛烈伸屈活动，以防再度损伤或损伤加重。

五、预防

(1)运动前在做全身准备活动的基础上，做好手指关节的准备活动。特别是气温较低时，手指僵硬，更应做好前臂和手的准备活动。

(2)运动后做手部自我按摩或热水浴，消除手部疲劳。

(3)增强手部力量练习，掌握正确的动作要领，矫正错误动作。手部有酸痛不适等早期症状时，应抓紧治疗。

第十四节　腘绳肌拉伤

腘绳肌拉伤是指半腱肌、半膜肌、股二头肌的损伤。在运动性损伤中，腘绳肌拉伤多见于跨栏、跳远、跑步、武术和羽毛球等运动项目。

一、病因病理

生理情况下，股后肌群的力量弱、韧性差，腘绳肌股后肌群的力量约为股四头肌的1/2。

(1)当缺乏专门训练，肌力不强，在超量负荷时容易受伤，或没有做好充分的准备活动，用暴力牵拉肌肉造成损伤。

(2)空气湿度大，肌肉容易疲劳，或天气寒冷，气温过低，肌肉未活动开，发生僵硬等原因，容易导致腘绳肌拉伤。

(3)场地不标准，跑道硬度不当，也是导致腘绳肌拉伤的原因。

发病分为主动拉伤和被动拉伤两种。

主动拉伤：腘绳肌强烈收缩引起的拉伤。伤部多在肌腹或其与远端腱的结合部。最常见的损伤项目是100米跑，运动员起跑后至15～30米或60～70米用力加速，后蹬腿时最易受伤。其次是跳远，运动员助跑至2.5米，踏跳后蹬用力时，腘绳肌剧烈收缩，屈膝蹬地，地面强大的反作用力作用于腿，加上股四头肌猛烈收缩伸膝，使腘绳肌受到拉伤。

被动拉伤：当运动员训练肌肉的韧性，进行“拉肌肉”(如“压腿”和“劈叉”)，或跨栏运动员过栏时摆动腿前伸再突然弯腰，或短跑屈膝向前“摆腿”时，都易被动地拉伤该组肌肉。如果没有按顺序做准备活动，或准备活动不充分，易使腘绳肌拉伤。

二、临床表现

(1)有急性拉伤的病史。伤前运动员有腘绳肌大腿后侧肌群发紧或疼痛。

(2)疼痛，伴肿胀、压痛、断裂音、抗阻痛及收缩畸形等。急性创伤的疼痛与伤情轻重密切相关。病情轻者，休息时不出现疼痛，只在重复损伤动作时疼痛。病情重者，走路时疼痛，并有跛行。

肌张力检查：患者平卧，小腿垫高，膝关节呈半屈曲位，术者用双手触摸腘绳肌的张力，并作双侧对比，如张力明显减退或消失，则说明肌肉已大部分断裂，甚至完全断裂。

屈膝抗阻力试验：仰卧、俯卧均可检查，出现疼痛者为阳性。

肌肉长度检查：测量直腿抬高的高度。由于肌肉挛缩，肌肉长度缩短的缘故，这对需要肌肉韧性项目的运动员影响较大。

三、治疗

(一)包扎

急性期：伤后立即加压包扎，冷敷 4～6 小时，抬高患肢休息。损伤较轻者，24 小时后可用轻按摩手法，也可用理疗(如蜡疗、间动电疗和超短波等)，对压痛点进行针刺和封闭治疗。损伤较重者，出现部分断裂和完全断裂，需尽早手术缝合。

慢性期：主要采用按摩和理疗等方法，也可用封闭疗法。严重影响训练的，可考虑手术疗法。

(二)推拿按摩

(1)抚摩揉捏法

患者取俯卧位，术者立于患侧。肿胀消退后，术者在大腿后侧外擦舒活酒做表面抚摩，大面积揉、揉捏、掌侧击、推压等。腘绳肌发硬者，重用提、弹手法。指针血海、风市、髀关等穴。

(2)滚压弹拨法

患者取俯卧位，术者立于患侧。术者先用滚法在腘窝处滚 3 分钟后，再用右手手指按压腘肌找到压痛点，在压痛点处点揉弹拨，弹拨方向与腘肌纤维方向垂直，且由外下向内上点揉，用力均匀，持续 3 分钟左右。弹拨后，顺着腘肌纤维方向，用理筋手法按抚腘肌一遍。

(3)弹拨按揉法

患者取俯卧位，术者立于患侧。术者用右手食、中指指腹，先与腘肌走行方向垂直，由内向外按压、弹拨腘肌 2～3 分钟，力量由轻渐重，然后改与腘肌纤维平行方向，自内向外上揉按舒顺腘肌 3～5 次，再用拇指尖点按、揉压承筋、承山、跗阳、昆仑穴各半分钟。然后术者双手握住患侧踝关节，向下牵拉小腿反复进行 2～3 分钟，同时做小腿旋转运动。手法隔日 1 次。

(4)推滚弹拨法

患者取俯卧位，术者立于患侧。术者先在腘窝中点下方三横指处找到压痛点，自外向下斜向内上方进行推滚弹拨，每天施术 2～3 次，每次 3～5 分钟。按摩时用力由轻而重，逐渐加大，同时配合膝关节的过伸和小腿的旋转，使痉挛的腘肌松弛。

(三)中药治疗

初期：治宜活血祛瘀，消肿止痛，方用血府逐瘀汤或桃红四物汤，水煎，温服，一日一剂，一日 3 次。外敷：三色敷药或双柏散。

后期：治宜消肿和络，方用强筋丸，一次 6g，一日 2～3 次。外敷二号旧伤药，并配合熏洗。

(四)封闭疗法

可用醋酸氢化可的松 12.5mg 和 1%～2%普鲁卡因溶液 2mL 的混和液，注射坐骨结节部，一周注射一次，三次为一疗程。

(五)手术治疗

肌腱完全断裂者，立即手术缝合，术后用长铁丝托板固定伤肢 3～4 周，以后逐渐开始功能锻炼，配合中药熏洗和按摩治疗。

四、功能锻炼

伤后应立即停止正常的训练和比赛，待症状减轻后开始慢跑，逐渐增加运动量及强度。轻度损伤 1～2 周后可恢复正式训练。恢复期可做伸展大腿后部肌群的练习。

五、预防

(1)充分做好训练和运动前的准备活动。特别是当空气湿度大或天气寒冷时，务必进行充分的准备活动。正确掌握动作要领，训练复杂动作时要循序渐进，由易到难。

(2)合理安排运动量，纠正错误的技术动作。加强腘绳肌肌力和柔韧性的专门训练。

(3)加强运动医务监督和自我保护。伤后要及时和彻底治疗，避免再次拉伤。加强运动场地设施的管理和安全检查。

第十五节 股内收肌拉伤

股内收肌损伤多见于骑马运动，故又名骑士捩伤。在运动性损伤中，股内收肌拉伤多见于武术、跳高、跨栏、足球、体操、羽毛球和短跑等运动项目以及舞蹈与杂技工作者。

一、病因病理

(1)股内收肌群包括股薄肌、耻骨肌、长收肌、短收肌和大收肌，其功能是完成大腿内收。在运动中，内收肌突然剧烈收缩或受到很大的牵扯力量，超过了肌纤维的弹性限度，导致内收肌拉伤。包括有肌腱止点伤、内收肌肌腹和肌腱部的捩伤。

(2)损伤分为肌纤维部分撕裂与完全断裂。撕裂常发生在肌腹、肌腹与肌腱交界处、肌肉附着处。伤处出血，血肿机化，逐渐形成骨化性肌炎。

二、临床表现

(1)有明显的外伤史。

(2)伤后大腿内侧疼痛，内收无力，脚不敢着地，患肢呈髋、膝关节半屈曲姿势，跛行。大腿不敢做内收与外展动作。

检查：肌肉撕裂的主要症状有股内侧肿胀，皮下瘀斑，压痛，有时在断裂的部分可以触到凹陷。

三、治疗

(一)固定

用弹力粘膏带进行固定，然后包扎。本法疗效较好，并可做日常活动，但两条腿用力内收时则出现疼痛。4～6周可完全恢复。

(二)推拿按摩

(1)揉捏提弹法

患者取坐位，术者坐或立于患者对面。术者外擦舒活酒，做局部按摩，手法为揉、揉捏、推压等。肌肉发硬者，重手法提、弹。指针血海、风市、髀关等穴。

(2)掌揉点按法

患者取仰卧位，术者立于患者患侧。拉伤时，即时采用冷水或冰块局部冷敷10分钟后，在股四头肌腱压痛最明显处，局部常规消毒，注射当归或川芍注射液，休息半小时后，行推拿治疗。在股四头肌腔及四周采用掌揉法，在痛点用拇指点按法等。使用上述手法后，用拍法善后。

(3)揉按推滚法

患者取仰卧位，术者立于患侧。术者掌揉股四头肌及四周，用力宜轻，施术时间约3分钟。然后，术者用活血药酒，以拇指点按、推痛点，力度适中，约3分钟。再在痛点部施以滚法，时间约3分钟。最后用掌揉或指揉法和拍法善后。

(4)点穴拨挤法

患者取仰卧位，术者立于患侧。术者在伤处周围局部取穴，按损伤所涉及经脉循经取穴，使用点穴手法。按损伤肌肉的结构，在损伤部位施以按、拨、挤、推等手法。局部外敷损伤药膏。如果运动员需要继续参加比赛，则局部配合绷带加压包扎。

(三)中药治疗

初期：治宜活血祛瘀，消肿止痛，方用血府逐瘀汤，水煎，温服，一日一剂，一日3次。外敷：黄柏、延胡索、木香、白芷、血通、五灵脂、大黄、牛膝、红花、竹七等研末，用陈年老醋调匀外敷。

中后期：治宜补血活血，养筋续筋，方用强筋丸，一次6g，一日2～3次。外敷：当归、黄芪、血藤、红花、血竭，儿茶、白及、续断、五加皮、千年健、秦艽等研末，用陈年老醋调匀外敷。

(四)推拿按摩

外擦舒活酒做局部按摩，手法为揉、揉捏、推压等。肌肉发硬者，重手法提、弹。指针血海、风市、髀关等穴。

(五)针灸疗法

常用穴为阿是穴、髀关、血海、伏兔、阴陵泉、足三里、三阴交等。

(六)手术治疗

完全断裂者，应手术缝合。

四、预防

(1)充分做好训练和运动前的准备活动。特别是充分进行髋关节各个方向的准备活动。正确掌握动作要领，训练复杂动作时要循序渐进，由易到难。

(2)加强髋部肌肉力量练习，多做侧压腿，增加内收肌的柔韧性。增强髋关节的稳定性。

(3)加强运动医务监督和自我保护。加强运动场地设施、器械设备的管理和安全检查。

第十六节　股四头肌挫伤

股四头肌容易受到外力冲撞导致挫伤。在运动性损伤中，股四头肌挫伤多见于足球、篮球、摔跤和体操等运动项目。体力劳动者常因重物撞击导致股四头肌挫伤。

一、病因病理

(1)股四头肌挫伤是由直接暴力撞击，股四头肌猛烈收缩或被过度牵拉所致。股四头肌挫伤后，引起皮下出血形成瘀斑，导致股四头肌伸膝功能受限。

(2)轻度挫伤后，肌肉内出血或有小的血肿，经治疗可以吸收。重度挫伤后，组织广泛出血，血肿较大，血肿机化或钙化，晚期多发生骨化性肌炎。如足球比赛时，运动员的大腿前侧被他人用足球鞋踢伤；篮球运动员跳起抢球落地时，膝部顶撞对方大腿前面，可使股四头肌挫伤；举重运动员抓举失败，杠铃落下砸在大腿上，亦可致伤。

二、临床表现

(1)疼痛明显，局部发硬，行走困难，有麻木感，肿胀逐渐加重，膝关节屈伸功能受限。

(2)根据受伤程度和症状轻重的不同，可分为轻度、中度与重度三种类型。

轻度挫伤：压痛局限，膝可屈曲到90°，轻度跛行。

中度挫伤：局部肿胀明显，可触及肿块，膝不能屈曲到90°，上楼或站起时有疼痛感，跛行。

重度挫伤：肿胀广泛，膝不能屈曲到135°，疼痛剧烈，必须依靠拐杖才能行走，有时膝关节有积液，明显跛行。

检查：皮下有瘀斑，局部剧烈压痛。血肿较大者，触摸有波动感。股四头肌抗阻力伸膝试验阳性。

(3)X线检查：一般为阴性。血肿大者，晚期可有钙化阴影。

三、治疗

(一)按摩治疗

(1)揉推搓掐法

患者取俯卧位，术者立于患侧。术者外擦舒活酒，做表面抚摩及揉捏，用拇指指腹刺激阿是穴，强度大小以患者能耐受为度。然后在伤部周围做表面轻度揉、推压、搓和掌侧击等手法。配合经穴按摩，用掐法，取内风市、阴陵泉、阳陵泉等穴，每次选用2～3穴。

(2)掌揉点按法

患者取俯卧位，术者立于患侧。术者先在局部采用冷水或冰块冷敷10分钟后，找准股四头肌键压痛点，局部常规消毒，注射当归或川芎注射液，休息半小时后，在股四头肌腔及四周采用掌揉法，在痛点用拇指点按法等。最后用拍法善后。

(二)中药治疗

(1)轻度挫伤

初期：治宜活血祛瘀，消肿止痛，方用血府逐瘀汤，水煎，温服，一日一剂，一日3次。外敷三色敷药等。

中后期：治宜活血补血，祛瘀止痛，方用桃红四物汤，水煎，温服，一日一剂，一日3次。外敷二号旧伤药，并配合熏洗。或加红外线照射。

(2)中重度挫伤

伤后立即冷敷或使用冰袋降温，抬高患肢，停止运动，加压包扎。不可热疗、按摩，同时禁止膝关节做屈伸活动。宜用活血止痛汤，水煎，温服，一日一剂，一日3次。肿痛减轻后，外敷二号新伤药。

(三)封闭疗法

伤后2～3天，可用透明质酸酶300～1000单位，加1%普鲁卡因5mL，做局部注射，然后加压包扎，有利于消退肿胀。

四、功能锻炼

一般伤后48小时(轻度损伤24小时后)，在病情稳定情况下，即可开始做股四头肌静力性抽动练习。患者能够控制股四头肌收缩时，开始做膝关节的轻微屈伸活动。首先开始练习膝的伸直功能，然后根据病情，逐渐进行屈膝活动。开始需在床上进行膝的屈伸活动。在护理人员的帮助下扶拐杖行走。当膝关节可屈曲90°时，且下地无需借助拐杖时，再做抗阻力的屈伸练习。以后还可逐渐进行一些辅助性的训练，直到膝的活动范围完全正常为止。最后逐渐过渡到完全恢复正式的训练和比赛。

五、预防

(1)对运动员进行体育道德教育，避免有意伤人等不良行为的发生。加强裁判工作，防止不合理的故意犯规动作。

(2)正式训练或比赛前，特别是当空气湿度大，或天气寒冷时，准备活动一定要充分。合理安排运动量，纠正错误的技术动作。加强股四头肌力量训练。

(3)加强运动医务监督和自我保护。不要在疲劳时作大强度练习，对已经发生的挫伤要及时和彻底治疗，防止组织粘连及骨化性肌炎的发生。

第十七节　髌骨骨折

髌骨骨折多见于成年人和老年人，儿童极为少见。在运动性损伤中，髌骨骨折多见于足球、跳高、跳远、体操、自行车、摩托车、滑雪和溜冰等运动项目。

一、病因病理

髌骨骨折的病因分为间接暴力和直接暴力，以间接暴力为多见。

(1)当膝关节处在半屈位跌倒时，为了避免倒地，股四头肌强力收缩，而髌骨的远端由髌韧带所固定，因此产生了上下强力对抗牵拉的作用。同时，在膝关节屈曲位置下，股骨下端滑车顶点与髌骨后面密切接触而形成一力的交点，在受到肌肉强力牵拉的情况下发生髌骨骨折(图 6-30)。此类骨折大多为横断骨折且有明显分离。

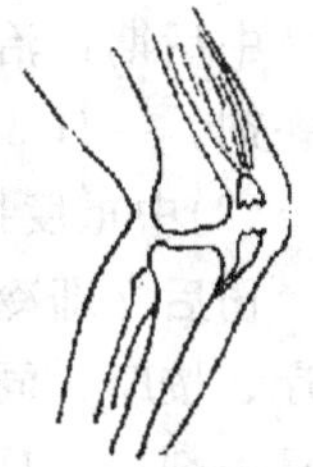

图 6-30　髌骨骨折发生分离移位机制

(2)直接暴力导致的髌骨骨折，是由于髌骨直接遭受外力打击或碰撞地面而引起的，多呈粉碎性骨折，由于髌骨周围腱膜及关节囊保持完整，故一般无明显移位，对伸膝功能影响较少。如足球运动员踢球时，小腿前面突然遭受阻力，可致髌骨骨折。又如行走不慎滑倒时，膝关节突然屈曲，或者从高处跳下，膝关节半屈曲位着地，也能引起髌骨骨折。髌骨骨折多呈横形，好发于髌骨中 1/3 或下 1/3。

髌骨骨折后引起关节积血和滑膜炎，积血吸收消散不好，可发生关节粘连，影响膝关节功能的恢复。

二、临床表现

(1)有明显的外伤史。

(2)伤后膝部疼痛剧烈，迅速肿胀，膝部皮肤擦伤，皮下有瘀斑，膝关节功能障碍，不能自主伸直及站立。

(3)骨折分离移位时，可以摸到凹下呈沟状的骨折断端，可有骨擦感或异常活动。

(4)X线：膝关节X线侧、轴位照片可以明确骨折的类型和移位情况。

三、治疗

(一)整复方法

无移位骨折：无需复位，在患肢后侧(由臀皱纹至跟部)用一长托板或石膏托板固定膝关节于伸直位即可。

有移位骨折：应尽早手法复位。患者仰卧，患肢膝关节伸直位，如果关节血肿较大，在无菌的情况下，先将积液抽出后再复位。并注入1%～2%普鲁卡因5mL，作局部麻醉。术者一手拇指和食、中指夹持固定骨折的远折块，另一手拇指和食、中指夹持近折块，向远端推，使断端对位。再以按法矫正前后移位。复位满意后，用膝圈或棉条绷带包扎固定。腿部后侧用长铁丝托板将膝关节固定在伸直位，4～6周后解除固定，开始膝关节功能锻炼。

(二)固定方法

骨折经手法整复后，将事前准备好的抱膝圈，环套在髌骨四周，患肢膝关节伸直位，后侧用一长托板，然后将抱膝圈上的四根扎带固定结扎在托板上，固定时间约4周(图6-31)。

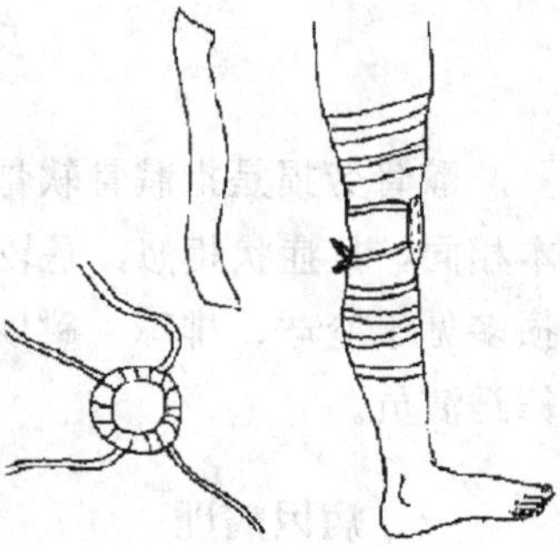

图 6-31　抱藤圈固定法

(三)手术治疗

手法复位不成功，或粉碎性骨折难以整复，以及内固定的上下极粉碎性骨折，可做髌骨部分切除术(部分骨块无法保留者可做髌骨全切除术)。术后将膝关节固定于160°～170°伸直位4～5周。手术中应注意尽量消除关节内积血，对合骨位时，要求髌面平整，修补好撕裂的关节囊和腱性扩张部。术后将膝关节固定于伸直位4～6周，其余按有移位骨折的处理。

(四)中药治疗

早期：治宜活血消肿，祛瘀止痛，方用消肿止痛汤，水煎，温服，一日一剂，一日3次。

中后期：治宜活血止痛，祛瘀生新，方用和营止痛汤，水煎，温服，一日1剂，每日3次。

损伤部外用新伤药水熏洗。4周后，解除固定，开始膝关节功能锻炼，配合一号熏洗药熏洗和按摩治疗，有利于功能的恢复。

四、练功活动

固定期间，应逐步加强股四头肌舒缩活动，每天每小时操练4～5分钟。同时，可多做踝、趾关节活动。4～6周后可逐步做膝关节屈曲活动。后期应加强膝关节的活动锻炼。

五、预防

(1)训练、比赛前做好充分的准备活动。训练、比赛后进行膝关节周围的自我按摩保健。

(2)加强股四头肌力量和髌腱周围腱止点的适应性牵拉练习，增强膝关节稳定性。

(3)正确掌握动作要领，合理安排运动量。加强运动医务监督。不要在疲劳时做大强度练习，防止意外跌倒。

第十八节　髌骨劳损

髌骨劳损是指髌骨软骨软化症和髌骨张腱末端病，这两种损伤发病原理基本相同，且症状相似，是较常见的慢性膝关节疾病。在运动性损伤中，髌骨劳损多见于篮球、排球、跳跃、短跑、举重、投掷和登山等运动项目，也常见于舞蹈演员。

一、病因病理

(1)髌骨劳损的主要原因是膝关节长期反复过多的屈伸运动，髌骨长期处于直接压迫下活动，髌骨之间反复摩擦、互相撞击，致使软骨面被磨损而发病，也有因局部受到一次冲撞或牵拉致伤。

(2)髌骨劳损还与膝部超负荷的专项训练，超出了人体的合理负担水平，股四头肌力量较弱，运动员急于求成而违反训练原则等因素密切相关。

(3)髌骨软骨面退行性病变是髌骨劳损的主要病理改变，局限性软化、纤维化，甚至软骨床的骨质外露，同时股骨内外髁的对称部位也发生同样改变。与此同时，关节滑膜及髌韧带也有一定程度的充血，渗出增加等变化。

二、临床表现

(1)起病缓慢，病程较长。

(2)最初感膝部隐痛、发软、乏力，逐渐出现髌后疼痛，酸胀无力，时发时止，与运动量和劳作有一定关系。休息后减轻，劳累后加重。上楼梯困难，严重者影响步行。

(3)膝内有摩擦样疼痛，严重者走路和静坐时也痛，股四头肌可发生轻度萎缩。

检查：膝部无明显肿胀，髌骨两侧之偏后部有压痛。

挺髌试验，髌骨劳损者多为阳性。即患膝伸直，用拇、食二指将髌骨向远端推压，嘱患者用力收缩股四头肌，此时会引起髌骨部疼痛(伸膝位抗阻试验)。

单足半蹲试验：患者做患肢蹲起动作，出现膝软、膝痛者为阳性。

(4)X线检查：早期没有明显的改变，后期在侧位片和髌骨轴位片上可见到髌骨边缘骨质增生，髌骨关节面粗糙不平、软骨下骨硬化，髌股关节间隙变窄等改变。

三、治疗

(一)推拿按摩

(1)点按穴位法

患者取坐或仰卧位，术者立于患者侧面或前面。患膝呈 90°～150°屈曲位，术者拇指指腹点按阳关、阳陵泉、膝鹤、血海、阴陵泉、足三里等穴，并用双手拇指点按双侧膝眼穴(图 6-32)。

(2)推按髌骨法

患者取坐或仰卧位，术者立于患者侧面或前面。患膝屈曲，术者双手拇指重叠，由下向上推按髌骨下缘及整个髌骨周围。用拇指指端刮髌骨周缘的痛点(图 6-33)。

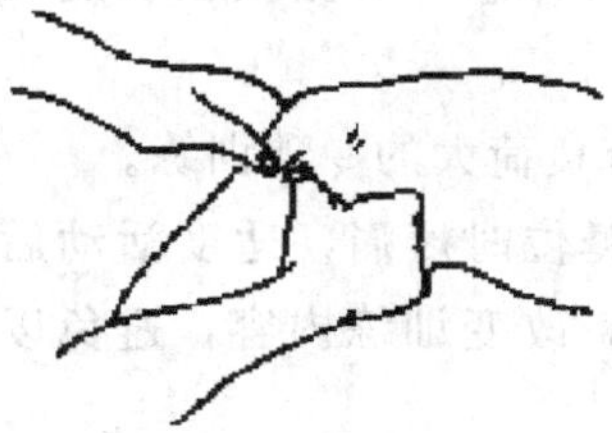

图 6-32　点按膝眼

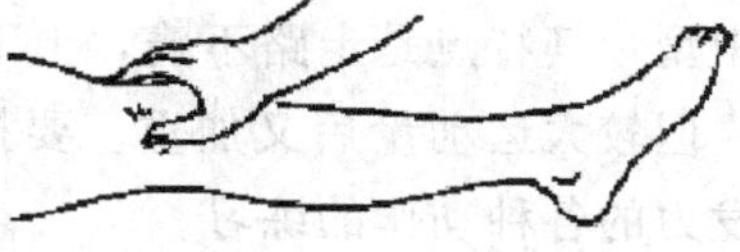

图 6-33　推按髌骨下缘

(3)一指禅推法

患者仰卧，窝部垫以枕头，术者坐于患侧。术者先用一指禅推法，用拇指罗纹面从髌上囊周围开始，沿小腿胫前肌群，做紧推慢移的往返推动；再用一指禅指端推法，推两侧膝眼穴及髌腱部位；最后行一指禅偏峰推法，重点施术于髌骨周围，要使拇指偏峰紧紧地吸贴在髌骨周围做推动。要求指力深透有力而不使髌骨滑动，以患者感觉局部透热为度，手法操作时间不得少于10分钟(图6-34)。

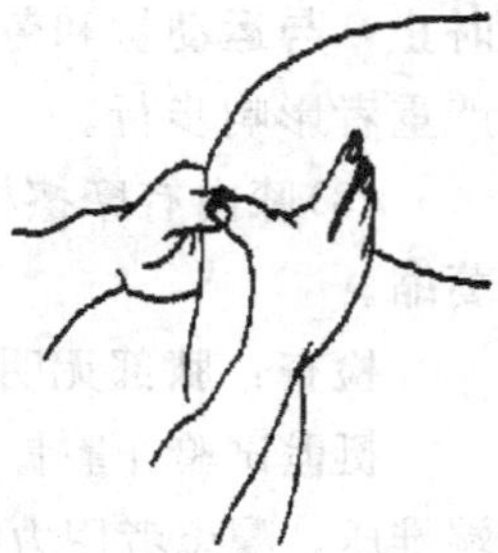

图6-34　一指禅推法

(4)按揉滚叩法

患者取仰卧位，屈膝，术者立于患侧。术者按揉血海、梁丘、膝眼、阳陵泉、阴陵泉及太溪等穴，以局部酸胀为度。然后，在膝关节周围及大腿下1/3和小腿上1/3处，用滚法往返施术5分钟，再用小鱼际擦髌骨两侧，以透热为度。接下来用食指、中指、无名指指端轻叩髌骨及其周围。随后用掌压髌骨，一按一松，反复操作5～8遍。一手握住踝部，一手按住髌骨，做屈伸膝关节活动5～10次，最后用指尖着力，相对捏住髌骨周缘，用力摩动反复操作1～3分钟。注意尽量避免髌骨左右滑动而产生疼痛。

(5)推摩点压法

患者取仰卧位，伸膝，术者立于患侧。术者先在小腿的上1/3到大腿的下1/3间，用推摩、捏揉、搓等手法，然后再固定髌骨，用拇指在髌骨边缘疼痛部位，用刮法并点压髌骨周围的穴位。

经长期推拿与按摩或其他疗法治疗效果不明显的，应考虑手术治疗。

(二)中药治疗

治宜活血温经，舒筋止痛，方用小活络丹，早晚各服5g。外用熨风散做局部热熨。

四、功能锻炼

减轻劳动强度或减少运动量，影响工作者宜休息。根据损伤程度和症状轻重的不同，可采用不同的训练方法。

轻型：可以参加训练，但应适度减少膝关节负荷大的专项训练。

中型：其特点是走路不痛，上下楼梯或半蹲位时疼痛，适度活动后疼痛减轻，但较大运动量后又加重。要控制运动量，改变训练内容，避免以膝半蹲为发力的各种动作的练习。

重型：走平路甚至静坐时也有疼痛感，应停止训练，进行治疗。

五、预防

(1)训练、比赛前做好充分的准备活动。训练、比赛后进行膝关节周围的自我按摩保健。

(2)遵循循序渐进、个别对待、全面发展的原则进行训练，防止“单打一”训练模式。加强运动技术训练，提高专项技术训练水平，纠正错误动作。

(3)加强股四头肌的力量练习。加强髌腱周围腱止点的适应性牵拉练习。

第十九节　膝关节内侧副韧带损伤

膝关节内侧副韧带损伤在运动性损伤中，多见于篮球、排球、足球、跳高、跳远和体操等运动项目。也常见于体力劳动者。

一、病因病理

(1)膝关节的内侧及外侧各有坚强的副韧带附着，它与关节内的十字韧带是维持膝关节稳定的重要结构。内侧副韧带起于股骨内髁结节，止于胫骨内髁，具有稳定膝关节，限制膝关节外翻、外旋的作用。当膝关节伸直或轻度屈曲时，外力致使膝关节骤然内、外翻，可引起侧副韧带的损伤。因膝关节外侧易受到外力的撞击，故膝内侧副韧带损伤较外侧副韧带损伤多见(图 6-35)。如篮球运动员在半蹲位急速运球而滑倒、足球运动员带球过人时与他人对脚，都容易将膝关节内侧副韧带扭伤。又如足球运动的“两人对足”，守门员向一侧倒地救球，跳箱落地时两腿未并拢而向一侧倾倒。

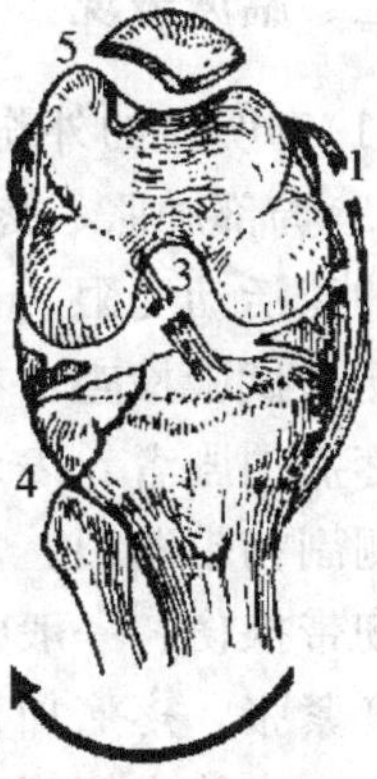

图 6-35　膝外翻扭伤(小腿外旋外展)的损伤病理示意图(联合损伤)

1. 内侧副韧带全断裂
2. 半月板损伤(内外侧均可)
3. 前十字韧带断裂
4. 胫骨外髁压缩骨折
5. 髌骨或股骨切线骨软骨骨折

(2)膝外侧直接受外力的作用也可以使膝关节强制外翻而伤及内侧韧带(图 6-36)。

(3)损伤时可能伴有内侧半月板撕裂伤，严重者还可合并十字韧带的损伤。

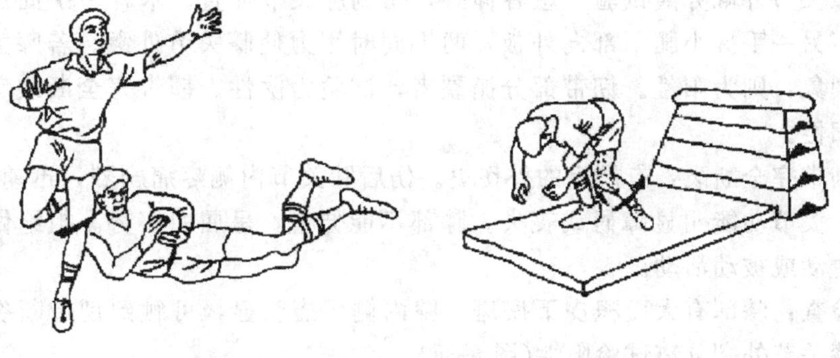

图 6-36　膝关节强制外翻伤及内侧韧带

膝关节内侧副韧带损伤，可分为挟伤、部分撕裂和完全断裂三种。韧带挟伤的病理改变不明显，只有少量胶原纤维撕裂，毛细血管出血，有轻度水肿。韧带部分撕裂，多见于前纵部上下端的附着处或后上斜部。韧带完全断裂，浅层从胫骨附着处撕脱；深层从股骨附着部撕脱或者与其相反。韧带深层断裂，常合并内侧半月板边缘破裂。深浅两层韧带断裂，可伴内侧半月板撕裂和交叉韧带的撕裂。

二、临床表现

(1)有明显的外伤史。

(2)局部肿胀、疼痛，压痛明显，压痛点在股骨内上髁，皮下有瘀斑，膝关节伸屈活动受限。

侧向试验检查：在膝关节伸直位时，将小腿做被动外展动作，若膝关节内侧疼痛加剧者，表示内侧副韧带损伤，若小腿出现有明显外展活动者，表示内侧副韧带断裂。

韧带挟伤：一般疼痛较轻，在膝关节完全伸直，被动外翻时，内侧副韧带过度紧张，疼痛加重。

检查：膝内侧可有轻度肿胀，局部压痛，无明显功能障碍。

韧带紧张试验：膝关节完全伸直时，韧带处于紧张状态，伤部疼痛，膝关节半屈曲时，内侧副韧带松弛、疼痛消失，即为阳性。

韧带部分撕裂：伤后膝内侧疼痛较重，肿胀明显，多局限于膝内侧，膝关节屈伸不利，关节血肿较少见。少数患者因关节滑膜受损伤，引起关节积液，有浮髌征象。半腱肌、半膜肌有保护性痉挛，膝关节呈半屈曲位，被动伸直时有抵抗感。

检查：在股骨内髁附着处有明显压痛。在压痛点注射1%普鲁卡因4mL，疼痛消失，此时膝关节可以屈伸。

膝关节外翻分离试验：患者仰卧，伤侧膝关节伸直。术者一手固定膝部外侧，另一手握小腿下部向外扳，两手同时用力使膝关节外翻。若膝关节有松动现象，则为阳性。韧带部分撕裂者，试验为阴性。韧带完全断裂者，试验为阳性。

韧带完全断裂：有严重的外伤史。伤后膝关节内侧疼痛剧烈，迅速肿大，跛行，关节功能明显障碍或丧失。膝部不能伸直，呈屈曲姿势。拒绝做任何膝部主动或被动活动。

检查：膝部有大面积皮下瘀斑。膝内侧压痛明显，可触到韧带断裂的凹陷。膝关节外翻分离试验阳性(图6-37)。

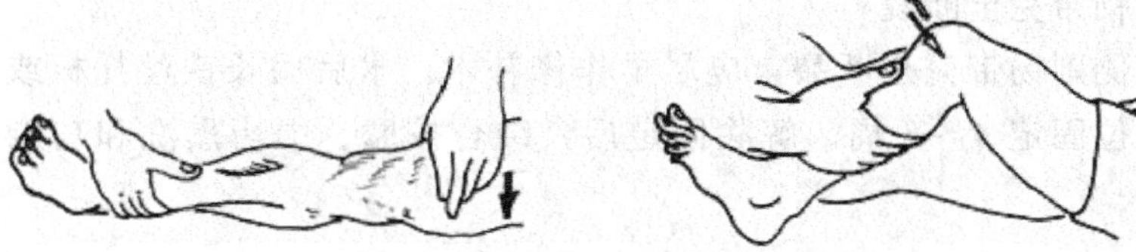

图 6-37 膝关节内侧副韧带检查法

三、治疗

(一)韧带捩伤

(1)中药治疗

早期：治宜祛瘀消肿，三七粉，口服，一次 1.5g，一日 2 次。局部敷三色敷药。肿消痛减后，用一号熏洗药熏洗患部，外擦舒活酒，进行按摩，并加强股四头肌力量的练习。

后期：治宜温经活血、壮筋活络，方用小活络丹，一次 5g，一日 2 次。局部用海桐皮汤熏洗，熏洗后贴伤湿止痛膏。

(2)按摩

早期一般不做手法治疗，一般要在 72 小时后可在伤处进行按摩，并以不引起疼痛为宜。在膝部外擦舒活酒，做按摩，用表面抚摩、揉、揉捏、搓等手法。指针血海、阴陵泉、三阴交等穴。

(3)固定和练功活动

可用弹力绷带将伤肢包扎固定于微屈位，冷敷患处并抬高患肢。待出血停止后，局部热疗及外敷中药。

侧副韧带有部分断裂者，应固定膝关节屈曲 20°～30°的功能位 3～4 周，并做股四头肌舒缩锻炼。解除固定后练习膝关节的屈曲活动。

(二)韧带部分撕裂

(1)固定：早期用铁丝托板固定膝关节微屈位 3～4 周。

(2)中药治疗

早期：治宜祛瘀消肿止痛，方用七厘散，一次 3g，一日 2 次。外敷：一号新伤药加大黄、蒲黄、莪术、牛膝等研末，水调匀外敷。

中后期：治宜温经活血、壮筋活络，方用小活络丹，一次 5g，一日 2 次。外敷：当归、赤芍、白及、骨碎补、儿茶、土茯苓等研末，水调匀外敷。若局部有硬条，南星、红花、川芎、川乌、草乌、木香、革薢、牙皂等研末，水调匀外敷。

可配合用三号熏洗药，熏洗患部，一日 2 次。在伤部上下做大面积按摩，手法同上。

（三）韧带完全断裂

若内侧副韧带完全断裂，应尽早作修补术。术后用长铁丝托板或石膏托板于微屈位固定 4～6 周。解除固定后，结合按摩、中药熏洗和功能锻炼等治疗。

四、功能锻炼

轻度拉伤 72 小时后，可在医生的指导下，在支持带的保护下进行行走练习。疼痛缓解后，鼓励患者先在床上进行股四头肌功能训练，如绷劲（肌肉冲动）、直抬腿。一周后可在固定下站立或扶拐行走。两周后，可解除固定进行关节的屈伸活动，并在支持带的保护下练习行走。应防止小腿外展或内收动作，以免再次引起侧副韧带损伤作痛。

完全断裂者在手术三天后，可开始在床上做股四头肌功能训练，一周后可进行不负重的扶拐行走，两周后可不扶拐行走。四周后进行下肢肌肉的力量和柔韧性练习。

五、预防

（1）训练、比赛前做好充分的准备活动，特别要认真做好膝部准备活动。

（2）加强运动技术训练，提高专项技术训练水平，掌握正确的技术动作要领，纠正错误动作，避免粗暴的动作。

（3）加强运动医务监督和运动保护，加强膝部肌肉力量的训练，增强关节稳定性，注意保护膝关节。

第二十节　膝关节半月板损伤

半月板具有缓冲外力和稳定膝关节功能的作用。在运动性损伤中，半月板损伤多见于足球、篮球、排球、体操、田径和跳伞等运动项目，也常见于矿工、搬运工等。

一、病因病理

半月板损伤的病因分为撕裂性外力和研磨性外力。

（1）当膝关节在半屈曲位下旋转活动，可使股骨牵动内侧副韧带，内侧副韧带牵动内侧半月板的边缘部而发生撕裂伤。

（2）研磨性外力导致半月板损伤者，多发生在外侧半月板。因正常膝关节有 3°～5°外翻，外侧半月板负重较大，长期受关节面的研磨（如长期下蹲位工作)，可引起膝外侧半月板慢性损伤。如篮球运动员抢篮板球落地后，立即转身起动，足球运动员两人对脚，铅球运动员投掷出手，后腿用劲蹬地时膝关节旋转伸直等，都可以造成半月板损伤。

二、临床表现

(1)多数患者有膝关节扭伤史。

(2)伤后膝关节立即出现剧烈疼痛，关节肿胀，屈伸功能障碍。慢性期或无明显外伤史者，病程长，持续不愈。主要症状是膝关节活动疼痛，行走和上下楼时疼痛尤为明显，伸屈膝关节时，膝部有弹响，约有四分之一的患者出现“交锁症”，即在行走的情况下突发剧痛，膝关节不能伸屈，状如交锁，将患膝稍作晃动，或按摩 2～3 分钟，即可缓解并恢复行走。“交锁症”在半月板损伤检查中有一定意义。

检查：膝关节可有轻度肿胀，关节间隙处常有明显压痛，半月板弹响试验(麦氏试验)及膝关节挤压研磨试验阳性，这些都是诊断膝关节半月板损伤的重要依据。

膝关节挤压、研磨试验：

膝关节挤压试验：患者仰卧，充分屈髋屈膝，检查者一手握住足部，一手置于膝部，先使小腿内旋、内收，然后外展伸直，再使小腿外旋、外展，最后内收伸直，如有疼痛或弹响者为回旋挤压试验阳性，半月板可能有损伤(图 6-38)。

膝关节研磨试验：患者俯卧位，患膝屈曲 90°，检查者在足部用力下压并旋转研磨，如半月板破裂者可引起疼痛，则为研磨试验阳性(图 6-39)。

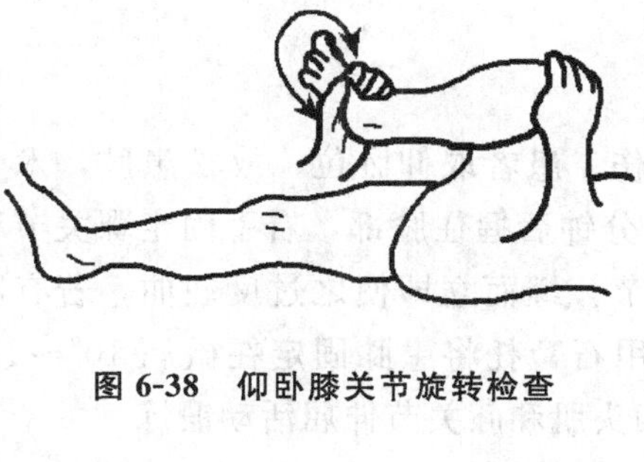

图 6-38　仰卧膝关节旋转检查

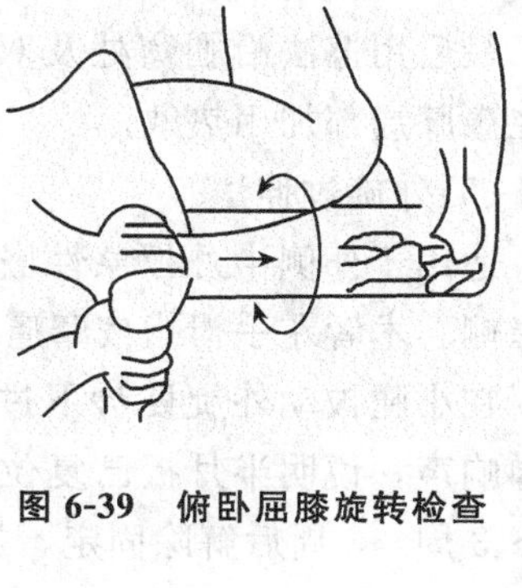

图 6-39　俯卧屈膝旋转检查

三、治疗

(一)固定

早期可用后侧夹板将膝关节固定屈膝 10° 3～4 周，以限制膝部活动，并禁止下床负重。

(二)推拿按摩

(1)解除交锁法

急性损伤疼痛或出现“交锁症”时，首先应解除交锁。患者取仰卧位，下肢伸直，放松患肢，术者立于患侧。术者用手按在膝关节疼痛处，然后慢慢摇晃，伸屈膝关节。或一手捏住膝部，另一手握踝关节上方，徐徐屈伸膝关节，并轻轻内收、外旋小腿，直至交锁症状消失，最后用长铁丝托板适当固定膝关节。

(2)屈曲旋转法

对急性损伤的患者，可做一次被动的伸屈活动。患者取仰卧位，下肢伸直，放松患肢，术者立于患侧。术者左拇指按摩痛点，右手握踝部，徐徐屈曲膝关节并内外旋转小腿，然后伸直患膝，可使局部疼痛减轻。

(3)按压拿捏法

进入慢性期，每日或隔日做一次局部推拿。患者取仰卧位，下肢伸直，放松患肢，术者立于患侧。术者先用拇指按压关节边缘的痛点，然后在痛点周围作推揉拿捏，可促进局部气血流通，使疼痛减轻。外擦舒活酒，按摩膝部及其上、下，常用表面抚摩、揉、揉捏、搓等手法，或用掌根或拇指指腹揉压患部。指针选用足三里、阴陵泉、阳陵泉、血海、风市等穴。

(4)按揉滚擦法

患者取仰卧位，下肢伸直，术者立于患侧。术者先在股四头肌及膝眼处用滚法、按揉法治疗。然后，嘱患者取俯卧位，下肢伸直，用滚法在患膝的腘窝部及两侧进行治疗，手法宜深沉而缓和，同时配合膝关节轻度的伸屈活动，最后用擦法沿腘窝处及双膝眼，两侧关节间隙按摩，以透热为度，也可以在患膝局部加用热敷。

(5)外旋过伸法

适用于外侧半月板急性嵌顿性损伤。患者取仰卧位，放松患肢，术者立于患侧。术者左手拇指按摩痛点 1～3 分钟后握住膝部，右手固定踝关节稍上方，在小腿被动外旋姿势下过伸膝关节，继而立即使之过度屈曲，若有明显的弹响声，说明半月板已复位，然后用石膏托将患膝固定在微屈 10°～15°姿势下 3 周，3 周后解除固定，加强股四头肌和膝关节伸屈活动锻炼。

(三)中药治疗

早期：治宜行气活血，方用桃红四物汤，水煎，温服，一日一剂，一日 3 次。局部红肿热痛较明显者，可敷清营退肿膏。

中期：治宜温通经络，祛寒续筋，方用补肾壮筋汤，水煎，温服，一日一剂，一日 3 次。用四肢损伤洗方熏洗患处。

晚期：治宜补肾强筋，方用六味地黄丸，一次 6g，一日 2～3 次。将紫河车、土鳖、儿茶、血竭、丹参、骨碎补、乳香、没药、象皮、茯苓、牛膝等研末，用水调和外敷。

(四)手术治疗

半月板损伤经长期治疗效果不好，症状较重者，或其他类型的半月板损伤，如迁延日久不见好转，严重影响功能者，应考虑手术切除半月板。

四、固定和练功活动

在医生的指导下，鼓励患者在固定期间，做股四头肌舒缩锻炼，防止肌肉萎缩。解除固定后，做膝关节伸屈活动和步行锻炼。对于半月板边缘部损伤者，由于边缘部血液循环较好，通过上述治疗，大多能获得较好的疗效。

五、预防

(1)充分做好训练、比赛前的准备活动，特别要认真做好膝部准备活动。

(2)加强运动医务监督和运动保护，加强股四头肌和膝部肌肉力量的训练，增强关节稳定性，提高关节的灵活性。

(3)注意保护膝关节。不应在疲劳时做高难度训练或比赛，以免引起损伤。

第二十一节　胫腓骨疲劳性骨膜炎

胫腓骨疲劳性骨膜炎，又称应力性损伤。在运动性损伤中，多见于田径、篮球和足球等运动项目，在舞蹈演员中亦有发生。

一、病因病理

(1)胫腓骨疲劳性骨膜炎的病因主要有训练水平差，动作不正确，训练方法组织不当等。

(2)运动量突然加大，或运动场地太硬等。如运动员在跑、跳过程中，足用力后蹬，小腿的肌肉长期处于紧张状态，肌肉反复牵扯使骨膜撕裂，胫腓骨骨膜及其骨膜血管扩张、充血、水肿或骨膜下出血，血肿机化，骨膜增生等骨膜炎改变。

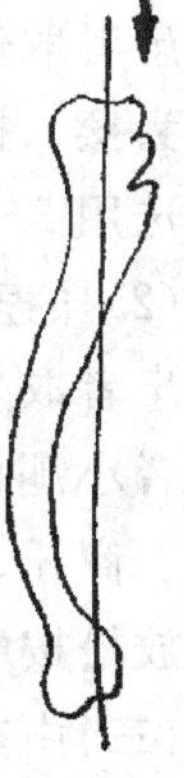

图 6-40　胫腓骨疲劳性骨膜炎发病示意图

(3)如果不及时改变训练方法，减小运动量，外力持续增加，骨质遭受损害，最后发展成疲劳性骨折，而且一旦发生，常由于疼痛影响训练和成绩提高。

二、临床表现

(1)无明显受伤史，逐渐发病。

(2)后蹬痛(当跑跳时，用力向后蹬地，胫骨即发生疼痛)，这是诊断本病的重要症状。病情轻者，症状不明显，运动后胫骨疼痛，休息后减轻。病情重者，训练后疼痛加重，跛行，或见夜间疼痛。

(3)胫骨内侧或外踝上方有局限性肿胀，皮肤有灼热感。

检查：胫骨内侧缘的中段或下段有明显压痛，有的较局限，有的较分散。有的患者腓骨外踝上方亦有压痛，触之高突不平或有硬结与肿胀。在用足尖起跳或着地，做下蹲与起立动作时疼痛加重。

(4)X线检查：常规摄正、侧、斜位片。疲劳性骨膜炎早期照片常为阴性。晚期且反复发作的严重病例可有骨膜的增生，骨质稀疏，骨皮质边缘粗糙，增厚成层状，以后显示骨膜增厚，骨皮质边缘模糊不清。

三、治疗

(一)固定

早期病情轻者，不需特殊方法治疗，可用弹力绷带包扎小腿，改做少用下肢活动的运动项目，减少运动量，2～3周症状自行消失，大多数病例可痊愈。

(二)推拿按摩

(1)揉捏指针法

患者取仰卧位，术者立于患侧。术者用舒活酒外擦小腿部后，进行按摩，手法为揉、揉捏、推压等。指针委中、腓隆、足三里、三阴交、跟内等穴。每次选用2～3穴。

(2)揉捏点按法

患者取坐位或仰卧位，患肢抬起，膝部微屈放松，术者立于患侧。术者在患者小腿内、外两侧做大面积抚摩，然后揉、捏、点按三阴交、阴陵泉、太溪、商丘、悬钟、阳陵泉、足三里、丘墟和阿是穴等，治疗约5分钟，最后做放松按摩手法结束。

(三)中药治疗

初期：治宜行气活血，方用桃红四物汤，水煎，温服，一日一剂，一日3次。外敷：黄柏、黄芩、白蔹、木通、川芎、牛膝等研末，水调匀外敷。

后期：治宜活血祛瘀，行气止痛，方用正骨紫金丹，一次6g，一日3次。

四、预防

(1)遵守科学训练原则，特别是对新运动员进行训练，要遵守循序渐进原则，正确掌握动作要领，及时纠正错误动作。

(2)训练、比赛后，做小腿的自我按摩和热水浴，放松肌肉，消除疲劳。防止突然连续加大运动量的训练，避免长时间过分集中跑、跳、后蹬、支撑等练习。

(3)加强运动场地的管理和维修，注意保持跑道的正常硬度，避免在过硬的场地上做过多的跑、跳、后蹬等练习。

第二十二节　创伤性跟腱腱围炎

跟腱腱围炎又称跟腱周围炎、跟腱周围蜂窝组织炎。在运动性损伤中，创伤性跟腱周围炎多见于跳高、跳远、三级跳远、中长跑、马拉松、篮球、排球、体操和羽毛球等运动项目，也常见于演员。

一、病因病理

跟腱是人体最大的肌腱，其近端是腓肠肌及比目鱼肌的肌腹，远端止于跟骨后下方。在跟腱背侧与深筋膜之间有4～8层滑润层，每层之间有结缔组织连接，都有血管进入，这些润滑层构成了腱围组织，即“腱围”。各滑润层之间可以相互滑动，以适应踝关节的伸屈活动。跟腱的主要作用是跑、跳、走时提踵(即跖屈)。

跟腱损伤的原因分为外因和内因。

(1)内因包括不正常的骨骼排列、双下肢不等长、肌力不平衡、肌力不足、柔软度不够等，这些内因都会对踝关节与跟腱造成不适当的压力与负荷而产生伤害。

(2)外因包含不正确的运动方式或训练方法、不适当的运动环境以及运动设施与配备不当。大多数是跑跳过多、足用力蹬地，小腿三头肌过多的强烈收缩，使跟腱及其腱围受到反复牵扯和摩擦，跟腱局部劳损所致。

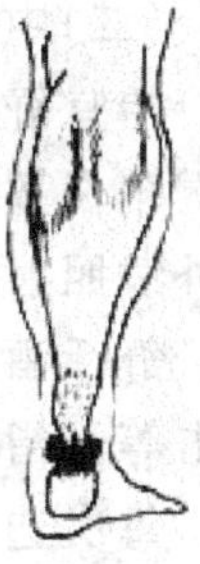

图6-41　创伤性跟腱周围炎病理示意图

(3)一次激烈运动中出现拉伤或挫伤也能导致跟腱周围炎。伤后跟腱纤维部分撕裂，纤维逐渐变性，以致坏死，腱围组织充血、水肿、增厚，甚至与跟腱粘连(图6-41)。

二、临床表现

(1)少数有急性损伤史。一般逐渐起病，病程长。

(2)跟腱部疼痛，在踏跳、蹬地时加重。大都在准备活动后即减轻或消失。

(3)后期症状严重，运动训练后加重，以致走路，甚至不负重的伸屈踝关节时也疼痛，疼痛多为持续性。

检查：早期跟腱两侧缘压痛。晚期跟腱部常出现梭形肿大，有捻发音。触诊时能摸到跟腱粗大而硬，抗阻跖屈试验跟腱部疼痛加重。

三、治疗

(一)推拿按摩

患者取坐位，患肢抬起，膝部微屈放松，术者立于患侧。术者用舒活酒外擦跟腱及小腿后方，用轻手法做揉捏、搓、掌侧击等手法做小腿和跟腱部的按摩。同时，指针委中、丘墟、昆仑、承山、康跖、跗外、跟内、腓隆、阳陵泉等穴。每次选用2～3穴。

急性期：损伤5天内采用轻手法按捏患部，上下推捋，以消瘀消肿，活血止痛。

修复期：损伤15天内，采用揉捏、摩擦、推按手法，点按委中、足三里、承筋、承山、趾阳等穴位，以促进气血流通、消散瘀血、疏通经络，加强组织代谢，防止组织粘连。

恢复期：15天后可加大手法力度，使用推按揉捏、弹拨手法，并做膝踝关节功能位活动，以解除组织粘连，恢复关节功能和肌力。

(二)中药治疗

治宜舒筋活血，行气止痛，方用舒筋活血片，一次5片，一日3次。外敷腱鞘炎散。肿痛减轻后，外敷一号旧伤药。跟腱发硬者，外敷软坚散，加红外线照射。

舒活酒外擦跟腱及小腿后方，进行表面按摩。用轻手法做揉捏、搓、掌侧击等。指针委中、丘墟、昆仑、腘池、承山、康跖、跗外、跟内、腓隆等穴。每次选用2～3穴。

(三)封闭疗法

用醋酸氢化可的松25mg和1%～2%普鲁卡因溶液3～5mL的混合液，做腱围内注射，一周注射一次，三次为一疗程。切忌将药物注入跟腱围内。

(四)自我疗法

(1)休息：当出现疼痛时，立即停止踝关节运动，以免加重损伤，至少休息 1 天。如果损伤较轻，疼痛逐渐减轻者，可以开始活动。

(2)冰敷：把冰块裹在毛巾或放入塑料袋里，敷在患处，有利于解除疼痛和肿胀。注意要将冰块压碎，不要造成冻伤。

(3)压迫：用护踝包扎患处，并把冰裹在其内，要有压迫感，但不能过紧。若有麻木感、痉挛或疼痛加重，说明裹缠过紧。30 分钟后，去除压迫和冰敷。过 15 分钟，再次裹缠患处 30 分钟。如此反复做 3 小时左右。

(4)抬高：把踝关节置于比心脏更高的平面，躺下并把腿放在被子上，伸展小腿肌肉与肌腱，抬高到与肩相平的位置，这是消肿的一项重要措施。自我疗法可持续做 24 小时。

(五)手术治疗

对于慢性病例，经上述保守治疗效果不好，出现跟腱硬化症者，应手术治疗。将粘连变性的腱围斜形切除，或将硬化的肌腱部分切除。手术后一般效果良好。

四、功能锻炼

伤后改进训练方法，调整运动量。安排慢速全脚掌着地跑，并逐渐增加距离，能够收到很好的疗效。

五、预防

(1)充分做好训练、比赛前的准备活动，特别是小腿后群肌肉的准备活动。训练或比赛后，进行热水浴和自我按摩，整理放松，以消除疲劳。

(2)注意加强自我保护。训练、比赛时踝关节处使用护套；穿质软、轻的高帮鞋，避免脚踝受伤；选择软硬适中的草坪、木质地板和泥土地，以免损伤踝关节。

(3)当跟腱部疼痛时，应及时、彻底地治疗，并使用跟腱保护支持带进行训练。当肌肉抽筋时，立即休息、按摩，慢慢放松肌肉，切忌用力踢脚跟，以防止跟腱断裂。

第二十三节　踝关节扭挫伤

踝关节扭挫伤占关节韧带损伤的 80%以上，可发生于任何年龄，以青壮年较多。在运动性损伤中，踝关节扭挫伤多见于球类、田径、滑雪、体操和跳伞等运动项目。

一、病因病理

踝关节为人体的承重关节，踝关节韧带是维持踝关节稳定的重要结构。

踝关节韧带损伤主要分内翻内旋、外翻外旋损伤，其中内翻内旋损伤占绝大多数。

(1)踝关节扭伤常发生在行走不平道路上或在奔跑、跳跃中，或下楼梯不慎踩空、骑车跌倒等，特别是当踝关节处于跖屈位时更易发生扭伤。

(2)在运动训练或比赛中，准备活动不充分，动作不协调，或踝关节周围的力量不足，以及在跳起落地时踩空，人体重心失衡等，都可使踝关节处于不稳定状态，从而导致踝关节损伤。

(3)踝关节扭挫伤轻者，为韧带附着处骨膜撕裂，骨膜下出血；较重者为韧带纤维部分撕裂；重者，韧带完全断裂，并常伴有撕脱骨折或距骨半脱位。距腓前韧带撕裂，多有踝关节囊及关节滑膜的撕裂，关节积血。内侧副韧带深层断裂，断端可嵌入关节间隙内。踝关节的反复扭伤可导致创伤性骨关节病。

二、临床表现

(1)有踝关节急性扭伤史。

(2)伤后踝部很快出现肿胀疼痛，行走困难，跛行或不能行走。患足不敢着地，即使勉强行走，也只能用足的外缘着地。2～3 日后局部可见瘀斑。内翻扭伤时，在外踝前下方肿胀，压痛明显，若将患足做内翻动作时，则疼痛加剧；外翻扭伤时，在内踝前下方肿胀、压痛明显，若将足再做外翻动作时，则内踝前下方发生剧痛。

踝关节强迫内翻试验：检查者一手握住踝关节上方固定小腿，另一手握住足外缘将踝关节内翻。两侧对比，如果伤侧距上关节在外侧“开口”较大，即为踝外侧距腓前韧带断裂，或与跟腓韧带同时于止点断裂踝关节强迫内翻试验阳性(图 6-42)。

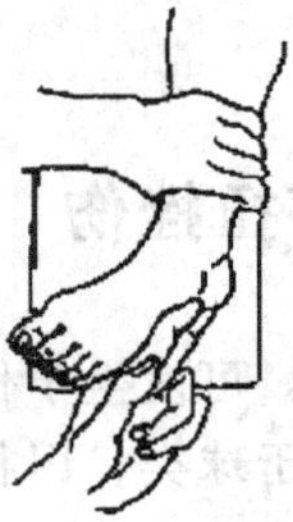

(a) 踝关节强迫内翻检查

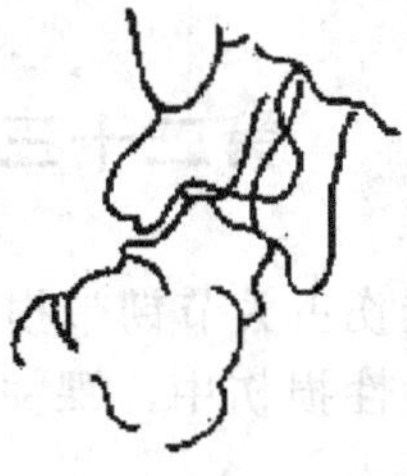

(b) 踝外侧关节隙变宽，说明外侧韧带断裂

图 6-42　踝关节强迫内翻检查

踝关节前抽屉试验：患足稍跖屈，检查者一手握小腿，一手握住足跟向前推拉，使距骨前后错动。两侧对比，如果活动范围大即属踝关节前抽屉试验阳性(图 6-43)，说明踝外侧副韧带完全断裂。

(3)X 线检查：摄踝部正、侧位片，可以区别骨折、脱位或韧带损伤。严重扭伤疑有韧带断裂或合并骨折脱位者，应做与受伤姿势相同的内翻或外翻位 X 线摄片检查。比较两侧踝关节间隙宽窄变化与距骨位置。一侧韧带撕裂往往显示患侧关节间隙增宽，下胫腓韧带断裂，可显示内外踝间距增宽。

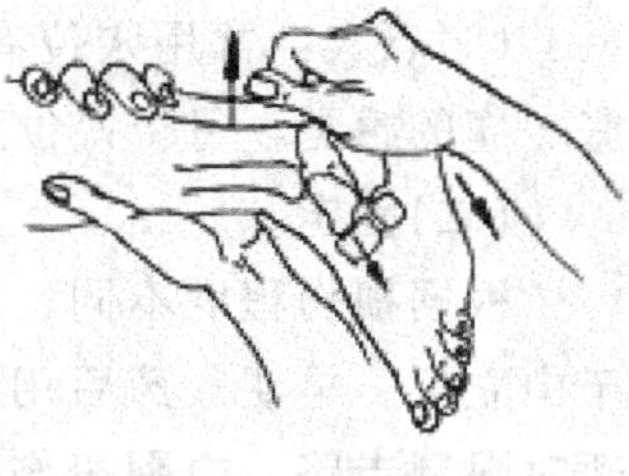

图 6-43　踝关节前抽屉试验检查

三、治疗

伤后切忌随意转动踝部，以免加重损伤。如果没有骨折，应立即予以冷敷、加压包扎、抬高患肢，并适当固定休息，外敷新伤药，损伤较重者，将损伤韧带固定于松弛位。24 小时后可进行推拿按摩治疗。

(一)推拿按摩

推拿按摩对治疗单纯性韧带损伤或韧带部分断裂者，疗效较好。

1. 按压理筋法

患者取平卧位，术者立于患侧。术者一手托住足跟，一手握住足尖，缓缓进行踝关节的背伸、跖屈及内翻、外翻动作，然后用两掌心对握内外踝，轻轻用力按压，可以起到散肿止痛的作用。伤后第二天开始做按摩，肿胀明显者，手法刺激宜轻，在足踝部及小腿做表面抚摩、揉、揉捏、摇晃等，由下而上顺理筋络，反复数遍。再按摩足三里、丘墟、昆仑、商丘、解溪、太溪等穴。如早期瘀肿严重者，则不宜用理筋手法。如合并骨折，则应及时进行手术治疗。

2. 提拿拍击法

患者取平卧位，术者立于患侧。术者用拇、食、中指指端，提拿腓肠肌，自上而下，用力柔和，酸胀为宜，同时做踝关节抖动和回环运动。再用两手掌心或掌根，紧贴小腿，相对用力，由上而下拍击，20 次左右，同时做踝关节抖动和回环运动。

患者自我按摩：具体步骤如下：

(1)用拇指或手掌在伤部轻轻揉 1～2 分钟，力度由轻到重。

(2)用拇指或手掌在伤处及周围推摩 1～2 分钟，按摩时力量要均匀。

(3)用手掌在小腿下 1/3 处，内侧与外侧推揉 1～2 分钟。

(4)拇指和其余四指呈钳形状，由上而下捏小腿后群的肌肉1～2分钟。

(5)摇踝：一手握足部，另一手握小腿下部，使踝关节旋转3～5次。

(6)点穴：常用穴位有解溪、昆仑、悬钟、阳陵泉等。点穴要有酸、麻、胀、痛的感觉，每个穴位点30秒。

(二)固定

根据损伤程度不同，可选用绷带、胶布、夹板或石膏等，将踝关节固定于中立位。早期敷药后用绷带包扎，保持踝关节于受伤韧带松弛的位置，并暂时限制走路。内翻扭伤采用外翻固定，外翻扭伤采用内翻固定，并抬高患肢，有利于消肿。对严重内翻扭伤或外翻扭伤者，应将患足固定于外翻位或内翻位，一般固定8周左右。固定期间做足趾屈伸活动。若韧带完全断裂者，固定4～6周。患肢用铁丝托板固定，内翻位受伤者，固定在外翻位；外翻位受伤者，固定在内翻位，3～4周后解除固定。

(三)中药治疗

早期：治宜活血祛瘀，消肿止痛，方用舒筋丸，一次6g，一日3次。外敷五黄散。

后期：治宜舒筋活络，温经止痛，方用小活络丹，一次6g，一日3次。外用海桐皮汤熏洗。

(四)针灸疗法

常用穴为阿是穴，备用穴为悬钟、丘墟、昆仑等，先用中等强度刺激常用穴，再用较强度刺激备用穴。亦可用艾条温灸局部10～20分钟。每日或隔日一次。

(五)冷敷

在扭伤部位用冷水冲洗或用冰块等轻轻环形滑动，但不能把冰块直接放到损伤部位不动。冷敷可以减缓受伤部位的血液循环和麻痹神经，消肿止痛。

四、功能锻炼

解除固定后，在弹力绷带或护踝的保护下，指导患者积极进行踝关节周围肌肉力量练习及屈伸活动，并逐步练习走路，做一些有准备的小跳和提踵运动，逐渐参加一般锻炼。重压患处和踝关节强迫内翻试验无疼痛时，可完全解除支持带恢复正常训练。

五、预防

(1)平时重视踝关节周围肌肉韧带力量练习和关节协调性训练，如负重提踵、跳绳、足尖走路等。

(2)训练前踝关节要裹以保护带，运动前充分活动踝关节，特别是踝关节外侧韧带要充分拉伸，使其承受一定的负荷。

(3)做好运动场地医务监督，准备活动要充分，训练方法要得当，提高落地动作的技术水平。防止撞人犯规动作。

第二十四节　运动性足跟痛

足跟痛多见于中老年人，特别以体重过大和足部过多活动者为甚。在运动性损伤中，运动性足跟痛多见于体操、跳高、三级跳远、足球和中长跑等运动项目。

一、病因病理

一次强大暴力撞击足跟部，是导致足跟痛的主要原因。运动员中足跟痛的原因主要有三：

(1)训练过度或过多地做跳跃练习。

(2)在训练中用不正确的姿势超距离长跑。

(3)足跟脂肪垫纤维化病变。如跳远与三级跳远运动员的踏跳，中长跑运动员用前足掌蹬离地面，体操运动员练习弹跳等，都会引起足跟痛。伤后，跟骨下脂肪垫充血肿胀、滑囊发炎、滑液增多、囊壁变厚、跟骨骨膜增生，严重者形成跟骨骨刺。骨刺多在跟骨底面结节部的前缘。

二、临床表现

(1)多数有创伤史，如曾有高处坠落，或其他损伤，如跟骨骨膜炎、跟骨骨质增生等。

(2)伤后足跟疼痛，站立、行走、跑跳时，足跟不敢着地，运动后疼痛加重，休息后减轻。严重者跛行。部分患者有跟骨骨刺。

检查：足跟部肿胀，可扩散到踝部。压痛明显，病变部位可根据压痛点来确定，脂肪垫损伤与跟骨下滑囊炎的压痛点在足跟中分或偏内侧，跟骨骨膜炎常在足后跟偏外侧压痛，跟骨骨刺在脂肪垫前方，跟骨结节前内侧有压痛。

(3)X线检查：跟骨骨膜炎晚期，显示骨膜增厚。跟骨骨刺早期表现不明显，后期在跟骨结节前方有粗糙或长大的骨刺。

三、治疗

(一)推拿按摩

点按足踝部诸穴：患者取俯卧位，术者立于患侧。术者拇指指端点按跗阳、昆仑、申脉、太溪、大钟、照海、公孙等穴。每穴点按10～20遍。

(1)跟腱炎型

常用揉捏、捏提、推摩法等。具体方法是：

患者取俯卧位，术者立于患侧。术者用双手揉捏患者患侧跟腱，从下向上反复15遍；然后，术者用双手捏提患者的跟腱。一捏一提跟腱，剥离粘连，由下至上反复捏提5～10遍。接下来，术者一手托住患者足背，另一手拇指指腹由足跟底部向上推搓跟腱。推搓时要压住跟腱，使力渗透入内。反复10～20遍。最后，术者一手托住患者小腿下部，另一手用小鱼际由小腿外下方向内上方来回推摩跟腱。

(2)跟骨骨膜炎型

患者取俯卧位，术者立于患侧。术者一手托住患足背部，另一手拇指指腹由足跟底部向上推搓，反复15遍。然后，术者一手托住患者患足背部，另一手握住足跟，沿顺时针方向揉搓足跟。揉搓的频率逐渐增加，以局部有透热感为度。

(3)跟骨骨质增生型

患者取俯卧位，术者立于患侧。术者一手托患者患足背部，另一手拇指指端点住足跟的最痛点，来回做局部的点刮手法。反复做3分钟。然后，术者一手托患者患足背部，另一手拇指指腹推搓足跟，使局部有透热感，反复推搓15遍。最后，术者一手拇指指端点按附阳、昆仑、仆参、申脉、太溪、大钟、照海、公孙等穴。每穴点按15遍。

(二)中药治疗

治宜养血舒筋、温经止痛，方用当归鸡血藤汤，水煎，温服，一日一剂，一日3次。外用八仙逍遥汤熏洗患足，或用熨风散作热敷。

(三)针灸治疗

取昆仑、仆参、太溪、水泉等穴，用补法，隔日一次。

(四)封闭治疗

用醋酸氢化可的松12.5mg和1%～2%普鲁卡因溶液2毫升的混合液，局部封闭，从侧面进针，做痛点封闭，药液最好注射至腱膜或骨的表面。一周注射一次，三次为一疗程。

(五)海绵垫保护法

足跟痛患者，可在足跟垫一厚海绵，将病变部位挖空，保护受伤部位，减少压迫。

(六)手术治疗

严重病例，可松解或切断跖腱膜。

四、功能锻炼

急性期宜休息，症状好转后仍宜减少步行，并在患足鞋内放置海绵垫。

五、预防

(1)加强运动技术训练，提高专项技术训练水平，正确掌握动作要领，纠正错误动作。合理安排运动量，防止单打训练模式。

(2)加强运动医务监督。不要在疲劳时做大强度练习，勿在硬地上进行跑、跳训练，增强维持足弓肌肉力量的锻炼。

(3)一旦发现足跟痛，进行及时彻底的治疗。应用海绵垫保护伤部，减少运动量。

第二十五节　腹部肌肉拉伤

腹部肌肉拉伤发病率高，约占各种损伤的25%。在运动性损伤中，腹部肌肉拉伤多见于体操、跳远等运动项目。

一、病因病理

(1)在比赛或专项训练中，一次猛烈地收腹和过度地挺腹，或反复过多地收腹、挺腹训练，尤其是准备活动不充分，训练水平不高，疲劳或负荷过重，技术动作错误，动作用力过猛或粗暴，导致腹肌拉伤。如体操运动员反复收腹、挺腹，跳远运动员踏跳腾空后挺腹紧接急剧收腹等，均易造成腹肌拉伤。

(2)气温过低，肌肉僵硬，湿度太大，场地和器械的质量不良等原因，都容易造成腹直肌的急性拉伤和慢性劳损。

(3)病理变化是局部组织细胞遭到破坏，出现组织内血肿。出血停止后，即出现反应性炎症。小血管扩张、充血、血管壁的通透性增高。除了血肿外，还形成水肿。肿胀产生了压迫和牵扯性刺激，进一步加剧局部疼痛。

二、临床表现

(1)有明显的受伤史，或过多收腹、挺腹训练史。

(2)腹部广泛疼痛，尤以脐周疼痛为重，伤后常弯腰行走，不敢挺腹，仰卧困难，腰后伸或咳嗽时疼痛加剧。无固定压痛点。

检查：腹壁紧张，肌肉痉挛呈带状。仰卧起坐试验阳性。仰卧抬腿试验阳性，并可以通过本试验确定痛点。

三、治疗

(一)推拿按摩

掌揉指针法：患者取仰卧位，术者立于患者侧面。按摩应先浅后深，用力由轻到重，再由重而轻结束。在损伤处周围和损伤所涉及经脉循经取穴。应从损伤周围到损伤局部，最初几次按摩损伤局部，用点穴手法，用力必须轻柔，以防发生化骨性肌炎。在腹部擦舒活酒，按摩以表面抚摩和掌揉为主，并配合指针中脘、气海、关元、中极等穴。一般一日2～3次。

(二)物理疗法

用新伤药水贴伤部，红外线照射，一日1次，一次15～20分钟，10次为一疗程。

(三)中药治疗

治宜活血化瘀，行气止痛，方用柴胡疏肝散加土鳖虫，血竭等。水煎，温服，一日一剂，一日3次。外贴伤湿止痛膏。

四、预防

(1)训练和运动前做好充分的准备活动，合理安排运动量。正确掌握动作要领，提高训练水平。

(2)平时加强腹部肌肉力量练习，增强肌肉韧带的伸展性。避免动作用力过猛或粗暴，不要在疲劳或负荷过重情况下训练。

(3)加强运动医务监督和自我保护。加强运动场地设施、器械设备的管理和安全检查。在气温过低，肌肉僵硬，或湿度太大的情况下训练和运动时特别要注意。

第二十六节　腰部扭伤

腰部扭挫伤是临床常见病，包括腰部肌肉和腰背筋膜损伤，多发于青壮年。祖国医学将腰部扭挫伤称为“闪腰”。在运动性损伤中，腰部扭挫伤多见于举重、体操和武术等运动项目。此外，也常见于体力劳动者。

一、病因病理

腰部是脊柱运动中负重大、活动多的部位，是身体活动的枢纽。因此，腰部易受损伤。腰部扭挫伤可分为扭伤与挫伤两大类，扭伤较多见。腰部扭伤多发生于腰骶、骶髂关节、椎间关节或两侧骶棘肌等部位。一般多为突然遭受间接暴力所致。

(1)搬运重物用力过度，身体负重过大，超过了所能承受的范围，如在举重运动中，当举起杠铃后，若重量太大，运动员腰背部肌力不足，不能保持身体平衡，重心不稳，发生扭闪，导致腰部损伤。

(2)在训练时动作不正确、球场过湿、运动员快速奔跑时，踩滑而使腰部猛烈扭闪，也是致伤的常见原因。亦有在突然扭转上身或偶尔咳嗽、泼水等动作时引起腰部扭伤。

(3)腰部挫伤多为直接暴力所致，如车辆撞击，高处坠跌，重物挫压等，致使肌肉挫伤，血脉破损，筋膜损伤，引起瘀血肿胀、疼痛、活动受限等，严重者还可合并肾脏损伤，可出现血尿等症状。

二、临床表现

(1)有明显的受伤史。

(2)伤后腰部立即出现剧烈疼痛，持续性疼痛，休息后症状减轻，病情严重者，受伤时有撕裂感，并有腰部折断的感觉。

(3)咳嗽、喷嚏、用力大便时可使疼痛加剧，腰不能挺直，局部皮下瘀血，肿胀。轻者双手叉腰缓行，重者需要他人搀扶行走。以后腰痛加重，活动受限，起卧和翻身均需人帮助。

检查：直腿抬高试验为阳性，骨盆旋转试验为阳性。腰部前屈、后仰和侧弯等动作均受限。受伤部位的肌肉、筋膜僵硬、痉挛及压痛。压痛点多在腰骶关节、髂嵴后缘、骶骨后面和腰椎横突，尤以第三腰椎横突压痛明显。

(4)X线检查：腰部照片，无明显异常改变。可以排除骨折和其他病变。

三、治疗

急性腰部扭挫伤患者一般都应卧床休息。用木板床，腰后垫一小褥，使肌肉韧带松弛，以减轻病理反应，避免重复受伤。

(一)推拿按摩

(1)揉按拔伸法

患者取俯卧位，术者立于患侧。术者用双手揉按两侧腰肌和腰骶部及两侧臀部3～5分钟，以松解肌肉的紧张，然后将脊柱作拔伸。此时，术者一手按住腰部痛处，另一手托抱患侧大腿，向背侧斜扳或摇晃数次，如腰两侧俱痛者，可扳动两腿(图6-44)。

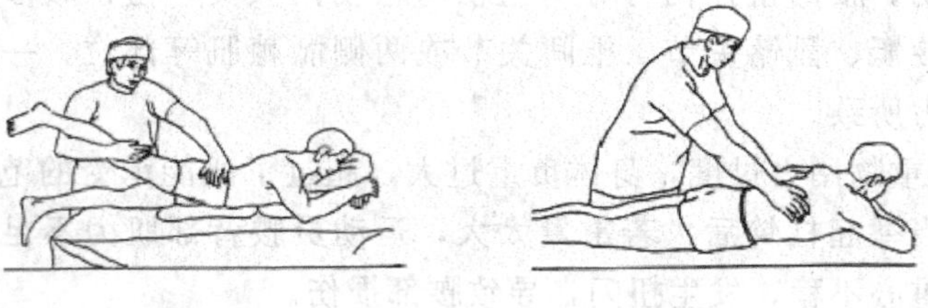

图 6-44 腰部扭伤理筋手法

对椎间小关节错位或滑膜嵌顿者，可采用坐位脊柱旋转手法治疗(图6-45)。在整个推拿过程中，手法的重点区域应是痛点，急性期症状严重者可每日推拿1次，轻者隔日1次。

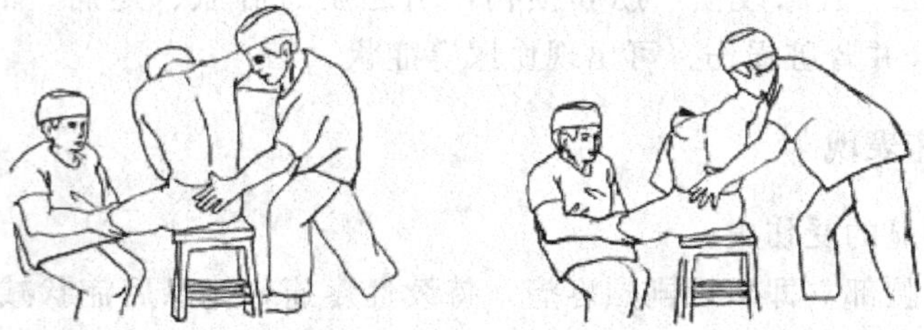

图 6-45 坐位脊柱旋转法

(2)掌揉指针法

患者取俯卧位，头偏向一侧，双臂在体侧放松。术者立于患者侧面，在腰骶部外擦舒活酒。术者先做表面抚摩，再用掌根做揉、推、按压等，手法由轻到重；然后用双拇指指针阿是穴、环跳、委中、昆仑、肾俞、八髎和腰眼等穴；最后用表面抚摩手法。一般2～3次，即可痊愈，可每日或隔日1次。

(3)弯腰膝推法

患者弯腰，术者用膝头顶住患者腰部命门穴处，并将两手放于患者腋窝下方，挟住患者前胸，用力将患者身体略向后倾，两足离地，1～2分钟后放下。让患者直立，弯腰，两手放于膝上，自行挺起，能够缓解腰部酸楚疼痛。

(4)贴背颤抖法

术者与患者背对背站立。术者用两手向后反抱，背起患者，使其腰部贴着术者臀尖部(骶椎处)，术者即运用力量振颤抖动数下，有的患者会感到腰部嗦的一声，立即松快，放下后就能活动弯仰，酸痛缓解或消失。

(5)抱膝滚腰法

患者取仰卧位，术者立于患者侧面。术者嘱患者屈膝屈髋，双手抱膝紧贴腹部，头尽量向双膝靠拢，在患者能忍受的情况下，动作由慢到快，幅度由小到大的滚动。

（二）中药治疗

初期：治宜活血补血，化瘀止痛，方用桃红四物汤，水煎，温服，一日一剂，一日3次。外敷双柏散，或外用黄柏、赤芍、川芎、乳香、没药、白芷、泽兰、牛膝、杜仲，水调敷伤部。

后期：治宜补益气血，濡养筋骨，方用生血补髓汤，水煎，温服，一日一剂，一日3次。外用伤湿止痛膏等。亦可配合热熨或熏洗。

（三）针灸疗法

一般以痛点为俞，并可选取肾俞、委中、昆仑、环跳、承山等穴位做针刺，强刺激。

（四）火罐疗法

用梅花针在腰部、骶部、环跳等痛点针刺，再拔火罐，出现少量瘀血渗出即可。

（五）骨盆牵引

患者仰卧于硬板床上，用骨盆带绕腰部固定，带的左右两侧各连接1根牵引绳连至床的足端，另一根骨盆带固定于肋下，并用两根牵引绳固定于床的头部，然后摇动牵引床，牵引重量为10kg，牵引时间为30分钟，一日1次，共牵引10次。

四、功能锻炼

损伤早期宜睡硬板床休息，以减轻疼痛，缓解肌肉痉挛，防止继续损伤。待疼痛缓解后，进行腰骶肌练习：仰卧伸膝勾脚内收抬腿，仰卧伸膝抬臂，握杠后伸腰腿，每个动作根据患者的肌肉力量情况重复若干次。以促进气血循行，防止粘连，增强肌力。

五、预防

(1)训练、运动和劳动时，应充分做好准备活动。认真掌握动作要领，克服和纠正不正确的动作。平时加强腰背部和腹部肌肉力量练习，增强肌肉韧带的伸展性。

(2)合理安排运动量，避免在疲劳或负荷过重的情况下练习。进行腰部高难度动作力量练习时，适当使用护腰带。

(3)加强运动医务监督和自我保护。加强运动场地设施、器械设备的管理和安全检查，避免场地过湿或有积水。

第二十七节　腰肌劳损

腰肌劳损又称腰背部肌肉损伤综合征、腰背部纤维织炎。腰肌劳损分为动力性腰肌劳损和静力性腰肌劳损。动力性腰肌劳损多见于从事运动和体力劳动者；静力性腰肌劳损多见于久坐和久站者。腰肌劳损是运动性损伤中的常见病，不少运动项目都可能发生。

一、病因病理

引起腰肌劳损的病因较多，常见的有以下几种：

(1)腰部急性扭伤后，未能获得及时而有效的治疗，损伤的肌肉筋膜撕裂出血，血肿不能很好地吸收，渗出物纤维化，使肌肉、筋膜发生粘连，迁延日久发展成为慢性腰痛。这是腰部劳损的主要原因之一。

(2)长期腰部姿势不良，或长期从事腰部持力及弯腰工作，可引起腰背筋膜肌肉劳损，导致腰痛。如在训练中，过多或过密的腰部活动，腰肌负担过重，由于过度疲劳，逐渐积累而发生腰肌劳损。多见于农民、矿工、翻砂工、制鞋工等。

(3)在训练、比赛或健身后，没有及时更换已汗湿的衣裤，或立即吹风、冲冷水。或骤然受凉肌肉痉挛，小血管收缩，严重地影响肌肉的营养与新陈代谢。长期营养障碍，使肌肉发生纤维变性，导致慢性腰痛。

(4)腰椎有先天性畸形和解剖缺陷者，如腰椎骶化、骶椎腰化、椎弓崩裂与腰椎滑脱，如胸腰椎压缩骨折所致的后突畸形。这是腰部肌筋慢性劳损的内在因素。

二、临床表现

(1)多有不同程度的外伤史或急性腰扭伤未彻底治疗的历史。

(2)有些患者有腰部活动过多、密度过大或长期弯腰作业或遭受风寒湿的病史。腰骶部一侧或两侧酸胀、疼痛、软弱无力，多为隐痛，时轻时重，反复发作，休息后疼痛减轻，劳累后疼痛加重。

(3)与天气变化有关，遇寒冷和潮湿，腰部酸胀痛明显。久站久坐，腰部发胀，常需变换体位或用拳叩击腰部即感舒适。

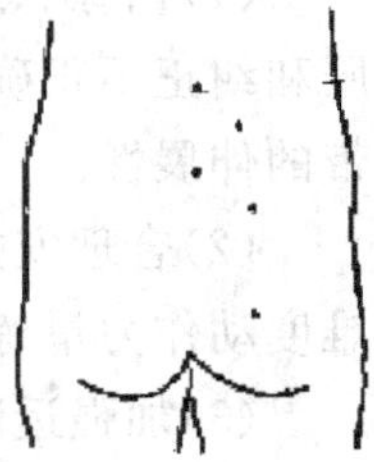

图 6-46　腰肌劳损压痛点

检查：检查脊柱外形一般正常，俯仰活动多无障碍。腰肌或筋膜劳损时，骶棘肌处、髂骨嵴后部或骶骨后面腰背肌止点处有压痛，棘上或棘间韧带劳损时，压痛点多在棘突上或棘突间(图 6-46)。病情严重者，有一侧或两侧骶棘肌痉挛，呈板状或条索状，压痛较甚，范围广。

三、治疗

（一）推拿按摩

（1）指推摩揉法

患者取俯卧位，术者立于患者左侧。术者用双手大拇指与食、中、无名指，推拿患者腰背部两侧骶棘肌，以皮肤微红，酸胀的肌肉有松弛的感觉为度。再用滚法继续作用于骶棘肌，然后在腰背部两侧的骶棘肌处，分别使用摩法、揉法。最后用手掌在腰部使用振荡法。

（2）揉按滚拿法

患者取俯卧位，术者立于患者左侧。术者用手掌揉按脊柱两侧足太阳膀胱经循行部位，先从上至下，再从下至上，并用滚法施术一分钟，然后拿捏腰痛点及腰肌痉挛处。

（3）拨络点穴法

患者取俯卧位，术者立于患者左侧。术者用拇指拨动腰部肌群，以有剥离感的肌腔为主，用点穴法点按痛点及肾俞、腰阳关、承扶、委中和腰痛反应点等穴。

（4）斜扳牵引法

患者取俯卧位，术者立于患者左侧。术者斜扳腰椎左右各一次，然后双手拿患者双踝向上方牵引一分钟，再用力抖动一次，也可用机械牵引床。

（5）揉拔捻拿法

患者取俯卧位，双上肢平放，使肩胛背部平坦松弛，术者立于患者左侧。术者先揉拔脊柱两侧疼痛区，力量由轻渐重，可反复操作3～5遍，然后让患者暴露腰背部，从腰骶部开始，沿脊柱线、脊柱旁两侧线，用拇指、食指及中指提起皮肤，双手交替捻动向前，使皮肤向前滚动，直至大椎穴处，先中间，后两侧，各捻拿一次为一遍，每次2遍，最后用轻快柔和的滚、揉、叩击手法以予缓解。

使用推拿按摩手法，一般隔日一次，10次为一个疗程。同时，结合功能锻炼，如仰卧起坐、飞燕式运动，即俯卧、上半身和下肢向上同时抬高，或站立压腿、仰卧直腿抬高活动和旋转腰部活动，并放松腰部肌肉。

（二）中药治疗

治宜补益肝肾，强壮筋骨，方用补肾壮筋汤，水煎，温服，一日一剂，一日3次。

（三）针灸治疗

1. 取肾俞、腰阳关、命门、腰眼、八髎、环跳、委中、昆仑等穴。每次选用3～4穴。或加温针、艾灸、拔火罐等，隔日一次，10次为一疗程。

2. 在阿是穴及其邻近部位取穴，如肾俞、志室、气海俞、命门、腰阳关等，针刺后可加拔火罐。以散瘀温经止痛，隔日一次，10次为一疗程。

(四)耳针治疗

刺腰骶区为主，也可取神门、肾区等，可稍作捻转，两耳同刺，留针10分钟，隔日一次，可连做2～3次。

(五)封闭疗法

用醋酸氢化可的松12.5mg和1%～2%普鲁卡因溶液2mL的混和液，局部痛点封闭。一周注射一次，3次为一疗程。亦可选用当归注射液2mL，每日或隔日做痛点和穴位注射。

(六)火罐治疗

风寒湿邪侵袭导致的腰痛，火罐治疗效果较好。先在腰背部拔走罐，反复刮动，使皮肤潮红，然后在痛点及穴位上拔定罐，留罐15～20分钟。

四、功能锻炼

对腰部慢性劳损应加强腰背肌锻炼，以促进气血流通，增强腰部筋肉的力量。在康复后期和症状缓解期主要进行腰背肌功能锻炼，预防复发。公认的效果较好的方法有以下两种：

(1)拱桥式：患者仰卧床上，双腿屈曲，以双足、双肘和后头部为支点(五点支撑)用力将臀部抬高，如拱桥状。随着锻炼时间、次数的增加，可将双臂放于胸前，仅以双足和头后部为支点进行练习。反复锻炼20～40次。

(2)飞燕式：患者俯卧床上，双臂放于身体两侧，双腿伸直，然后将头、上肢和下肢用力向上抬起，不要使肘和膝关节屈曲，要始终保持伸直如飞燕状。反复锻炼20～40次。睡前和晨起各做一次。

另外还可做广播操、太极拳等。

五、预防

(1)训练、运动和劳动时，应充分做好准备活动。认真掌握动作要领，克服和纠正不正确的动作。平时加强腰背部肌肉力量练习，增强肌肉韧带的伸展性。

(2)避免腰部过度疲劳，改变不良的劳动姿势。训练、运动和劳动后，及时擦干汗水，更换衣裤，避免汗出当风、冲冷水和坐卧湿地，防止受寒冷潮湿。

(3)某些需要弯腰作业、久坐和久站的人员，不要过度劳累，应该坚持做工间操，以消除腰部疲劳。正确、及时治疗急性腰肌捩伤。

第二十八节　腰背肌肉筋膜炎

腰背肌肉筋膜炎又称“腰背肌劳损”、“腰背部纤维炎”、“腰背筋膜疼痛证候群”、“风湿症”等。本病在运动员中非常多见，许多运动项目都可发生。

一、病因病理

本病的病因尚未完全明确。大多数学者认为，腰背肌肉筋膜炎与外伤、发烧、缺乏维生素E有关。铸工中患者较多，说明与劳动强度和工作性质有关。

(1)急性腰扭伤后，未能获得及时而有效的治疗，就投入训练，逐渐演变而成劳损。

(2)反复多次受伤，使扭伤的软组织未能得到充分修复，局部出血和渗出液不能及时被吸收，导致产生纤维性改变和瘢痕组织，压迫或刺激神经而引起腰背肌劳损。

(3)训练中过多过密的腰部活动，腰肌负担过重，导致局部组织的微细损伤，影响肌肉的营养和代谢，逐渐积累而发病。

(4)习惯性姿势不良或长期处于某种特定姿势的静力性工作，肌肉持续收缩，肌张力增高，局部血液运行不良，肌纤维变性，可逐渐导致肌肉筋膜炎的发生。

二、临床表现

(1)多数有急性腰扭伤未彻底治疗，或有腰部活动过多、密度过大或长期弯腰工作或感受风寒湿邪的病史。

(2)腰背部、腰骶部一侧或两侧局部酸、胀、疼痛、软弱无力、怕做弯腰动作。休息后减轻，劳累则加重。准备活动后疼痛减轻，运动训练后加重，经休息又减轻。适当活动或改变体位可减轻该症状。于坐站较久或行走多时加重，清晨3～4点时加重，更换体位、按摩或叩打可减轻症状。

(3)疼痛还与天气变化有关，遇寒冷和潮湿，腰部酸胀痛明显。

三、治疗

(一)推拿按摩

(1)拿揉腰肌法

患者取俯卧位，头偏一侧，术者立于患者侧面。术者双手并拢，拇指外展，其余手指伸直，拿住两侧的肾俞穴，交替拿揉，从上而下至双侧上髂穴，反复10～20遍(图6-47)。

(2)点拨腰肌法

患者取俯卧位，术者立于患者侧面。术者用双手的食、中、无名指的指腹及指端，点按脊柱一侧的肌肉和筋膜，由上而下做横向拨动。做完一侧之后，再点拨另一侧，每侧点拨10～20遍(图6-48)。

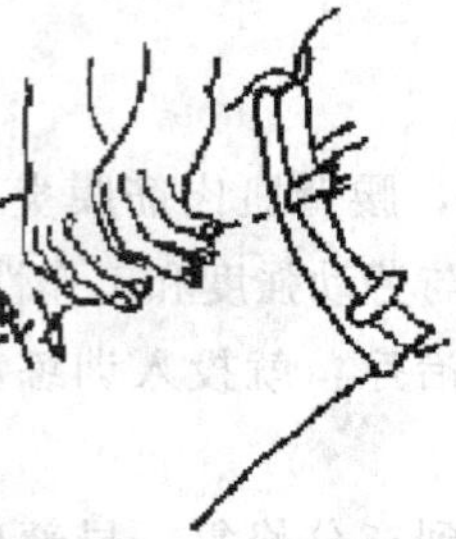

图6-47　拿揉腰肌法

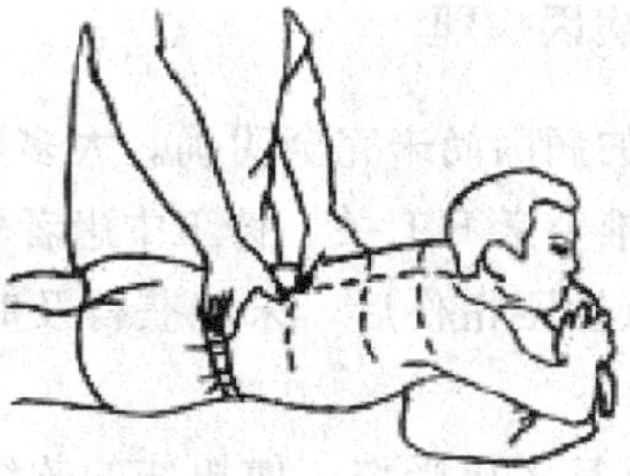

图6-48　点拨腰肌法

(3)点按滚擦法

患者取俯卧位，术者立于患者侧面。术者用双手在腰背部用分推法和滚法，然后将拇指点脊柱两旁足太阳膀胱经，自上而下至腰骶部，连续三次。术者用手背后部及掌指关节突出部，着于患者的皮肤上，于背部足太阳膀胱经及督脉，自上而下的滚动至腰骶部，反复三次。用手掌面及鱼肌部接触患者皮肤，由上而下来回推擦，根据不同的部位，一般背部用直擦法，腰部用横擦法，使皮肤潮红，有发热感为宜。

(4)推摩俞穴法

患者取俯卧位，术者立于患者侧面。术者用双手拇指指腹，置双侧关元俞穴，向上推摩，经大肠俞、气海俞、肾俞、三焦俞至胃俞止，反复10～20遍，直至局部有温热感。此法反复4遍。

(5)按揉推拨法

患者取俯卧位，术者立于患者侧面。术者沿着脊肌自上而下，以拇指和双拳做按、揉、推、拨，力度中等。患处宜偏重偏深。另外，局部辅以滚法、掌拍法，病程较长、症状较重者，点按风门、天宗、大抒、膈俞、脾俞、肾俞、委中等穴，以增强疗效，防止复发。

(二)针灸治疗

背部阿是穴，腰部可取志室、肾俞、大肠俞、环跳、殷门、委中穴。

(三)封闭疗法

用醋酸氢化可的松12.5mg和1%～2%普鲁卡因溶液2mL的混和液，局部痛点封闭。5～7 天注射一次，3 次为一疗程。亦可选用当归注射液 2mL，每日或隔日做痛点和穴位注射。

(四)中药治疗

治宜舒筋活血，温经通络，方用术桂散，水煎，温服，一日一剂，一日 3 次。外贴活络膏。

(五)使用保护带(围腰)

四、功能锻炼

持续性腰痛者暂停腰部负荷及身体前屈练习。要根据腰痛严重程度及训练后的反应安排运动量和强度。每次训练时间不宜太长，训练内容多样化，加强腰背肌、腹肌锻炼，做仰卧举腿、“飞燕”练习。可参照腰肌劳损的功能锻炼。

五、预防

(1)合理安排训练量，在全面训练的基础上加强腰、腹肌练习。提高腰、腹肌力量，保护脊柱。避免腰部过劳，注意佩戴护腰或宽腰带。

(2)经常保持良好的坐姿，避免长期固定于一种体位。对于久坐久站或长途行走以及某些需要弯腰工作的工种，特别应该坚持做工间操，以消除腰部疲劳。

(3)及时、彻底治疗急性腰扭伤。当天气变化或遇寒冷和潮湿时，要加强腰部保暖。

第二十九节　腰椎间盘突出症

腰椎间盘突出症又称腰椎间盘纤维环破裂症、腰椎间盘髓核突出症。在运动性损伤中，腰椎间盘突出症多见于举重、体操、排球、投掷和跨栏等运动项目，也常见于体力或脑力劳动者。

一、病因病理

椎间盘位于两个椎体之间，每个椎间盘由软骨板、纤维环、髓核三个部分组成，有稳定脊柱，缓冲震荡等作用。

(1)一般在 20～30 岁以后，随着年龄的增长以及不断遭受挤压、牵引和扭转等外力作用，使椎间盘逐渐发生退化，髓核含水量逐渐减少而失去弹性，纤维环可发生萎缩变性，这是造成腰椎间盘突出症的内因。

(2)在腰椎退行性变的情况下，可以因一次急性腰部扭伤，或长期反复损伤，或弯腰抬取重物时致腰部闪扭伤，易引起已萎缩变性的纤维环发生破裂，使髓核从破裂处膨出，压迫神经根而产生相应症状，造成腰椎间盘突出症。可见外力作用是导致腰椎间盘突出的主要外因。

(3)少数患者腰部着凉，或寒湿侵袭腰部，使肌肉痉挛，小血管收缩，影响局部血液供应，椎间盘营养障碍，肌肉痉挛，亦可加重椎间盘的负担，促使已变性的纤维环的损伤加重，发生髓核突出。

二、临床表现

(1)多有不同程度的外伤史。少数患者有腰部受寒史。

(2)伤后立即出现腰部一侧或双侧剧烈疼痛。伤侧腰肌痉挛，僵硬，活动受限，患肢发凉，小腿外侧，足背、足跟及足趾处有麻木感。

(3)行走及坐卧困难，以后逐渐产生坐骨神经痛。咳嗽、打喷嚏、直腿抬起、伸腿坐起、直腿弯腰、步行、弯腰、屈颈等动作可使神经根受到牵拉引起疼痛加剧。站立后、行走时疼痛加重，侧卧休息则减轻，夜晚疼痛加重，甚至不能入睡。

检查：约80%～90%的患者脊柱有明显的“S”形侧弯，多数突向患侧。腰椎生理前凸减少或消失，呈板平状或轻度后凸。约90%的患者腰部屈伸和左右侧弯呈不对称性受限(图6-49)。

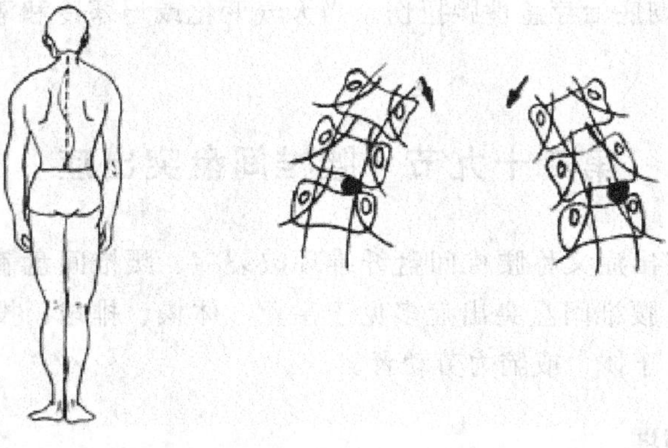

图6-49 腰椎间盘突出症的脊椎侧弯

突出在神经根内侧，腰弯向患侧，突出在神经根外侧，腰弯向健侧蹋趾背屈试验为阳性，即患侧蹋趾背屈力减弱。直腿抬高试验及直腿抬高加强试验均为阳性(图6-50)。

屈颈试验或仰卧挺腹试验为阳性。膝或腿腱反应减弱，小腿后外侧及足背皮肤感觉减退。

(4)X线检查：正位片，可见脊柱侧弯和患侧椎间隙变窄；侧位片，显示腰椎生理前突减小、消失或后突，由于椎间小关节和前、后纵韧带松弛，有时可发现病变椎间盘上、下椎体的前后错位。斜位片上如发现椎间隙前窄后宽，有助于诊断。

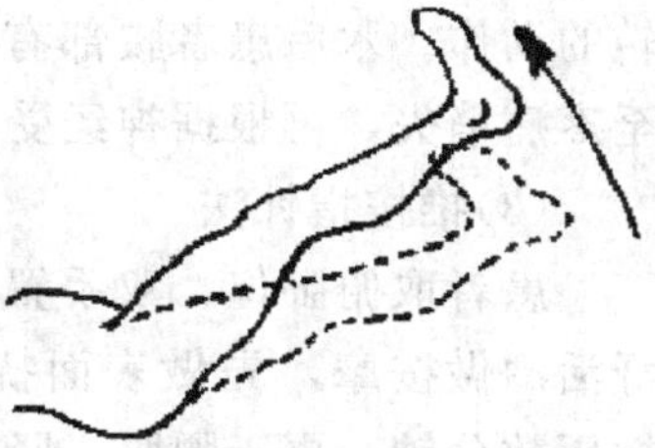

图 6-50　直腿抬高试验和加强试验(实线为直腿抬高试验，虚线为加强试验)

三、治疗

对病程较短、症状较轻者，多采用卧床休息、针灸和药物等进行治疗。症状较重者还可采用手法，麻醉推拿，骨盆牵引或手术治疗。

(一)推拿按摩

对腰腿疼痛，脊柱侧弯不大，直腿抬高可达50°者，宜用推拿手法。

(1)斜扳伸腿法

对症状较重，起坐困难的患者，经用俯卧推拿手法后，再嘱患者侧卧，术者一手按其髂骨后外缘，另一手置于其肩前，两手同时用力向相反方向斜扳(也可由二人共同按上法进行斜扳)，此时在腰骶部常可闻及弹响声(图6-51)；然后伸直下肢做腰髋过伸动作3次。再换体位做另一侧治疗。

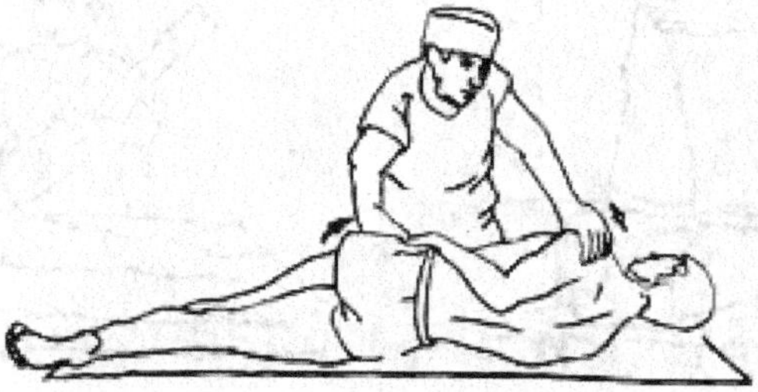

图 6-51　斜扳伸腿法

(2)拇指点按法

患者取坐位，术者立于患者身后。患者双腿弯曲呈90°，双手掌心向上放于大腿上，全身放松。术者先点按双侧肺腧穴约2分钟，再下移至平衡穴约1分钟，疼痛消失则点按停止。然后，术者坐在患者身后，双手拇指紧贴腰椎棘突下移，找出有向侧面移位的棘突和真假阳性反应点。先用拇指顺腰椎两侧紧揉慢移，以产生透热感为度。然后用同侧拇指指尖发力顶住反射点(即阳性反应点)，另一手扶住患者同侧肩部，扳动患者肩部，让其腰部产生屈伸侧弯及旋转的动作。术后患者腰部有轻松感时，术者再用拇指点按腰骶部阳性反应点至疼痛消失，再根据神经受压情况点按环跳、足三里、解溪、大敦等穴。

(3)推按指针法

患者取俯卧位，双手置体侧放松，术者立于患者侧面。术者在腰骶部擦舒活酒做按摩，先做表面抚摩，然后顺脊柱和骶棘肌由上而下做揉、推压、按压数分钟，再于腰眼、肾俞、八髎、环跳、委中、昆仑等穴位做指针刺激，最后抚摩表面。一次推拿15～20分钟，每日或隔日一次。

(4)麻醉推拿法

硬膜外麻醉较为安全。麻醉后，推拿手法具体操作如下：

第一步：患者取仰卧位，术者及助手2～8人分别牵拉患者两足踝部及两侧腋窝部，做对抗拔伸牵拉。然后先将患肢屈髋屈膝，做顺时针旋转髋关节3～4次后，再将患肢直腿抬高至最高位置时用力将踝关节背伸(图6-52)，反复操作三次后再依上法施于健侧下肢。

第二步：患者取侧卧位，患侧在上，术者站于患者背后，以一手臂环抱托起患侧大腿，另一手按压在患侧腰部，先转动髋关节2～3次，再将患肢外展30°，并向后过伸扳拉2～8次(图6-53)。然后更换患者体位，健侧在上，依上法操作。

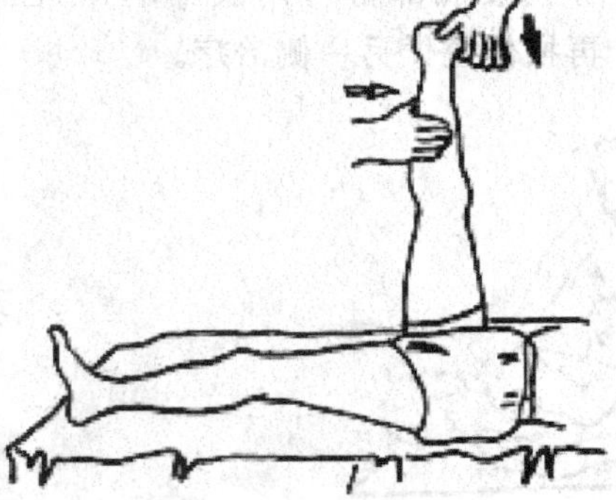

图6-52　直腿抬高

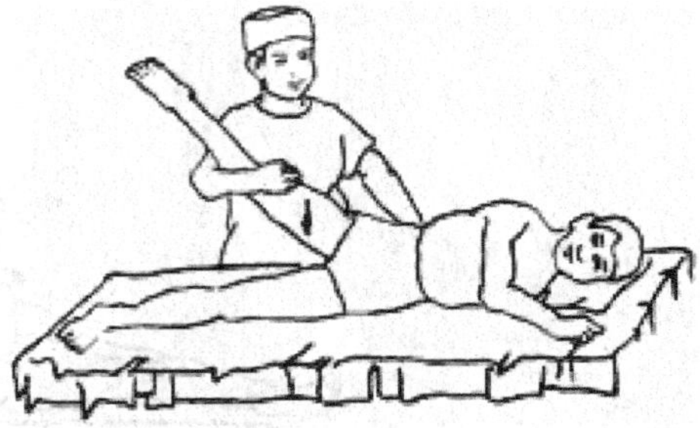

图6-53　侧卧位扳腿

第三步：重复斜扳伸腿法。

第四步：患者取俯卧位，术者用一手臂环抱托起两下肢(另一手按于患者腰部)摇动2～3次，然后做腰过伸动作，重复二次(图6-54)。

第五步：患者取俯卧位，两名助手再做腰部拔伸，此时，术者用双手掌根部按压患椎棘突部，重复操作三次，每次约一分钟。患者接受推拿治疗后，宜卧床休息1～2天，再做第二次推拿治疗(图6-55)。在治疗期间，应注意少做弯腰旋转腰部等活动，以免引起再度扭伤和症状加重。

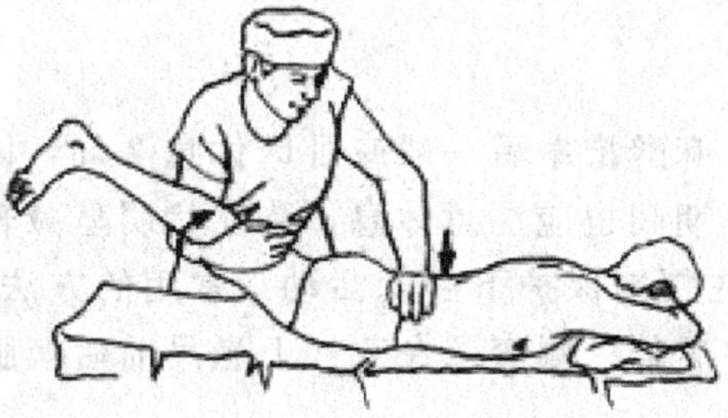

图 6-54 俯卧位运腰

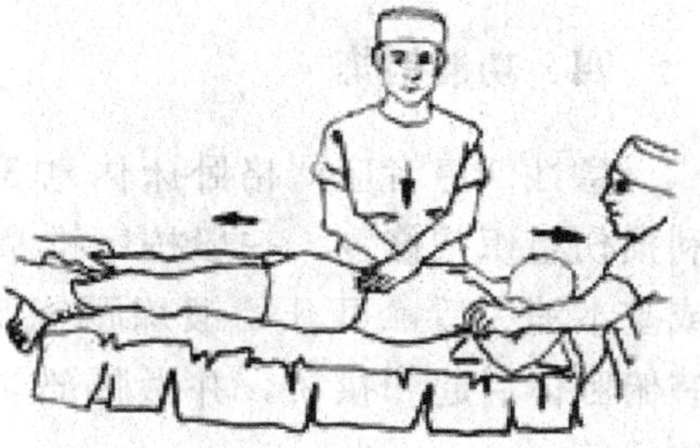

图 6-55 对抗拔伸后按压腰部

点按下肢各穴：可选择下肢的环跳、风市、足三里、承扶、委中、承山、三阴交等穴。术者双手单手拇指点按下肢双侧穴，每穴点按 10 分钟，反复 3～5 遍。

(二)骨盆牵引

牵引治疗腰椎间盘突出症效果显著。对初次发作或反复发作的急性期患者，仰卧于床上，在腰髂部缚好骨盆牵引带后，将足跟一侧的床脚垫高 10～15 公分，以做对抗牵引，其牵引重量可在两侧各用 10 公斤，每天牵引一次，每次约 30 分钟。牵引重量和牵引时间可根据患者情况进行调整。孕妇或合并高血压病、心脏病者禁用。如能坚持治疗，3～4 周内可望缓解。

(三)中药治疗

初期：治宜活血祛瘀，消肿止痛，方用复元活血汤，水煎，温服，一日一剂，一日 3 次。用黄柏、大黄、红花、川芎、赤芍、王不留行、白蔹、三棱研末，酒调外敷。

中期：治宜通经络，镇疼痛，方用五灵二香丸，一次 6g，一日 2～3 次。外贴活络膏。

后期：治宜补益肝肾，强壮筋骨，方用补肾壮筋汤，水煎，温服，一日一剂，一日 3 次。外贴活络膏。

(四)针灸治疗

取阿是穴、环跳、殷门、阳陵泉、承山、悬钟等穴，用泻法，隔日 1 次。冬天可用温针灸法。亦可加用灸法或拔火罐。

(五)封闭疗法

用 10%的葡萄糖注射液 10mL 或当归红花川芎注射液 10mL 在骶髂关节、臀部痛点、承山穴周围等疼痛明显处注射，每周 1～2 次。

(六)手术治疗

个别病例经上述方法治疗，效果不显著者，可酌情考虑手术治疗。

四、功能锻炼

急性期患者应严格卧床休息3周。麻醉推拿后一般应卧床休息2周，以利损伤组织的修复。一般按摩推拿治疗期间也应注意休息，待症状明显减轻或基本消失后，可开始锻炼腰背肌或在腰围保护下起床活动。常用的方法，有俯卧体后起和拱桥，并做腰部前屈、后伸、侧弯及在双杠上悬吊前后摆腿练习等。

五、预防

(1)合理安排训练量，在全面训练的基础上，加强腰腿部肌肉锻炼，提高腰腿部肌肉力量，保护脊柱，维持脊柱稳定性。注意佩戴护腰或宽腰带。

(2)平时注意站、坐、行和劳动姿势，经常保持良好的坐姿。避免长期固定于一种体位。坚持工间操，以消除腰部疲劳。

(3)及时、彻底治疗急性腰伤，防止复发。当天气变化或遇寒冷和潮湿时，要加强腰部保暖。

第七章　运动性疾病的治疗

第一节　过度紧张

过度紧张是指在体育健身、运动训练或比赛时，运动负荷超过人体的承受能力而导致的生理功能紊乱或病理现象。一般在训练或比赛后立即或较短时间内发病。过度紧张多见于短跑、中长跑、马拉松、游泳、滑冰、自行车、足球、篮球、拳击和举重等运动项目。

一、病因病理

过度紧张多见于锻炼较少，训练水平低，缺乏比赛经验的新手，以及患病或因运动性损伤而长期中断运动训练，突然进行剧烈运动或比赛的运动员。过度疲劳、饭后立即进行剧烈运动，或高水平运动员受强烈的精神刺激等，都可发生过度紧张。过度紧张导致的生理功能紊乱或病理现象，常常涉及人体的一个系统或几个系统。发病类型较多，病情轻重不一，差异较大。

(1)急性胃肠功能紊乱

由于激烈运动和精神紧张，交感神经兴奋，胃肠血管收缩，流经胃肠血管的血量大大减少，导致胃血管痉挛，胃黏膜出血性糜烂或溃疡，即“运动应激性溃疡”。或者是由于运动员或健身者患有消化道疾病，因剧烈运动和情绪紧张诱发出血。

(2)脑供血不足

剧烈运动时，大量的血液流经四肢和体表，脑供血相对不足，出现一时性的脑缺血所致，或是精神紧张，脑血管痉挛所致。如在举重时，胸腔及肺内压骤然剧增，造成回心血量减少，心输出量锐减，导致短暂的脑供血不足。

(3)心功能不全和心肌损害

过度紧张出现急性心功能不全和心肌损伤者，一是由于胸部受到直接打击，如拳击、足球、摔跤等，血管运动神经反射作用引起心源性休克。二是由于原患有某些心脏病，如马凡氏综合征、风湿性心脏病、病毒性心肌炎、肥厚性心脏病、冠状动脉先天发育畸形等，引起心肌缺血、心肌梗塞和急性心力衰竭。

二、临床表现

(1)急性胃肠功能紊乱

症见剧烈运动后立即或不久出现恶心，呕吐，较重者可呕吐咖啡样物，腹痛，头痛，头晕，面色苍白等，大便潜血试验阳性。

(2)昏厥型

症见一时性意识丧失，突然昏倒，清醒后全身无力，精神不佳，常伴有头痛，恶心呕吐，耳鸣，面色苍白，手足发凉，冷汗出，脉细数等。

(3)脑血管痉挛

症见运动中或运动后突发一侧肢体麻木，动作不灵或麻痹，常伴有剧烈的头痛，恶心，呕吐等。

(4)心功能不全和心肌损害

症见运动中或运动后出现头晕，目眩，步态不稳，面色苍白，口唇发绀，呼吸困难，极度衰弱，恶心，呕吐，咳嗽，咯血，胸痛，右季肋部疼痛，脉细数弱。检查时心律不齐，血压下降等。

(5)运动后猝死

在运动中或运动后，症状出现后30秒内死亡称为即刻死，症状出现后24小时内死亡称为猝死。

三、治疗

出现过度紧张均应中止运动。如果出现呼吸或心跳停止，应立即进行人工呼吸、心脏叩击或胸外心脏挤压(详见第四章第七节心跳呼吸骤停的急救(心肺复苏术))，并立即转送医院进一步抢救。

(一)急性胃肠功能紊乱

轻者宜平卧、保暖，休息观察，进流质、半流饮食或软饮食。一般1～2天病情好转。重者主要有以下几种症型：

(1)脾胃虚寒证：症见脘腹疼痛，喜温喜按，自利不渴，呕吐，食少，舌淡苔白，脉沉细等。治宜温中散寒，补气健脾，方用理中汤，水煎，温服，一日1剂，一日3次。

(2)脾胃气虚，寒湿滞中证。症见脘腹胀满或疼痛，嗳气纳呆，呕吐，泄泻，神疲少气，舌淡苔白腻，脉濡等。治宜健脾和胃，理气止痛，方用香砂六君子汤，水煎，温服，一日1剂，一日3次。

(3)寒凝腹痛兼表寒证：症见腹中痛，逆冷，手足不仁，身疼痛，舌淡红苔白，脉紧等。治宜温散表里寒邪，方用乌头桂枝汤，水煎，温服，一日1

剂，一日 3 次。

(4)胃热迫血妄行证：症见吐血，色鲜红，量多，心烦口渴，舌红苔黄，脉数等，治宜清热凉血止血，方用清热凉血方，水煎，温服，一日 1 剂，一日 3 次。

(二)心功能不全

半卧位、保持安静，吸氧。

(1)气血两虚证：症见面色苍白或萎黄，头晕目眩，四肢倦怠，气短懒言，心悸怔忡，食欲减退，舌淡，苔薄白，脉细弱等，治宜益气补血，方用八珍汤，水煎，温服，一日 1 剂，一日 3 次。

(2)阳气不足兼血虚证：症见心神不安，多梦易惊，心悸，失眠，食少，脚膝无力，面色萎黄，精神倦怠，舌淡，脉细弱无力等，治宜温补气血，方用十全大补汤，水煎，温服，一日 1 剂，一日 3 次。

(3)心脾两虚证：症见心悸不宁，失眠，健忘，喜怒无常，面色萎黄，四肢困倦，食少，舌淡苔白，脉弱等，治宜补气宁神，行气开郁，方用妙香散，水煎，温服，一日 1 剂，一日 3 次。

针刺或指掐内关、足三里穴。

推拿按摩：患者取坐位，术者立于患者身旁。患者双目平视微闭，呼吸调匀，全身放松，静坐 1～2 分钟后，术者按揉患者百会、太阳、风池、膻中等穴 5～8 分钟。

(三)昏厥

患者平卧休息，静脉注入 25%～50%的葡萄糖 40～60mL，同时注意保暖，吸氧。

(1)元气大亏，阳气欲脱证：症见面色苍白，神情淡漠，肢冷多汗，呼吸微弱，脉微细欲绝等，治宜益气固脱，方用独参汤，浓煎频服。

(2)元气大亏，阳气暴脱证：症见手足逆冷，头晕气短，汗出粘冷，呼吸微弱，或上气喘急，面色苍白，脉微等，治宜回阳固脱，方用参附汤，浓煎频服。

针刺内关、足三里、百会、人中、合谷、涌泉等穴。

四、预防

(1)认真做好体格检查。运动员在集训或比赛前，应做全面的身体检查。仔细询问病史、家族史。加强运动员训练或比赛时的医学观察，特别是对身体瘦高且高度近视者，更应该进行全面体格检查，排除马凡氏综合征，防止运动性猝死。

(2)坚持科学训练、循序渐进和量力而行的原则。对运动水平较低、运动素质较差或身体较弱的运动员，注意控制运动强度，及时调整心理状态，消除紧张情绪，以适应高强度的比赛。

(3)饭后应休息 2～3 小时后才能进行剧烈运动。对患有风湿性心脏病、病毒性心肌炎、肥厚性心脏病、冠状动脉先天发育畸形等的运动员或健身者，要加强医务监督。患病时，暂停训练和比赛。病愈后在恢复期间应避免大强度训练或参加紧张的比赛。

第二节　运动性疲劳

运动性疲劳又称过度训练综合征、过度劳累、运动过度等。运动性疲劳是指运动者在体育健身、运动训练或比赛时，由于运动量或运动强度过大，超过了运动者机体的承受能力而产生疲劳。运动性疲劳多见于篮球、拳击、自行车、体操、摔跤、划船、游泳、田径和长跑等运动项目。

一、病因病理

连续疲劳使大脑皮层兴奋与抑制之间的动态平衡遭到破坏，造成过度兴奋或过度抑制，大脑皮层功能紊乱，引起人体各系统的功能失调。导致运动性疲劳的原因主要有以下几个方面。

(1)训练安排不当

安排运动负荷时，对锻炼者或运动员的生理特点缺乏周密细致的考虑，超过了人体生理负担量。训练内容单一，缺乏全面身体素质和心理素质的训练。没有根据个人特点、机体状况、季节、地理环境等调整训练计划，或者是运动量增加太快。

(2)运动技术动作的错误

不遵循人体解剖学规律，违背人体解剖学特点、组织器官结构功能，违背了力学原理，违背了人体功能活动的规律，出现运动技术动作的错误。

(3)比赛安排不当

连续比赛缺乏调整和足够的休息，体内乳酸堆积过多，使肌肉工作能力降低，产生厌训的心理。赛后体力未完全恢复就进行大运动量负荷运动训练，伤病后过早进行大运动量训练或参加比赛。

(4)其他原因

如参加运动者或训练者心理压力过大，心情不畅、情绪低落或急躁等；如在睡眠或休息不好，营养不良，以及过度疲劳的情况下，生理功能和运动能力都相对下降，进行大运动量训练或参加比赛，容易发生运动性疲劳。

二、临床表现

运动性疲劳的症状多种多样。早期主要表现为身体机能紊乱，如进一步发展，则会出现胃肠机能紊乱，心律不齐，神经机能失调等。晚期除机能紊乱外可有形态学改变。

(一)神经精神症状

症见睡眠差，头晕眼花，四肢无力，疲惫不堪，食欲欠佳，头痛，记忆力下降，注意力不集中，反应迟钝，冷漠，孤僻，沮丧，抑郁，缺乏兴趣，烦躁不安，容易激动，无训练欲望等现象。

(二)消化系统症状

症见恶心，呕吐，食欲下降，肝区疼痛，腹泻或便秘，腹痛，腹胀等，甚至出现消化道出血症状。

(三)心血管系统症状

主要表现有心悸，心慌，胸闷，心前区不适，心律失常，血压升高，大量出汗。严重者出现明显的收缩期杂音、心电图检查往往出现异常改变(P～R间期延长、QRS间期延长、S～T段下移、T波方向改变等)，脉率一般增快(也有的减慢)，血压常常升高(也有的异常降低)，心血管系统联合机能试验出现脉搏、血压恢复过程缓慢和不良反应，血液化验检查少数人血红蛋白降低、血细胞总数增高等。

(四)运动系统症状

常常表现为持续性肌肉酸痛或僵硬，易出现肌肉痉挛，压痛，肌肉微细损伤，下肢疲劳性骨膜炎，跟腱和髌腱周围炎等。

(五)其他症状

体重进行性下降，免疫力下降，易感冒，腹泻。女运动员还会引起月经紊乱，男运动员可引起血浆睾酮水平降低。

在运动能力方面的主要表现有动作不协调，不精确，出现多余动作和错误动作，学习新动作能力差，比赛时易受干扰，技术和战术发挥不好，运动成绩下降等。

运动性疲劳诊断要点：

目前对运动性疲劳还没有一种有效便捷的诊断方法。运动医学界认为，运动性疲劳的诊断可以参考以下8个特征：

1. 运动后受伤和肌肉疼痛次数增加；
2. 清晨起床时脉搏加快；

3. 训练情绪下降，易激动，发热；

4. 失眠，提不起精神，缺乏耐久力；

5. 肌肉围度缩小；

6. 性功能减退；

7. 食欲减退；

8. 在下一次训练前肌肉恢复不过来。

对照上述8个特征，如果有2个以上的身体反应与之相符，就可以确认发生了运动性疲劳。

鉴别诊断时首先要排除其他原因或疾病引起的疲劳或运动能力的下降，如神经衰弱等。

三、治疗

运动性疲劳的治疗主要是消除病因，调整训练，加强各种恢复措施，对症治疗等。保证充足的睡眠、合理的营养，可用多种维生素和对症药物，可进行理疗或按摩等，但不要完全停止体育活动。

(一)一般处理

1. 调整训练量和训练强度。

初练者必须遵循循序渐进的原则，逐渐加大训练量和训练强度。病情轻者，主要是调整训练内容，改变训练计划，减少运动量、控制训练强度、减少力量性练习等。一般经过两周左右的时间即可基本消除，恢复正常训练。

运动性疲劳病情重者，减少运动量，避免大强度、大力量性训练，暂停专项练习，做一般小强度的身体训练，持续几周到几个月。对严重过度训练者，须完全终止训练，并改换环境进行一段时间的疗养和药物治疗。

2. 加强训练后的恢复措施

(1)补充营养物质，如高能量物质、高糖、各种微量元素、动物性蛋白质等。可多吃一些新鲜蔬菜和水果，特别应加强蛋白质的补充，每日每公斤体重1.5g为宜。

(2)保证充足的睡眠时间，有利于肌肉的恢复和增长。如睡眠不好，可以服用镇静药如眠尔通或安眠药如水合氯醛，施尔康(含多种微量元素和多种维生素)。

(3)进行桑拿浴和心理放松等，以加速疲劳消除，促进身体恢复。

(二)中医治疗

1. 调整失眠

(1)心脾两虚，心神不宁证：症见体倦乏力，惊悸失眠，食少，面色无华，舌淡脉虚等，治宜健脾益气，养心安神，方用养心汤，水煎，温服，一日1剂，一日3次。

(2)肝肾阴虚，血不养心证：症见入睡困难，多梦易惊，健忘，手足心热，口渴，舌红少苔或无苔，脉细数等，治宜滋阴养血、安神镇静，方用安神补心丸，口服，一次3g，一日3次，温开水送服。

(3)阴血不足症：症见心悸，少寐多梦，口干少津，头晕目眩，耳鸣，手足心热，舌红苔少，脉细数等，治宜养血滋阴，宁心安神，方用养血安神片，口服，一次3g，一日3次，空腹温开水送服。

2. 调整消化系统症状

(1)脾胃气虚，寒湿滞中证：症见脘腹胀满或疼痛，嗳气纳呆，呕吐，泄泻，神疲少气，舌淡苔白腻，脉濡等，治宜健脾和胃，理气止痛，方用香砂六君子汤，水煎，温服，一日1剂，一日3次。

(2)肝气犯胃证：症见脘腹胀满，脘痛连胁，嗳气频作，大便不畅，遇烦恼郁怒则痛甚，舌淡红苔白，脉弦等，治宜疏肝解郁，降气和胃，方用沉香降气散，一次6g，口服，淡姜汤下，一日3次。

(3)素体阴虚或久病伤阴证：症见脘腹隐隐疼痛，空腹时痛甚，似饥不欲食，口干，舌红少津有裂纹，少苔或花剥，细数，或见口干舌燥，纳呆干呕，或手足心热等，治宜甘寒滋润，生津养胃，方用阴虚胃痛冲剂，口服，一次6g，一日3次，空腹，温开水送服。

(三)推拿按摩

运用推拿按摩手法治疗运动性疲劳，具有较好的疗效。

(1)按揉弹拨法

患者取坐位，术者立于患者身旁。术者按揉风池、太阳、秉风、天宗、神堂、合谷等穴，在第4～7颈椎的斜方肌外缘施行重揉手法，并由外向内侧推动，使酸胀感上达头顶或眼部，再拨动冈上肌、菱形肌。治疗时间3～5分钟。

(2)推搓拍击法

患者取坐位，术者立于患者身旁。术者用重滞的按法、重推法、搓法、拍击法，点击风池、天宗、曲池、合谷、足三里等穴。具体穴位视比赛项目而定，遵循刺激比赛肌肉局部为主要原则，如铅球可点击肩井、天宗、曲池等穴位，用时1分钟。

(3)推揉啄打法

患者取坐位，术者立于患者身旁。术者两手拇指末节的桡侧自前额正中向两旁推至太阳穴，并在太阳穴处稍做点揉。分推时力量可以稍重，速度适中，稍重用力点揉太阳穴，以局部有酸胀感为佳。然后用手指啄打头部两侧。

(4)点揉经穴法

方法一：患者取坐位，术者立于患者身旁。术者点揉攒竹、鱼腰、太阳、睛明等穴，手法宜轻快柔和，每穴点揉10～15次。

方法二：患者取坐位，术者立于患者身旁。术者点揉头维、上关、下关、耳门等穴，手法宜轻快柔和，每穴点揉10～15次。

方法三：患者取坐位，术者立于患者身旁。对上肢活动多的运动项目，术者可点揉外关、曲池、曲泽、肩髃、肩髎、肩贞、肩中俞等穴，动作轻快，每穴点揉10～15次。

(四)针灸治疗

1. 取合谷、大椎、内关、三阴交、足三里、关元、百会、脾俞、肾俞等穴，得气后行补法，留针20分钟，一日1次，7次为1疗程。

2. 艾灸曲池、足三里、命门、关元、膏肓、天枢、小海、养老等穴，每穴灸5分钟，每日1次，7次为1疗程。

(五)足浴

可选用海桐皮汤、八仙逍遥汤、下肢损伤洗方等，置于锅或盆中加水煮沸后，先用热气熏蒸双脚，待水温稍减后用药水浸洗双脚，冬季可在患肢上加盖棉垫，使热能持久，每次15～30分钟。

四、预防

(1)合理安排运动量和运动强度。根据运动员的性别、年龄、身体发育状况、机体承受能力、训练水平、训练状态等具体情况，制定训练计划和训练内容。

(2)加强对青少年运动员身体素质的全面训练。对优秀运动员的训练量应注意节奏性，即大、中、小运动量有机配合。上下肢的交替运动，专项练习为主，非专项练习为辅。

(3)加强医务监督，定期体检，严格生活制度。掌握锻炼强度，当出现受伤和肌肉疼痛次数增加、早上起来时脉搏加快、持续出汗或大量出汗、训练情绪下降，易激动，在下一次训练前肌肉恢复不过来、发热、食欲减退，失眠、肌肉围度缩小、提不起精神，缺乏耐力、感冒不断等现象时，应考虑是否出现了运动性疲劳。如果出现运动性疲劳，应及时调整运动量，早调整，早治疗。

第三节　运动性贫血

贫血是指循环血液的红细胞计数(RBC)或血红蛋白浓度(Hb)低于正常值的疾病。运动性贫血是从事长时间、大强度训练的运动员中常见的一种运动性疾病，多见于田径、篮球和排球等运动项目。由于生理原因，女运动员更容易患运动性贫血。

一、病因病理

贫血的原因很多，如营养、感染、肿瘤、药物、免疫性疾病、肾脏病、胃肠病以及内分泌遗传性等疾病都可以引起贫血。引起运动性贫血的原因及机理比较复杂，多数学者认为与下述因素有密切关系。

(1)血红蛋白合成减少

铁、蛋白质、维生素 B_{12} 和叶酸等都是合成血红蛋白必需的物质。当剧烈运动时，能量大量损耗，体内的无机盐、蛋白质、维生素消耗增加。铁、蛋白质、维生素 B_{12} 和叶酸的摄入量不足，影响血红蛋白的合成。特别是大量排汗、耐力性运动项目中若出现运动性血尿，女运动员月经期铁的丢失，以及大便中铁的丢失，更容易导致运动性贫血。

(2)红细胞破坏增加

在剧烈运动时，由于体温升高，血酸度增加，儿茶酚胺分泌增多等，可引起红细胞的滤过性和变形性改变，使红细胞的脆性增加，红细胞易于破裂、溶血；又由于肌肉的极度收缩，血流加快，挤压或牵伸造成相应部位微细血管，红细胞与血管壁之间撞击摩擦加剧，红细胞破坏增加。剧烈运动时，由于脾脏收缩释放较多溶血卵磷脂，使红细胞破坏增多。

(3)血浆稀释引起相对贫血

耐力运动员的运动训练，如竞走、长跑等，特别是女青少年运动员容易发生溶血或血红蛋白尿，引起血浆容量的明显增加，出现相对的血液稀释状态，引起相对贫血。

(4)失血

剧烈运动时，若引起胃肠道出血、血尿、血红蛋白尿、痔疮、组织或内脏损伤、女运动员月经过多等都会造成不同程度的急、慢性失血，从而导致运动性贫血。

(5)运动项目

长距离径赛如竞走、长跑、马拉松，以及举重、柔道、跆拳道、摔跤等运动项目，运动性贫血的发病率大大高于其他运动项目。从事灵巧型项目的运动员，如体操、跳水运动员，以及舞蹈演员也多见运动性贫血，这可能与控制摄入量，维持较轻体重有密切的关系。

二、临床表现

(1)轻度运动性贫血：在安静状态或中小运动量时不出现症状或症状不明显，仅在大运动量时才出现某些症状。

(2)中度和重度运动性贫血，主要症状有头晕、乏力、疲倦、训练后感觉明显、眼花、头痛、记忆力下降、食欲下降等；运动中或运动后出现心悸、气促、心跳加快、体力明显下降，女运动员可出现月经紊乱或闭经。

体检：皮肤、黏膜、指甲等苍白，安静时心率加快，心尖可听到收缩期吹风样杂音，血液检查 RBC 低于正常值，Hb 低于正常值。

三、治疗

(一)一般处理

当男运动员血红蛋白低于 100g/L、女运动员血红蛋白低于 90g/L 时，应停止大、中强度的训练，在医生指导下进行治疗，待血红蛋白值上升后，再逐渐恢复运动强度。当男运动员血红蛋白在 100～120g/L、女运动员血红蛋白在 90～110g/L 时，可边治疗边训练，但要减轻运动负荷量和训练强度，避免长距离跑等。对中重度贫血的运动员以休息和治疗为主。

(二)西医治疗

积极治疗引起贫血的疾病，去除病因。对于血红蛋白低于 120g/L 者，须口服铁剂治疗，也可同时加服维生素 C 促进铁的吸收。常用治疗贫血的药物有硫酸亚铁、富血铁、叶酸、维生素 B_{12} 等。

(三)中医治疗

(1)心脾两虚证：症见健忘，失眠，盗汗，虚热，食少体倦，面色萎黄，或便血，皮下紫癜，妇女崩漏，月经超前，量多色淡，或淋漓不止，舌淡，苔薄白，脉细弱等，治宜益气补血，健脾养心，方用归脾汤，水煎，温服，一日 1 剂，一日 3 次。

(2)气血两虚证：症见面色苍白或萎黄，头晕目眩，四肢倦怠，气短懒言，心悸，怔忡，食欲减退，舌淡，苔薄白，脉细弱等。治宜益气补血，方用八珍汤，水煎，温服，一日 1 剂，一日 3 次。

(3)肾阳虚证：症见腰痛腿软，下半身常有冷感，少腹拘急，小便不利，或小便反多，入夜尤甚，早泄，舌淡而胖，苔白，脉虚弱，尺部沉细等，治宜补肾助阳，方用金匮肾气丸，一次 1 丸，一日 2 次，空腹淡盐汤或温开水送服。

(四)推拿按摩

患者取坐位，术者立于患者身旁。术者取足三里、大椎、印堂、血海、鱼际等穴，用指针法进行治疗。一次 10 分钟，一日 1 次，1 个月为1疗程，可连续治疗数个疗程。

(五)针灸治疗

针刺足三里(双)、肾俞(双)、命门等穴。然后用艾条灸，一日 1 次，一次灸 10 分钟左右，或以皮肤潮红为度，连续治疗 7 次。

(六)饮食调理

膳食平衡，营养合理。充分保证蛋白质、铁质和维生素的供应。平衡膳食包括谷类、食用脂肪类、肉蛋鱼类、根茎薯类、奶类、水果类、蔬菜类。在安排膳食时，要多吃蛋白质含量丰富、含铁较多的食物，如动物肝脏、动物血、瘦肉、黑木耳、海带、紫菜、芝麻酱、蛋黄、豆类等，切忌偏食和挑食。在运动前后适当补充一些抗氧化剂，如维生素 C 和维生素 E，能够增强红细胞抗氧能力。

四、预防

(1)科学锻炼，循序渐进，合理安排运动量。充分做好运动前的准备活动和整理运动，以防止脚底受到过度冲击。为了保护足部健康，最好穿质地轻软的运动鞋。

(2)加强医务监督，定期监测中长跑、马拉松、举重、柔道、跆拳道、摔跤、体操运动员的血红蛋白和血清铁蛋白。做到早发现、早预防、早治疗。

附：红细胞数(RBC)临床检测参考值：成年男子为 400 万～550 万/mm^3，女子为 380 万～500 万/mm^3。血红蛋白(Hb)：男子为 120～160g/L，女子为 110～150g/L。

第四节 运动性高血压

血压是体循环动脉血压的简称，分为收缩压和舒张压。高血压是指在静息状态下动脉收缩压或舒张压升高的一组临床症候群。运动性高血压是指在一定的运动负荷下，在运动过程中或刚刚结束时，收缩压大于或等于 140mmHg，舒张压大于或等于 90mmHg 的一组临床症候群。运动性高血压多见于投掷、举重和足球等运动项目。

一、病因病理

运动性高血压的发病机制主要有：交感神经系统兴奋性增高，肾素-血管紧张素系统异常激活，内分泌及体液中调节血管紧张性的多种活性分子间的平衡失调，血管内皮结构和功能的改变等。

(1)过度训练或过度紧张

患有运动性高血压的运动员都有较明显的过度训练或过度紧张的运动史和有关症状。一般收缩压和舒张压均升高，多数人的血压比正常人偏高10～20mmHg。

(2)专项运动训练量过大，或者连续大运动量训练，缺乏必要的节奏

运动员从事力量性运动项目如举重、投掷、健美等，或在一段时间内从事其他项目的力量练习较多者，都可引起收缩压和舒张压升高，尤其以舒张压升高多见，可高达100～110mmHg。

(3)青春期高血压(青年性高血压)

青春期高血压主要与性腺和甲状腺分泌旺盛及心血管发育落后于心脏有关。大负荷运动时，收缩压可高达150～160mmHg，而舒张压多正常。偶有轻微头晕、头痛。

以上因素可以单独出现或几个因素同时存在。除血压增高外，心、肺功能等检查均有功能下降的表现。

二、临床表现

早期表现：主要有头痛、头昏、失眠、记忆力减退、注意力不集中、烦闷、乏力、心悸等症。有的患者长期无症状，仅在体格检查时才发现血压增高，少数患者甚至在突发脑溢血时才被发现。患者血压在精神紧张、情绪波动或劳累后增高，休息后可降低到正常，如不治疗则血压逐渐增高而趋固定。

后期表现：高血压导致动脉粥样硬化，部分患者可合并冠状动脉粥样硬化性心脏病，发生心绞痛、心肌梗塞等。高血压还可导致脑血管意外，包括脑血管间歇性痉挛、脑溢血和脑血栓形成等。主要有头痛、眩晕、眼花、肢体麻木，亦可有暂时性的瘫痪、失语、失明、呕吐、大小便失禁、反射消失、抽搐、昏迷甚至死亡等。

三、治疗

(一)对症处理

(1)对过度训练或过度紧张所致运动性高血压者，调整运动量，血压可逐

渐恢复正常，无需特殊的药物治疗。症状不明显者，可进行医疗体育如太极拳和气功练习等。症状明显者可在医嘱下选用镇静剂、降压药、利尿剂治疗，并针对其原发病因进行治疗。

(2)对专项训练所致运动性高血压者，要适当调整力量训练的比例，增加一些放松性练习，避免急于求成。

(3)青春期高血压者一般不必禁止运动，但应适当控制运动负荷、强度、密度、训练和比赛的次数，限制力量性练习，并注意休息，保证充足睡眠，血压即可稳定。

(4)原发性高血压可视情况适当运动，注意低钠饮食，并服用降压药。

如果采取上述非药物疗法 3 个月后，仍不见好转或血压继续上升，就必须请医生检查指导，采用药物治疗。

(二)中医治疗

(1)肝阳偏亢，肝风上扰证：症见眩晕，头痛，失眠，舌红，苔黄，脉弦等，治宜平肝熄风，补益肝肾，方用天麻钩藤饮加减，水煎，温服，一日 1 剂，一日 3 次。

(2)肝火郁滞证：症见头痛，目赤肿痛，多梦易惊，不能安卧，头眩，大便干燥，小便黄赤，舌质红，苔黄，脉弦数等，治宜清热泻火，养肝散郁，方用泻青丸，口服，竹叶煎汤，温开水送下，一次 1 丸，一日 2 次。

(三)推拿按摩

(1)点推抹揉法：患者取俯卧位，术者立于患者身旁。术者取印堂、太阳、百会、风池、风府、头维、公孙、攒竹、天枢、气海、背俞、涌泉等穴，用点、压、推、抹、揉等法进行治疗，每穴 1～2 分钟，一日 3 次。

(2)一指禅推法：患者取俯卧位，术者立于患者身旁。术者取脊柱两侧足太阳膀胱经肝俞、肾俞、心俞等穴，施以一指禅推法，每穴 1～2 分钟，一日 3 次。

(四)针灸治疗

(1)取内关、太冲、太溪、合谷、三阴交、行间、丰隆、中冲、足三里、关元等穴，行平补平泻法，一日 1 次，7 次为 1 疗程。

(2)取曲池、风池、合谷、太冲、三阴交、照海、行间、足三里、关元、肝俞、肾俞等穴，以捻转提插手法行针 1 分钟，留针 15～20 分钟。一日 1 次，7 次为 1 疗程。

四、预防

(1)制订科学的训练计划，避免过度训练、过度紧张的发生。加强医务监督，定期检查血压，至少每学期应检查1～2次，做到心中有数。

(2)情绪稳定、乐观向上，避免情绪大起大落。生活规律，劳逸结合，要坚持体育锻炼，每天至少半小时，但不宜进行过于激烈的运动。戒烟戒酒。

(3)每天食盐应控制在5克内。少吃肥肉、动物油、动物内脏、鱼子、油炸食品、糕点等。多吃新鲜蔬菜、水果、鱼、蘑菇、黑木耳和低脂奶制品等食品。

附一：世界卫生组织(WHO)建议的血压判别标准：

1. 正常血压，收缩压≤140mmHg(18.64kPa)，舒张压≤90mmHg(12.1kPa)。

2. 成年人高血压，收缩压≥160mmHg(21.3kPa)，舒张压≥95mmHg(12.65kPa)。

3. 临界高血压，指血压介于正常血压和高血压两者之间。

附二：运动性高血压的诊断标准：

1. 运动时收缩压≥200mmHg，或舒张压较运动前上升10mmHg，即舒张压>90mmHg；

2. 在运动过程中或运动后2分钟内，男性收缩压≥210mmHg，女性≥190mmHg；

3. 用功率自行车进行试验，运动后3分钟内，收缩压>220mmHg，舒张压较运动前升高了15mmHg以上。

第五节　运动性心律失常

心律失常是指心律起源部位、心搏频率与节律以及冲动传导等任何一项异常，使心脏活动的规律发生紊乱，出现心律紊乱或心律不齐。各种运动项目都容易出现运动性心律失常，但多见于过度紧张、运动性疲劳等。健康人也时有发生。

一、病因病理

正常心律起源于窦房结。窦房结发出的冲动通过正常房室传导系统顺序激动心房和心室，按一定范围的频率不停地、有规律地搏动。健康成人的心脏搏动频率为每分钟 60～100 次。心律失常按发病机理分为冲动起源异常和冲动传导异常两大类。

(一)冲动起源异常

(1)窦性心律不齐

窦性心律不齐有呼吸性和非呼吸性两种。呼吸性心律不齐常见于儿童及青少年，心律不齐与呼吸有关，吸气时快，呼气时慢。非呼吸性心律不齐与呼吸无关，心率时快时慢，多见于心脏病患者。心电图表现 p-p 间隔相互差异超过 0.20 秒时，称为显著的窦性心律不齐。窦性心律不齐常见于青少年运动员，大多属于生理现象。运动员中出现显著的窦性心律不齐时，可能与过度疲劳有关。

(2)窦性心动过缓

每分钟从窦房结发出冲动频率低于 60 次者，称为窦性心动过缓。运动员安静时窦性心动过缓发生率较高，据国内报道占 50%以上，安静时最慢心率为每分钟 33 次。窦性心动过缓多见于从事耐力训练(马拉松、公路自行车等)的运动员。运动员窦性心动过缓是运动员长期体力训练产生的心脏适应性反应，是心功能改善及交感神经张力降低，迷走神经张力占优势的体现。如运动员心动过缓伴有其他心律失常等症状时，应结合临床表现与病理性窦性心动过缓相鉴别。

(3)窦性心动过速

每分钟从窦房结发出的冲动高于 100 次者，称为窦性心动过速。运动员在训练、比赛时常常出现窦性心动过速，但是安静时出现窦性心动过速者非常少见。如果运动员安静时出现心动过速，要考虑是否过度疲劳，注意排除甲状腺机能亢进症、感染等。

(4)过早搏动

过早搏动是由窦房结以外的异位起搏点过早地发出冲动引起的心脏搏动，又称为期前收缩、期外收缩或额外收缩。过早搏动常见于各种器质性心脏病或心脏神经官能症患者。情绪激动、精神紧张、疲劳、消化不良、过度吸烟、饮酒或喝浓茶、毛地黄类等药物的毒性作用、缺钾等都可引起发作。运动员中出现的过早搏动，与过度疲劳、感染、情绪因素密切相关，如运动员患马凡氏综合征，更容易出现早搏。

(5)阵发性心动过速

阵发性心动过速是一种阵发性、不规则而快速的异位心律，每分钟心律在 160～220 次。每次发作持续数分钟至数小时或数天。多见于各种器质性心脏病患者，常见于冠状动脉硬化性心脏病，特别是在发生急性心肌梗塞时。运动员中出现的阵发性心动过速，大多属于功能性改变，一般无重大影响。如发作时间较长，每分钟心率在200次以上者，一般均不能进行正常训练和比赛。

其他还有房室交界性逸搏、房室交界性心律、心房颤动等。

(二)冲动传导异常

(1)窦房传导阻滞

窦房结产生的冲动不能传到心房，是一种罕见的心律失常。主要是因迷走神经张力增高和毛地黄类药物作用所致。运动员窦房传导阻滞是迷走神经张力占优势引起的。过度疲劳时也可出现暂时性的窦房传导阻滞。

(2)房室传导阻滞

房室传导阻滞是指窦房结发出的冲动，从心房传导到心室的过程中发生障碍，使冲动部分或全部不能通过者。多见于各种器质性心脏病患者，以及毛地黄类药物毒性反应或通过迷走神经反射性刺激引起的传导组织的机能障碍等。运动员中出现的Ⅰ度房室传导阻滞，主要是因为迷走神经张力占优势，常出现在夜间，卧位或闭气试验时，应暂停训练和比赛。重度房室传导阻滞又称完全性心脏传导阻滞，心房的激动完全阻滞，不能下传到心室，可分为先天性和后天性，多属病理性。

(3)心室传导阻滞

包括所有在房室束分叉以下的传导阻滞。心室传导阻滞多见于各种器质性心脏病患者。据报道，马拉松运动员和竞走运动员，心室传导阻滞的发生率较高，这与过度训练密切相关。

二、临床表现

(1)心律失常短暂的发作或偶然发作大多无明显症状。频发者或有心前区不适、胸闷、心悸、心跳增快或减慢。

(2)头部、颈部发胀，乏力、头晕、恶心呕吐、面色苍白、出冷汗、气促、脉细弱，甚至昏厥。

(3)心电图检查有异常。

三、治疗

(一)对症处理

(1)窦性心律不齐、窦性心动过缓：一般说来，窦性心律不齐、窦性心动过缓、窦性心动过速大多不需治疗。如患者有头晕等症状，对症处理即可。

(2)房室交界性心律短暂发作多无重要性，用阿托品治疗可能有效。持久的发作提示心肌损害，需用药物治疗。

(3)早搏：早搏如无器质性心脏病，大多无需特殊治疗，但必须向患者解释清楚，消除顾虑。与烟、酒、茶、疲劳及消化不良有关者应予以纠正。如果情绪紧张或伴有自觉症状显著者，可试用小剂量镇静剂。发作频繁、症状显著者或伴有器质性心脏病者，可用药物治疗。

心律失常的治疗，应在专科医生指导下进行。目前临床常用的抗心律失常药物有近100种。主要有以下几类。

①第一类抗心律失常药物又称膜抑制剂。

②第二类抗心律失常药物即β肾上腺素受体阻滞剂，有心得安，氨酰心安，美多心安，心得平，心得舒，心得静等。

③第三类抗心律失常药物系指延长动作电位间期药物，有溴苄铵、乙胺碘呋酮。

④第四类抗心律失常药物系钙通道阻滞剂，有异搏定、硫氮卓酮、心可定等。

⑤第五类抗心律失常药物即洋地黄类药物，代表药物有西地兰、毒毛旋花子甙K+、地高辛等。

(二)中医治疗

(1)气血不足，阳气虚弱证：症见心动悸，脉结代，虚羸少气，舌淡，舌光少苔，或舌体瘦小等，治宜益气滋阴，养血复脉，方用炙甘草汤，水煎，温服，一日1剂，一日3次。

(2)心脾两虚证：症见心动悸，脉结代，健忘失眠，盗汗虚热，食少体倦，面色萎黄，或便血，皮下紫癜，妇女崩漏，月经超前，量多色淡，或淋漓不止，舌淡，苔薄白，治宜益气补血，健脾养心，方用归脾汤，水煎，温服，一日1剂，一日3次。

(3)心阴亏虚、心失所养证：症见心悸失眠，虚烦神疲，梦遗，手足心热，口舌生疮，大便干结，舌红少苔，脉细数等，治宜滋阴养血，补心安神，方用天王补心丸，口服，一次9g，一日3次。

(4)心脉痹阻，心失所养证：症见心动悸，脉结代，胸闷，时有胸痛，痛如针刺，或向后背、上肢放射痛，唇甲青紫，舌质有瘀点或瘀斑，脉涩或结代，治宜理气止痛，活血化瘀，方用丹参饮，水煎，温服，一日1剂，一日3次。

(三)推拿按摩

患者取俯卧位，术者立于患者身旁，术者用一指禅推法，由上而下按摩脊柱两侧足太阳膀胱经穴位，如大椎、心俞、肝俞、脾俞、胃俞、肾俞等，两侧交替进行。按摩频率约60次/分，一次15分钟。

(四)针灸治疗

(1)体针

主选心俞、内关、神门等。早搏加三阴交，心动过速加足三里，心动过缓、房颤加膻中、曲池等穴。背俞穴应在穴之外方2分处呈45°进针，斜刺向脊柱，深1～1.5寸，得气后，提插捻转，使针感向前胸放射，以补法或平补平泻法刺激3～5分钟起针；四肢穴位可以深刺，予以中强刺激，平补平泻，留针20分钟，隔5分钟运针1次。

(2)电针

主选内关、间使、郄门、三阴交等，加足三里、心俞、膻中、肾俞。进针得气后，接通G6805电针仪，连续波，频率每分钟120次，强度以患者能耐受为度，通电15～30分钟。一日1～2次。

(3)耳针

主穴：内分泌、心、交感、神门、枕。

配穴：皮质下、小肠、肾，心动过速加耳中，心房颤动加心脏点(心脏点位于屏上切迹微前凹陷后下缘)。心律失常均取主穴3～4个，酌加1～2个配穴。中强刺激，留针1小时。如为阵发性心动过速，取耳中为主穴，配主穴2～3个，留针30分钟到1小时；心房颤动取心脏点为穴，加配2～3个其他穴位，留针30分钟，手法应轻，以防晕针。留针期间，宜行针2～3次。一日治疗1次，重者一日2次。

四、预防

(1)培养良好的个人卫生习惯、戒烟限酒，消除心律失常的诱因。早发现、早诊断、早治疗。

(2)科学选材，科学合理地训练，避免过度训练、过度疲劳。排除心律失常的发病因素。

(3)当出现前期收缩、阵发性心动过速、房室传导阻滞、过早搏动等时，应加强医务监督和健康检查，密切观察，注意排除器质性心脏病。

第六节　运动性晕厥

运动性晕厥是指在大强度的运动训练或激烈的比赛中或比赛后，由于大量血液分布于下肢等多种原因，引起的一时性脑供血不足或脑血管痉挛所致的短暂意识丧失状态。发作时因肌张力消失不能保持正常姿势而倒地。运动性晕厥多见于长跑、足球、篮球、长距离滑雪、滑冰、公路自行车、举重、竞走、自行车练习者、网球和马拉松等运动项目。青年和中老年均有发生，以中老年为多见。

一、病因病理

运动性晕厥的病因病理可分为以下几类。

(1)血管减压性晕厥

血管减压性晕厥又称单纯性晕厥，可以发生在正常人中。发病率占各类型晕厥的首位。发作前有情绪不稳定或强烈的精神刺激等因素，引起动脉压和全身骨骼肌肉的阻力降低，大脑血液灌注量减少出现晕厥。年轻女性运动员以及新入队的队员参加大型比赛，赛前紧张状态易促进本病发生。

(2)心源性晕厥

发作与体位无关，主要是因为运动时心肌耗氧量增加，由于多种原因引起冠状动脉供血不足发生心肌缺血，导致心脏功能障碍，脑组织供血不足，引起晕厥。运动可激发没有器质性心脏病的人发生心律失常，导致心脏射血功能障碍，脑组织供血不足，引起晕厥。又如主动脉瓣或瓣下狭窄的人常在运动或体力劳动时发生晕厥。先天性心脏病人运动后由于明显的动脉低氧可导致晕厥。

(3)体位性低血压晕厥

体位性低血压晕厥又称重力性休克性晕厥，多见于径赛运动项目。当运动员以下肢为主进行运动时，下肢肌肉的毛细血管大量扩张，其供血量比安静时增加20～30倍。此时，如果在大强度的训练或激烈的比赛中或比赛后立即停止不动，由于下肢毛细血管和静脉失去了肌肉收缩时对它们的节律性挤压作用，加上血液本身受到的重力影响，导致大量血液积聚在下肢舒张的血管中，造成回心血流量和心输出量的减少，使脑部相对供血不足引起晕厥，出现体位性低血压晕厥。如举重运动员在举重过程中胸腔内压可达160～220mmHg(21.3～29.3kPa)，影响了左心室充盈，因此心输出量减少，血压可降至25～50mmHg(3.33～6.67kPa)，脑血流量减少，出现短暂的晕厥。或身体由水平位突然变为直立位时，由于体位突然变动，导致回心血量骤减和动脉血压下降，出现了暂时性脑缺血，也可发生体位性低血压晕厥。

(4)低血糖性晕厥

低血糖性晕厥是运动性晕厥中较为常见的一种类型。人体运动主要消耗体内糖原储备转化为运动的能量。长时间剧烈运动后，如长跑、马拉松、长距离滑雪、滑冰和公路自行车等，血糖大量消耗而导致低血糖。如未能及时补充糖，可影响到脑组织的能量供应，导致晕厥甚至昏迷。

有器质性或功能性低血糖病史的人，在运动时易诱发低血糖。

(5)运动性中暑晕厥

在高温、高湿环境中，运动时体内产热较多，如果不能有效地散发体内过多的热量，人体的体温调节能力下降，体温升高。此外，由于大量出汗脱水、体内水、电解质失衡以及血容量减少，引起血压下降、脑供血不足和意识丧失，发生中暑昏厥。

(6)脑源性晕厥

发生在有脑血管先天性畸形、脑动脉血管粥样硬化和颈椎病的练习者和教练中，运动时脑部血管可发生一时性广泛缺血而出现晕厥。有高血压病的人参加激烈运动，可引起脑内小动脉痉挛、水肿和意识丧失。

(7)迷走反射性晕厥

迷走反射性晕厥又称血管抑制性晕厥，主要是由于大赛前情绪过于紧张激动，或竞赛中遭遇伤痛或强烈的精神刺激，通过交感神经反射，而诱发短暂的内脏血管扩张，回心血量减少，心输出量减少，血压下降，导致大脑供血不足而引起晕厥。

二、临床表现

轻度晕厥：一般在昏倒片刻之后清醒，精神不佳，头晕、头痛、乏力、恶心、呕吐。

中度晕厥：主要表现是晕厥前全身软弱无力、头晕、耳鸣、眼前发黑、面色苍白、出冷汗。有时伴有紫绀、呼吸困难、颈静脉怒张，心率、心律、心音和心电图多有异常表现。或有心悸、胸痛等症状。

重度晕厥：昏倒后意识丧失，手足发凉、脉率上升或正常、血压下降或正常、呼吸加快或减弱(一般昏倒数秒，长者 3～4 小时)。无抽搐、大小便失禁，瞳孔大小正常，对光反射正常。无心、肺、腹及神经系统等病史。

(1)血管减压性晕厥

有明显的诱因如情绪不稳定、疲劳等，发作前有出汗、流涎、心动徐缓等前驱症状，上述症状持续数十秒至数分钟后意识丧失。血压下降，脉搏缓弱，意识丧失约几秒至几十秒可自行苏醒。

(2)心源性晕厥

有明显的诱因如用力、情绪不稳定、疲劳等，发作与体位无关，发作前有出汗、流涎、心动徐缓等前驱症状，出现眼黑、心悸、胸痛、面色苍白合并紫绀、呼吸困难、颈静脉怒张，血压下降，心率、心音和脉搏有改变，心电图多有异常表现等。当心脏恢复搏动，脉搏可触及时，脸色突然转红。上述症状持续数十秒至数分钟后意识丧失。脉搏缓弱，意识丧失几秒至几十秒可自行苏醒。

(3)体位性低血压晕厥

发生在水平位置运动突然变直立位的运动项目，由于体位的突然变动，肌肉泵和血管调节功能发生障碍，致使回心血量骤减和动脉血压下降，出现了暂时性脑缺血，意识突然丧失，无前驱症状。可发生在完成游泳比赛后的站立位。

(4)低血糖性晕厥

前驱症状有头晕、无力、饥饿感、震颤、恶心、冷汗、心动过速和行为慌乱等，晕厥历时较长，补充糖后意识可恢复。

(5)运动性中暑晕厥

练习者在炎热夏天进行训练和比赛时，初始表现一般为头昏、头痛、胸闷、大汗、严重口渴、恶心、呕吐、心动过速和肌肉痉挛等，体温可高达40℃以上，有的面色苍白、皮肤湿冷、脉细弱、血压下降，瞳孔缩小，有病理反射。如没有降温措施而继续运动，可出现晕厥甚至死亡。

(6)脑源性晕厥

晕厥发生伴有头痛、眩晕、呕吐、抽搐，有时伴有失语、轻偏瘫、患侧视力减退或失明等。

(7)迷走反射性晕厥

前驱症状有眩晕、出汗、恶心、面色苍白、肢体发软等症，持续数分钟继而突然意识丧失，可在数秒或数分钟后自然苏醒。体检查不出器质性疾病，也不留后遗症状。

三、治疗

(一)一般处理

(1)当出现运动性晕厥的前期症状时，救护人员应立即上前搀扶其步行，或慢跑慢走一段路程，然后平卧片刻待身体逐渐恢复。如果出现晕厥，立即将晕厥者置于仰卧位，或抬高下肢，以增加脑血流量。

(2)松解紧身衣服，松开衣扣、腰带。头转向一侧，以免舌后坠堵塞气道。注意保暖。给予低流量吸氧，注意观察生命体征(体温、脉搏、呼吸、血压)。

(3)面部及颈部冷湿敷，如体温低加盖毛毯。如呼吸停止，应做人工呼吸。

(二)急救处理

昏厥处置：发病后，必要时可给患者嗅有刺激性的氨味，或静脉注射25％～50％的葡萄糖40～60mL。在知觉未恢复以前，不能给任何饮料或服药。如有呕吐，应将患者的头偏向一侧。意识恢复后，可服热饮料或少量白兰地或威士忌。如停止呼吸，应立即进行人工呼吸。

(1)血管减压性晕厥和直立低血压性晕厥：采取上述处理方法可缓解。

(2)心源性晕厥：立即吸氧，心电图示房室传导阻滞时皮下注射阿托品；如为室性心动过速，立即静脉注射利多卡因 50～100mg，1～2 分钟注完。急性左心衰竭的处理方法为强心、利尿等。急性心肌梗塞给予止痛、镇静、抗心律失常、抗休克或抗心衰处理。心源性晕厥经现场急救后再安全转运。

(3)低血糖晕厥：静脉注射 50%的葡萄糖 60mL。

(4)中暑晕厥：将中暑晕厥者转移至阴凉通风处迅速降温，用冰水、冷水或酒精擦浴使皮肤发红，头部及大血管分布区放置冰袋，有条件的静脉点滴 5%的葡萄糖生理盐水。

(5)脑源性晕厥：现场抢救措施有吸氧、保持呼吸道通畅、降压和降低颅内压等。静脉注射 50%的葡萄糖 40mL，每 4～6 小时一次，血压过高者，用利血平 1mg 或 25%的硫酸镁 10mL 深部肌肉注射。合并抽搐时肌注副醛。

如果是游泳和潜水，意识突然丧失，通常发生意识障碍到死亡的时间不超过 2.5 分钟，应迅速进行抢救。迅速使呼吸道通畅，立即撬开口腔将舌头拉出口外以免堵塞呼吸道，并将溺水者头部下垂倒出积水，立即进行人工呼吸。有心跳停止时同时做体外心脏按摩。争取做气管内插管正压给氧和心脏起搏，同时给予呼吸兴奋剂和心内注射。

在救治过程中，若血压明显下降(收缩压低于 85mmHg)，可用多巴胺 20mg＋5%的葡萄糖液 250mL 静脉滴注，并根据血压情况调节滴速。若发现呼吸困难及双肺底有湿性罗音，脉搏极不规则时，应减慢补液速度，静脉注射呋塞米(速尿)20～40mg，毛花甙丙 0.2mg。

(三)中医治疗

(1)元气大亏，阳气欲脱证：症见面色苍白，神情淡漠，肢冷多汗，呼吸微弱，脉微细欲绝。治宜益气固脱，方用独参汤，浓煎频服。也可用参附汤，水煎，温服，一日 1 剂，一日 3 次。

(2)元气大亏，阳气暴脱证：症见手足逆冷，头晕气短，汗出粘冷，呼吸微弱，或上气喘急，面色苍白，脉微等。治宜回阳固脱，方用参附汤，水煎，温服，一日 1 剂，一日 3 次。

(3)五脏中寒证：症见口噤，四肢僵直，失音不语，或猝然晕闷，手足厥冷等，治宜温脏散寒，回阳救逆，方用姜附汤，水煎，温服，一日 1 剂，一日 3 次。

(四)推拿按摩

患者取仰卧位，术者立于患者身旁。术者自患者小腿向大腿(向心性)做重推摩和全身揉捏，以促进血液迅速回流心脏。

(五)针灸治疗

针刺人中或点掐(针刺)人中、十宣、百会、涌泉等穴，可以反射性地引起阻力血管和容量血管收缩，帮助血压回升，促使患者苏醒。

四、预防

(1)坚持锻炼身体，增强体质，提高心脏功能和血管运动机能水平。运动前做好准备活动，控制运动量和强度。疾病恢复期和年龄较大者参加运动必须按照运动处方进行。

(2)久蹲后要慢慢站起，当有晕厥征象时，应立即俯身低头，以免晕倒。剧烈运动后不要立即停下，应继续慢跑，并做深呼吸，避免回心血量骤降，造成重力性休克。

(3)慎重对待运动员长期训练引起的生理变化和病理状态。密切观察运动时出现的各种症状如胸痛、胸部压迫感。参加长时间剧烈运动项目者必须是有训练的运动员。运动员应定期进行体格检查，尤其在重大比赛和大强度训练前。身体虚弱或患病时不要参加较剧烈的运动。

(4)避免在高温、高湿度或无风天气条件下，进行长时间的训练和比赛。饥饿或空腹时不宜参加运动。长距离运动要及时补糖、盐、水。剧烈运动后应休息半小时后淋浴。

第七节　运动性猝死

猝死是急性症状发生后即刻或者 24 小时内出现的意外死亡(世界卫生组织(WHO)认定)。运动性猝死是指运动员或进行体育锻炼的人在运动中或运动后 24 小时内发生的非创伤性意外死亡。运动性猝死多见于中长跑、短跑、跳高、足球、篮球、排球、网球、游泳和自行车等运动项目。

一、病因病理

运动医学界研究成果表明，运动性猝死的发病与以下因素密切相关。

(1)患者存在着心脏器质性病变或心血管结构异常

主要有遗传性心血管系统疾病，如马凡氏综合征、先天性和后天性心血管疾病等。在激烈的运动中，由于心脏器质性病变或心血管结构异常，导致冠状动脉供血不足，相对性局部缺血，冠状动脉急性栓塞或阻塞，心肌传导系统的急性紊乱等，发生运动性猝死。

(2)运动量超负荷或运动强度过大

剧烈、过量的运动，生成大量的儿茶酚胺，对心肌起毒性作用。同时，在剧烈运动时，容易引起植物神经系统平衡失调及心肌电解质钾离子、钠离子的变化，引起心肌代谢性坏死。导致心肌缺血、缺氧，血管痉挛，心肌应激性增强，引起心律失常或心肌梗塞，出现心脏停搏和脑血流中断，进而发生运动性猝死和脑性猝死。

(3)愤怒、冲动、恐惧等急性情绪应激史

体育运动心理的特殊情感体验掩盖了超负荷下的身体疲劳。如愤怒、冲动、恐惧等，引起血液中儿茶酚胺水平升高，增加发生心室颤动的危险性或激发冠状动脉痉挛。如在激烈的比赛过程中，不同程度地出现强烈的战胜欲和表现欲望，出现身体和心理的“忘我”，兴奋性增强，使机体的疲劳感和疼痛感受到抑制。容易在不知不觉中出现超负荷运动、过分紧张、激动等，容易导致运动性猝死。

(4)滥用药物

滥用药物也是导致运动性猝死的因素之一。如滥用可卡因可引起冠状动脉血管的痉挛，增加了血小板的凝血功能。又如滥用挥发性药物如吸入甲苯，也易造成房室传导阻滞或窦性心动过缓等。

二、临床表现

(1)运动性猝死发病急、病程短、病情重，很难救治。

(2)运动性猝死的先兆主要有明显的疲乏感、短暂眼黑、眩晕、心慌、面色灰白、心悸、呼吸困难、大汗淋漓、血压下降，神经精神异常等。

(3)突然昏迷、意识不清、停止呼吸、心跳骤停、脉搏消失、神志不清、紫绀、痉挛、瞳孔散大。如不及时抢救，迅速死亡。

三、治疗

(一)现场急救

(1)立即吸氧，就地仰卧，松开衣领和腰带，保持呼吸道通畅，放低头部，抬高下肢并做向心性重按摩。建立一条静脉通道，立即静脉注射5%的葡萄糖氯化钠注射液500～1 000mL。清醒者给予适量口服补盐液。

(2)密切观察生命体征(体温、脉搏、呼吸、血压)变化，注意有无心脏、呼吸骤停及心律失常、心力衰竭和脑水肿等。静脉滴注5%的葡萄糖氯化钠注射液500～1 000mL。清醒后如头痛严重者给予20%的甘露醇125mL或50%的葡萄糖40mL静脉推注。

(3)如发生心脏、呼吸骤停，立即施行心肺复苏术(详见第四章第七节心脏呼吸骤停的急救)。

(二)中医治疗

(1)元气大亏，阳气欲脱证：症见面色苍白，神情淡漠，肢冷多汗，呼吸微弱，脉微细欲绝，治宜益气固脱，方用独参汤浓煎频服，或参附汤。

(2)元气大亏，阳气暴脱证：症见手足逆冷，头晕气短，汗出粘冷，呼吸微弱，或上气喘急，面色苍白，脉微等，治宜回阳固脱，方用参附汤，水煎，温服，一日1剂，一日3次。

(3)暑邪内闭证：症见突然昏倒，不省人事，呼吸急促，牙关紧闭，痰涎壅盛，或兼有四肢不温，面色青白，舌蹇，脉沉伏等，治宜辟秽解毒、开窍醒神，方用红灵丹，口服，或外用少许吹鼻取嚏。内服作用较好，一般每次3～6g，温开水送服。

(三)针灸治疗

针刺或掐人中、合谷、中冲、十宣、涌泉等穴，用强刺激。

四、预防

(1)加强医务监督。要制定应急预案，掌握急救技能。如果运动中出现胸痛、胸闷、头痛、晕厥、心动过速、疲劳、呼吸困难等症时，应该考虑是否是运动性猝死的先兆症状。必须立即停止训练，进行详细检查。发现心血管系统可疑问题，应及时进行排查，及时发现，及时治疗。

(2)建立运动员健康档案，定期进行体格检查和运动能力的测定，做好赛前运动员机能状态的评定。运动前进行严格的体格检查，识别可能发生猝死的高危人群。详细询问运动员家族中有无心脑血管病史、高血压病史和猝死病史；运动员本人有无心脏病病史、晕厥等，以及是否有高脂血症、高血压病和糖尿病等。详细检查心脏大小、有无心脏杂音、心律失常、高血压等。必要时进行心电图、超声心动图检查和运动试验等，了解心脏功能情况。

(3)遵守科学训练的原则。运动训练要坚持循序渐进、系统性、个体化和量力而行的原则，保持良好的精神状态，避免过度紧张和运动性疲劳。训练和比赛前应做好准备活动，结束时做好整理活动。在体育教学、训练和比赛过程中，要合理安排运动量，把运动负荷控制在自身能够承受范围之内。体育健身运动者要在医生的指导下，选择适合于自己的运动项目。根据运动处方，有目的、有计划、合理地进行体育健身。严禁患有先天性心脑血管异常的人，参加身体相互碰撞或容易导致情绪激昂的高强度、高负荷的体育运动。

(4)重视健康教育，保持健康的生活方式和生活习惯，戒烟限酒、少吃高脂食品和盐，避免暴饮暴食和饱食后立即剧烈运动。积极防治青少年心肌病变。患流感、急性扁桃体炎、麻疹等病后，不要过早参加剧烈运动。

注：马凡氏(Marfan)综合征

马凡氏(Marfan)综合征是一种常染色体显性遗传性疾病，主要累及全身结缔组织，引起骨骼、心血管和眼部的病变。马凡氏综合征的身体特征为身材瘦小，臂长、指长、腿长，胸骨凹陷，脊椎异常弯曲，扁平足，高上腭等，还可根据异常近视和心音异常进行诊断。

附录：运动性猝死的三级预防制度简介

运动性猝死的预防制度共分为三级。一级预防主要针对既往没有心脏疾病的人群，因为有25%的猝死者来自于这一人群。二级预防主要针对患有冠心病或其他心脏异常的人群，因为猝死的绝大多数既往患有冠心病。三级预防主要针对治疗心跳骤停，以防止发展为心脏猝死。

一级预防

1. 加强健康教育，普及科学健身观念

进行训练、比赛和健身运动时，要遵循体育锻炼基本原则，循序渐进，根据自身的健康状况和客观条件，有针对性地选择运动项目、方法、时间与运动负荷，避免过度训练和过度运动。运动促进健康是一个渐进的过程，不可能一蹴而就。如果盲目增加运动强度、提高运动难度，只能适得其反，危害身体健康。不顾身体的健康状况，一意孤行地盲目进行运动，正是导致运动猝死的重要原因。

另外，各类体育活动的组织者应根据活动的类型，制定相应的参与人员“准入制度”，并制定出现紧急情况时的救助预案。

2. 保证医学检查和随访

认真分析参加体育健身运动的人群是否存在与冠心病相关的危险因素，并对在非医学条件下进行运动负荷实验或健身锻炼的人群进行安全性评价。及时发现运动的禁忌症，认真采取预防措施以降低危险几率。运动员的健康检查包括常规体检和赛前体检，体检通常包括心血管系统、肌肉骨骼系统和肺部的检查以及心电图检查等。运动性猝死者中多数都有心脏疾病，如心肌炎、心室壁薄、心脏肥大等，这些在普通的体检中很难发现，有条件的需做心肺功能的全面检查。已有研究证实，在健康检查中配合应用超声心电图并不会增加经济负担和延长体检的时间，从而有助于更好地鉴别运动性心脏和病理性心脏疾病，以及发现潜在的致病性的先天性心脏病。平时，测脉搏衡量身体状况也是一个客观、简单、有效的方法，一般在安静状态下男性的脉搏稳定在60～70次/分，女性在65～75次/分，如果每分钟突然增多了6次以上，就说明身体状况并不理想。

3. 遵循体育锻炼基本原则，避免过度运动和过度训练

运动前应做好充分的准备活动，运动后要做好放松整理活动，避免运动后立即热水浴，避免暴饮暴食，避免饱食后运动。同时，体育锻炼要循序渐进，避免过度训练，要遵循经常性、全面性原则，根据自身的健康状况和客观条件，有针对性地选择运动项目、方法、时间与运动负荷，有计划地坚持锻炼，养成锻炼的习惯。

制定合理的运动处方，结合个人的特点，以处方的形式，制定运动的项目、强度和时间，安排锻炼计划，掌握好运动强度，从而达到安全有效的运动效果。一般推荐中低强度的运动，低强度运动的脉搏为100次以内，中等强度为130～150次，高强度则为150次以上。

4. 重视自我保健，加强自我医务监督

对大多数青少年来说，他们往往认为自己身体健康，在运动时出现胸闷、气促、心慌、心痛、恶心等情况，往往认为是运动过程中的正常反应而不予理睬，即使身体过度透支也并不在意，殊不知也许这就是发病的前兆。所以青少年要注重自我保健，加强医务监督，在运动中如果出现了身体不适，应及时进行调整，减少运动强度，必要时要终止运动，观察身体反应，及时体检。培养良好的生活习惯，不吸烟、不喝酒、不吃高脂食品和盐类；患有流感、急性扁桃体炎、麻疹等要及时治疗；积极防治青少年的心肌炎和心肌病等。

二级预防

二级预防是在患有冠心病或其他心脏异常的人群中进行的预防，关键是减少危险因素和及时发现前驱症状。

1. 注意观察猝死的先兆症状。据国外报道，运动猝死前有50%的人会出现发热、胸痛、胸闷、胸部压迫感、头痛、气急、肠胃不适、腹泻、极度疲乏等前驱症状；也可能毫无先兆，而在运动前、中、后出现较明显的胸闷、压迫感，极度疲劳等症状，应引起足够的注意，若症状明显，应及时终止运动，并进行详细的医学检查。

2. 明确体育活动的禁忌症。体育活动的禁忌症有：体温增高的急性疾病、各种内脏疾病（如心脏、肺脏、肾脏、脑及胃肠道疾病等）的急性期、有出血倾向的疾病（如肺结核咯血者、消化道出血不久等）、恶性肿瘤的转移期。对于感冒、急性扁桃体炎、麻疹、发热患者应避免体育运动，注意休息，不

要以为通过锻炼就能使感冒痊愈，如不及时诊治会导致病毒侵袭，引发心脏疾病，从而导致心血管意外。

三级预防

三级预防是指治疗急性心跳骤停，以防止发展为心脏猝死，主要是要提供现场医务监督和建立急救计划。实践证明加强运动现场的医务监督与急救工作是防止运动猝死发生的重要环节。抢救及时，使急性心跳骤停逆转，挽救生命，避免猝死的发生。抢救的原则是分秒必争，因为在心跳、呼吸停止4分钟后，每过1分钟，抢救成功率就会降低20%。因此，如果发现有人在运动中突然意识丧失而倒地时，发现者应立即将其平卧，拍击其面颊并呼叫，同时用手触摸其颈动脉部位以确定有无搏动，若无反应且没有动脉搏动，则立即进行心肺复苏救治。在抢救时首先应使患者头部后仰以畅通气道，然后进行有效的胸外按压，同时进行口对口人工呼吸，这些基本的救治措施应持续到专业急救人员到场。

上述三级预防措施在运动实践中的实施，对指导全民健身运动具有十分重要的意义。

第八节　运动性哮喘

运动性哮喘又称运动诱发性哮喘，是支气管哮喘的一种特殊的表现类型。运动可作为一种单独的诱因或为多种诱因的一种。运动性哮喘多见于寒冷季节户外跑步、登山或从事球类、越野滑冰、迎风骑自行车等运动项目。

一、病因病理

运动性哮喘是剧烈运动后导致气道暂时性狭窄，呈现哮喘样发作的特有的临床现象。运动性哮喘与运动的种类、条件、强度以及持续的时间有密切关系。运动性哮喘的发病机制主要与以下两点有关。

(1)温度学说

运动性哮喘与热量、水分的丢失和支气管的反应性复温与呼吸道热量交换密切相关，即在呼吸过程中，热能从支气管黏膜转移到气流中，造成气道在运动后出现冷却现象。当运动停止后，支气管出现快速的复温，从而引起支气管血管的充血，黏膜的通透性增加和水肿，导致支气管狭窄而引起气流受限。

(2)渗透压学说

运动后随着气道表面液体水分的蒸发，支气管黏膜表面的液体为高渗透压，形成的渗透压使附近细胞出现容量的减少，黏膜的干燥和渗透压增高的刺激，导致炎症介质的释放，引起支气管平滑肌的收缩而发生运动性哮喘。

以上两种观点互为因果。目前更趋向于两种学说的统一，即渗透压和温度学说密不可分。

二、临床表现

(1)运动性哮喘女性多于男性，多见于儿童与青少年。一般在冬春季加剧或诱发。

(2)多数患者在进行1～5分钟剧烈运动后，或运动停止后1～10分钟，出现咳嗽、气短、胸闷、呼吸困难、喘息，严重者出现面色苍白，大汗淋漓，发绀，甚至危及生命。上述症状可在1小时之内缓解，少数可持续2～3小时。

(3)还可有精神紧张、胃部不适、咽痛等症状。

(4)体格检查：两肺可闻干啰音和哮鸣音。

个别患者的哮喘症状可出现在运动后1小时，这种迟发性哮喘，临床称为运动诱发的迟发性哮喘反应。

三、治疗

(一)西医治疗

1. 一般在运动前15分钟开始吸入短效$\beta 2$受体激动剂，如喘乐宁(沙丁胺醇气雾剂)，每次200μg；或特布他林气雾剂，每次250～500μg，即可缓解。

2. 症状严重又特别顽固的患者，使用支气管舒张剂，解除支气管痉挛。

(1)异丙肾上腺素1∶200溶液气雾吸入，每次5～10mL，一日4～6次。

(2)强的松10～20μg，每日2～3次，危重病人、哮喘持续状态患者，可静脉首次给氢化可的松12～13μg或地塞米松5～10μg加5%的葡萄糖溶液500mL静脉滴注。

如是竞技运动员，在使用药物时，要避免使用违禁药物，如肾上腺素、类固醇激素和镇静剂等。

(二)中医治疗

(1)肺热哮喘证：症见哮喘，皮肤蒸热，日晡尤甚，舌红苔黄，脉数等，治宜清泻肺热，平喘止咳，方用泻白散，水煎，温服，一日1剂，一日3次。

(2)寒饮哮喘证：症见背受寒邪，遇冷即发哮喘，胸膈痞满，倚息不得卧，舌淡苔白，脉细等，治宜温肺散寒，涤痰化饮，方用冷哮丸，每遇发病时，临卧生姜汤送服 6g，羸者 3g，一日 3 次。

(3)风寒外束，痰热内蕴证：症见咳嗽、痰多气急，痰稠色黄，或喉中有哮鸣音，胸膈胀闷，微恶风寒，舌苔黄腻，脉滑数等，治宜宣肺定喘，清热化痰，方用定喘汤，水煎，温服，一日 1 剂，一日 3 次。

(4)风寒闭肺证：症见恶寒发热，无汗，咳嗽气喘，痰多稀白，胸膈胀闷，口不渴，舌淡红，苔薄白，脉浮紧等，治宜散寒宣肺，止咳平喘，方用加味麻黄汤，水煎，温服，一日 1 剂，一日 3 次。

(5)肺肾两虚证：症见腰膝酸软，少气乏力，喘咳胸满，不能安寐等，治宜滋补肺肾，定喘止咳，方用人参胡桃汤，水煎，温服，一日 1 剂，一日 3 次。

(三)推拿按摩

患者取坐位，术者用拇指指腹按摩双肺俞、膻中穴。每个穴位 40～50 次，每日治疗 1 次，7 次为 1 疗程。

(四)针灸治疗

(1)取大椎、灵台、命门、膻中、气海、肺俞、尺泽、足三里、丰隆、合谷、风池、风府等穴，艾柱灸。

(2)取双侧肺俞、定喘、足三里、风门、合谷、丰隆、肾俞等穴，针刺后留针 30 分钟，每隔 10 分钟行针 1 次。每日治疗 1 次，7 次为 1 疗程。

四、预防

(1)运动性哮喘关键在于预防。一般在运动前 5～15 分钟开始吸入舒喘灵气雾剂或色普酸钠气雾剂，有较好的预防哮喘作用。运动前做好热身活动。冬春季在室外活动时宜戴口罩，避免吸入干冷空气。

(2)注意运动中的调节。平时特别是在冬春季，在运动过程中要注意调节呼吸节律，避免大口吸入冷空气，有助于防止哮喘发作。如有轻微的运动性哮喘，只要注意调整呼吸节律，继续锻炼下去，有的可自行缓解。如发作严重，应停止锻炼并进行治疗。

(3)注重加强锻炼。患有哮喘病、过敏体质或有运动性哮喘史者，要加强体能训练，提高哮喘患者的运动耐力。同时宜选择运动时间短、负荷量适中的运动项目，如散步、太极拳、舞剑、夏季游泳、划船、室内羽毛球、网球、体操和举重等较少诱发运动性哮喘的运动项目。运动速度先慢后快，避免在干、冷环境下剧烈运动。

第九节　血管运动性鼻炎

血管运动性鼻炎是植物神经、内分泌系统对鼻黏膜的血管、腺体功能调节失常所致。它既不是过敏性鼻炎，也不是因感染引起的鼻炎，而是与运动密切相关的一种特殊的鼻病。血管运动性鼻炎多见于田径、篮球、排球、足球、自行车、划船和游泳等运动项目。

一、病因病理

鼻黏膜含有丰富的血管床和大量腺体。它依靠神经—血管、神经—内分泌等活动，维持着鼻腔与内外环境的平衡。血管运动性鼻炎的发病主要与下列因素有关。

(1)长期精神紧张、过度疲劳，情绪波动是致病的根本原因。

(2)运动、气温、湿度的突然改变，大气污染如烟雾、粉尘、酒精、油漆、染料及其他化学物品等，都可诱发本病。

(3)内分泌因素影响，如青春期、月经期和妊娠期、更年期、老年人以及糖尿病、动脉硬化、甲状腺功能低下，也是本病的诱因。

(4)药物作用：高血压病、高血脂患者长期服用降血压、降血脂药，可引起鼻黏膜水肿。慢性鼻炎、鼻窦炎患者长期使用滴鼻药物，引起药物性鼻炎，导致鼻黏膜自主神经系统功能紊乱而诱发本病。

二、临床表现

本病常年发作，季节性加重。常见阵发性喷嚏、流水样鼻涕、鼻塞等症。根据临床表现可分为两种类型。

(1)鼻塞型：症状以鼻塞为主，多为间歇性。时有喷嚏，喷嚏后鼻塞可暂时缓解。头昏、嗅觉减退，患者对气候和环境温度的变化异常敏感。晨起鼻塞严重，白天减轻或消失，夜晚加重。鼻塞常与体位变化有关，呈交替性鼻塞。

(2)鼻溢型：症状以水样鼻涕增多为主，鼻痒，多伴有发作性喷嚏，头昏，嗅觉减退等。症状持续数天或数周后可自行减轻或消失。经过一段时间后，在一定诱因作用下又可发病。

鼻镜检查：鼻黏膜充血暗红色，或见浅蓝色，或苍白色。有的一侧鼻黏膜充血暗红，另一侧却苍白水肿，鼻甲肿大。

血管运动性鼻炎要与变应性鼻炎、感染性鼻炎、非常变态反应性鼻炎、嗜酸细胞增多性鼻炎、过强反向性鼻炎等进行鉴别。

三、治疗

(一)西医治疗

(1)鼻用减充血剂：对以鼻塞为主要症状者可选用，但在应用时要注意药物性鼻炎的发生。三磷酸腺苷钠(ATP)每次40mg，一日3次，对缓解鼻塞有显著疗效。可采取间断性或交替性给药。

(2)抗胆碱药：适用于以鼻溢为主要症状的患者。溴化异丙托品气雾剂，每鼻孔80μg，一日4次，可有效地控制鼻溢。

(二)中医治疗

(1)外感风寒证：症见鼻塞，流清涕，发热恶寒，头痛，舌红，苔白，脉浮紧。治宜辛温通窍，疏散风寒，方用加味香苏散。水煎，温服，一日1剂，一日3次。

(2)外感风热证：症见鼻塞，流黄涕，发热，恶风，头痛，口渴，舌红，苔黄，脉浮数。治宜辛凉通窍，疏风清热，方用银翘散。水煎，温服，一日1剂，一日3次。

(3)肺经郁热证：症见鼻塞，多为交替性或间歇性，口干，咳嗽，痰黄，舌红，苔黄，脉数等，治宜清肺散邪，行气通窍，方用金沸草散。水煎，温服，一日1剂，一日3次。

(三)推拿按摩

(1)按揉推掐法：患者取坐位，术者用两手中指或食指指腹分别按揉迎香、睛明、太阳、印堂、风池、足三里、肾俞等穴，每个穴位2～4分钟。然后，用拇指指端或指甲掐按合谷穴，由轻渐重，掐揉2～4分钟。一日2次。

(2)揉按穴位法：患者取坐位，术者揉按迎香、鼻通、印堂等穴，每个穴位2～4分钟，每日早晚各1次。

(四)针灸治疗

(1)取印堂透鼻根，四白透鼻根，迎香透鼻根，列缺、合谷、风池透刺穴。一日1次，7日为1疗程。

(2)取印堂、曲池(双)、申脉(双)、照海、迎香(双)等穴，捻转行针，针感可穿越鼻腔，鼻塞立即解除。留针15～20分钟，一日1次，7次为1疗程。

(五)外科治疗

如经保守治疗1年以上，症状未见好转，且有加重趋势者，鼻内结构解剖畸形明显影响通气或鼻窦引流者，不可逆病变组织如鼻黏膜增殖性改变或较大息肉者，可考虑外科治疗。

四、预防

(1)避免或去除诱发因素，努力改善工作条件和环境，合理调整饮食。进食高蛋白、低脂肪饮食。戒烟、戒酒及辛辣食物。

(2)经常参加体育锻炼，增强机体抵抗力。掌握生活节奏，不要过度疲劳与紧张，稳定情绪。常做鼻部按摩，长期冷水洗脸。注意不要骤然进出冷热悬殊的环境。

(3)季节性发作前 1 周，服用鼻窦康胶囊或鼻窦康雾化复合剂。发作期间，要注意保暖。尽量设法避免接触致敏原。

第十节　运动性头痛

运动性头痛是由于运动负荷过大、运动强度增加过快，身体机能紊乱而引发的一种症状。运动性头痛多见于中长跑、越野滑雪、高山降滑雪、网球和壁球等运动项目。

一、病因病理

运动性头痛多发生在运动过程中，严重时常使运动者被迫中止运动，其疼痛的程度与运动量、运动强度和运动速度等因素密切相关。在高原地区，运动性头痛的发生率更高。导致运动性头痛的原因主要有以下几个方面。

(1)平时缺少锻炼，或在海拔较高的地方进行运动，由于剧烈运动时的过度换气和高原造成的低碳酸血症，导致颅内外血管扩张而出现运动性头痛。这是越野滑雪运动员、高山下降滑雪或短雪橇下降滑雪者发生运动性头痛的原因。

(2)剧烈运动时，由于胸内压力升高，全身血压骤然升高，引起颅内压一过性升高，造成静脉窦的扩张，而导致运动性头痛。

(3)原发性疾病所致，如患高血压病、慢性鼻窦炎、内耳疾病、贫血等，在运动时特别是剧烈运动时，可出现头痛、头昏等。

运动医学界认为，运动性头痛是心肌缺血的重要征兆。凡是反复发作的与运动或体力劳动等密切相关的头痛，应立即中止运动或劳动，及时检查治疗。要警惕心肌缺血发生心肌梗塞或运动性猝死的可能性。

二、临床表现

(1)运动后立即出现头痛，呈跳动性，以两侧颞部疼痛为甚，休息后缓解，运动后又发作。

(2)头昏、头晕、面色苍白、肢体无力、出汗过多、恶心，甚至呕吐等症状。持续几小时后逐渐缓解，并可反复发作。

三、治疗

(一)西医治疗

消炎痛，一次 25mg，口服，一日 3 次。如头痛是由原发性疾病所致者，应治疗原发性疾病。

(二)中医治疗

(1)外感头痛：症见偏正头痛或巅顶作痛，恶寒发热，目眩，鼻塞，舌苔薄白，脉浮。治宜疏风止痛，方用川芎茶调散，水煎，温服，一日 1 剂，一日 3 次。

(2)瘀血头痛：症见头痛头晕，或耳聋年久，或头发脱落，面部瘀斑，或酒渣鼻，或白癜风等。治宜活血通窍，方用通窍活血汤，水煎，温服，一日 1 剂，一日 3 次。

(3)肝阳偏亢，肝风上扰证：症见头痛，眩晕，失眠，舌红，苔黄，脉弦。治宜平肝熄风，补益肝肾，方用天麻钩藤饮，水煎，温服，一日 1 剂，一日 3 次。

(三)推拿按摩

(1)拇指点揉法：患者取坐位、仰卧或俯卧位，术者立于患者身旁。术者用中轻度手法，拇指揉百会、印堂穴各 15～20 次，由内向外推眉弓 15～20 次，用一指禅推法对上关、听会、睛明、承泣、期门、侠溪、太冲、行间、风池等穴施术，每个穴位各 15～20 次。以上均取双侧穴位。最后用 10 指指端沿足太阳、足少阳、足阳明三经经脉走向，从头前发际到后发际，沿着头正中线向两侧梳理 15～20 次。一日治疗 1 次，7 次为 1 疗程。

(2)推摩点揉法：患者取坐位、仰卧或俯卧位，术者立于患者身旁。术者用拇指罗纹面从印堂推摩至上星穴 10～20 次；拇指揉百会、神门、关元、气海、血海、三阴交、肝俞、脾俞、肾俞等穴，每个穴位各 15～20 次；指针合谷穴 10～20 次。以上均取双侧穴位。一日治疗 1 次，7 次为 1 疗程。

(3)掌揉止痛法：患者取坐位或仰卧，术者立于患者正面或身旁。患者双目自然闭合，术者用双手掌掌根揉太阳穴 20～30 次。同时，可以拿捏印堂、风池、合谷、天柱等穴 10～15 次，以局部感酸麻胀为度，一日 2～3 次。

(四)针灸治疗

(1)取内关、足三里、百会、人中、合谷、风池、太阳、角孙、外关、涌泉等穴，针刺后留针30分钟，每隔10分钟行针1次，一日治疗1次，7次为1疗程。

(2)取风池、阳白、太阳、百会、头维、印堂、丝竹空、天柱、丰隆、太冲等穴，针刺后留针30分钟，每隔10分钟行针1次，一日治疗1次，7次为1疗程。

四、预防

(1)坚持科学训练。根据参加体育健身运动和竞技体育者的年龄、性别、健康状况和运动技术水平，合理安排运动量。

(2)认真做好运动前的准备活动。根据运动训练内容或比赛情况、个人身体状况、气候条件等来确定准备活动的内容与活动量。准备活动以感到身体发热，微微出汗为宜。天气寒冷或运动持续时间较短，准备活动的强度宜大，时间宜长。反之，天气炎热或运动持续时间较长，准备活动的强度宜小，时间宜短。

(3)积极锻炼身体，提高身体素质和训练水平，增强颈部肌力，避免或防止剧烈运动引起的头颈部肌肉持续性收缩所致的运动性头痛。

第十一节　运动性腹痛

运动性腹痛是由于运动引起或诱发的一种症状，多发生在运动过程中或结束时。运动性腹痛多见于中长跑、马拉松、自行车、篮球、排球和体操等运动项目。

一、病因病理

运动性腹痛的发病原因比较复杂。胃肠痉挛或功能紊乱和肝脾郁血是引起运动性腹痛的主要原因。主要有以下几个方面。

(1)胃肠道局部血液循环障碍

当剧烈运动和情绪紧张时，由于交感神经兴奋，大量的血液流向体表和四肢，胃肠道血管收缩，胃肠道局部血液循环发生障碍，循环血量减少，导致胃肠道缺血、缺氧，胃壁、肠壁和肠系膜上的神经受到牵扯，使胃肠道平滑肌发生痉挛引起腹痛。腹痛性质可为钝痛、胀痛甚至是绞痛。

(2)心血管系统血液动力学障碍

当剧烈运动时，心血管系统的机能水平难以适应运动的负荷和强度，心脏负荷加重，心脏搏动不充分或无力，影响了心腔内血液的排空和静脉血液回流，导致下腔静脉压力上升，肝脾静脉回流受阻，血液瘀积在肝脾内，肝脾的张力增大，使其被膜上的神经受到牵扯而导致肝区或脾区疼痛。

(3)饮食刺激

饭后胃肠蠕动加快加强，如立即进行剧烈运动，大量血液就会从胃肠道流向四肢肌肉，造成腹腔内脏器官的相对缺血，因保护性反应产生腹部疼痛。同时饭后胃中充满食物，或者运动前饮食、饮水过多或空腹运动，或有不良的饮食习惯，以及胃酸或冷空气对胃的刺激等，腰腹部肌肉过度收缩，腹压增高，也将引起腹部疼痛等。

运动前食入易产生胀气或难消化的食物如豆类、薯类、韭菜、牛肉等，常常导致肠蠕动加快加强或肠痉挛。其疼痛多为胀痛或阵发性绞痛，疼痛部位多在脐周围。宿便刺激也可引起肠痉挛，其疼痛部位多在左下腹。

(4)腹内外疾病

腹内疾病如肝炎、胃炎、胆囊炎、泌尿系统结石、阑尾炎、胆道蛔虫、肠道蛔虫等，由于运动时血液流向四肢和体表，内脏血管的收缩、缺氧、新陈代谢产物的刺激，腹膜炎症、胆道平滑肌的痉挛性收缩、腔道过度膨胀以及炎症或出血的刺激等因素，均可引起腹痛。腹外疾病常见有右下肺炎、胸膜炎等，运动后引起反射性或牵扯性腹痛。

(5)其他

平时缺乏锻炼或训练水平低，或准备活动不足、运动时呼吸节奏掌握不好、速度突然过快以及运动时腹部受凉等，都可导致胃肠功能紊乱，胃肠道平滑肌发生痉挛，引起运动性腹痛。又如在运动中，腹部遭受拳击、足踢、冲撞(人与人或人与器械)等钝性暴力，造成单纯腹壁挫伤而出现腹痛等。女性运动员在经期参加剧烈运动或比赛，由于运动强度过大，精神高度紧张、机体不适应，可出现腹痛。

二、临床表现

(1)运动性腹痛特点：安静时不痛，运动中或结束时腹痛。一般无其他伴随症状。大多数运动员在运动负荷小、运动强度低、运动速度慢时腹痛不明显。

(2)腹痛的性质、部位：肝、脾痛多表现为胀痛或钝痛或牵扯痛；胃肠痉挛、结石病多表现为痉挛性疼痛或绞痛；肠道蛔虫多表现为持续性胀痛阵发性加剧；阑尾炎多表现为转移性疼痛等。

腹痛的部位常与病变脏器位置有关：肝胆疾患或郁血，多表现为右上腹痛；胃十二指肠溃疡、胃炎，多表现为中上腹痛；脾郁血多表现为左上腹痛；

肠痉挛、蛔虫病多表现为腹中部痛；宿便多表现为左下腹痛；呼吸肌痉挛多表现为季肋部和下胸部锐痛；阑尾炎在右下腹疼痛。

(3)肝功能化验检查正常。

运动性腹痛要与腹内外疾病鉴别。通过了解腹痛的性质、腹痛的部位、腹痛的出现与运动强度的关系、是否有外伤史等，进行鉴别诊断。必要时，进行血常规检查、肝功能化验、B超、腹部穿刺腹透等有助于诊断和鉴别诊断。

三、治疗

(一)一般处理

(1)如在运动中出现腹痛，应立即减慢运动速度，降低运动强度，调整运动节奏和呼吸节奏，加深呼吸，用手按压疼痛部位，或弯着腰跑一段距离，疼痛即可减轻或消失。如无效或疼痛反而加重，应立即停止运动，认真检查。病情较重者应送医院处理。

(2)对因腹内外疾病所致的腹痛，治疗原发性疾病，包括中西医治疗、手术疗法、物理疗法等。

(3)对症治疗：口服颠茄片、阿托品、普鲁苯辛、十滴水等。

(二)中医治疗

(1)脾胃虚寒，气滞停饮证：症见腹痛，手不可近，呕吐痰涎，食少，舌淡，苔白腻，脉滑，治宜理中消痞，逐饮止痛，方用枳实理中汤，水煎，温服，一日1剂，一日3次。

(2)脾胃虚寒夹有湿热证：症见腹痛泄泻，呕吐酸水，口微苦，苔白，脉迟等，治宜温中祛寒，降逆止呕，方用连理汤，水煎，温服，一日1剂，一日3次。

(3)中阳虚，阴寒盛证：症见脘腹剧痛，呕不能食，腹中寒，上冲皮起，见有头足，上下痛而不可触近，舌苔白滑，脉细紧，甚则肢厥脉伏，方用大建中汤。或用当归建中汤(当归12g，芍药18g，桂枝、生姜各9g，炙甘草6g，大枣4枚，饴糖30g)，水煎，温服，一日1剂，一日3次。

(三)推拿按摩

(1)推摩点按法：患者取俯卧位，术者立于患者身旁。术者由下而上推按患者两侧足太阳膀胱经，并点压胃俞、脾俞、胆俞等穴。如找到有明显的压痛点和条索状结节时，用双手拇指重压反应点，手指上下滑动，以产生酸胀感为度，可持续2～3分钟。同时，点按足三里穴，并嘱患者做深呼吸以配合。全过程不超过20分钟。

(2)推摩揉捏法：患者取仰卧位，术者立于患者身旁。术者点按患者人中、足三里、涌泉、内关及阿是穴，然后按摩腹部 4 分钟左右，再推摩胸腹部，揉捏斜方肌、胸大肌、腰大肌，同时给适量的温开水或吸氧。

(3)抚摩按揉法：患者取俯卧位或坐位，术者立于患者身旁。术者按摩腹痛部位，按揉双侧合谷、肝俞、脾俞、胃俞穴 1 分钟。或予以腹部热敷，并适量饮些热饮料，一般可自行缓解。

(4)消除腹直肌疼痛的推拿按摩：

方法一：推摩腹肌法

患者取仰卧位，术者立于患者身旁。术者用两手拇指外展，其余四指并拢由锁骨下开始，向下推摩至小腹处，反复操作 10～20 遍。放松腹部肌肉，缓解腹直肌疼痛。

方法二：按揉神阙法

患者取仰卧位，术者立于患者身旁。术者用双掌重叠于神阙穴，以肚脐为中心，做顺时针方向按揉 3 分钟。

(四)针灸治疗

(1)体针：取足三里、三阴交、上巨虚、内关、合谷、神阙穴等穴，针刺得气后留针 15～20 分钟，一日 1 次，7 天为 1 疗程。

(2)耳针：取耳穴肝、肠、胃、膀胱、输尿管、子宫、膈肌等，用王不留行籽直接按压穴位，胶布固定。力度不宜过大，但要持续刺激，患者表现出强烈的耳痛反应，直至腹痛缓解。

四、预防

(1)遵守科学训练、循序渐进的原则。逐渐增加运动量，提高控制运动速度能力。加强身体素质训练，增强心肺机能，提高机体的适应能力。

(2)合理安排饮食，包括进餐与运动的时间，赛前进餐宜“三少一高”(体积少、含产气食物少、含粗纤维少、高热量)。运动前不宜进食、饮水过多。餐后休息一小时后进行运动。夏季运动要适当补充盐分。

(3)运动前准备活动要充分，训练内容和时间安排合理。运动中要注意呼吸节奏，宜进行深呼吸。中长跑时要合理分配运动速度。如运动时发生腹痛，应放慢运动速度，减少运动量，待疼痛缓解或消失后再逐步加快速度。同时轻轻按揉腹部，以减轻疼痛。夏季运动出汗时，要适当补充盐水，局部按摩腹直肌，做背伸运动拉长腹直肌可以缓解腹痛。

(4)腹痛患者参加运动，应加强保健指导与医务监督。对于各种疾患引起的腹痛，应该检查确诊，彻底治疗。疾病未愈之前，应在医生指导下进行体育运动。

第十二节　肌肉痉挛

肌肉痉挛，俗称抽筋，指肌肉发生不自主地强直收缩，是运动中较为常见的一种症状。运动中最容易发生痉挛的肌肉是腓肠肌，其次是足底的屈拇肌和屈趾肌。肌肉痉挛多见于运动时间长、运动强度大的运动项目，如游泳、足球、举重和长跑等。

一、病因病理

(1)大量排汗

长时间剧烈运动时，特别是在夏季，由于温度过高，身体大量排汗，影响体内水盐代谢，电解质丢失过多，使体内氯化钠含量下降，引起肌肉神经过度兴奋，细胞膜的电位不停地变化，出现肌肉痉挛。

(2)寒冷刺激

在气温较低的情况下进行体育活动，若准备活动不充分，肌肉突然受到寒冷空气(或冰凉的水)刺激时，就可能发生肌肉痉挛。

(3)局部肌肉负荷过大，肌肉收缩失控

大运动量或大强度训练后，肌肉连续收缩或长时间处于运动状态，肌肉收缩舒张失调，连续快速地收缩，放松时间太短，特别是局部肌肉负担过大，或重复练习间歇时间短，容易使肌肉发生疲劳，引起肌肉痉挛。

(4)运动性肌肉损伤

肌肉在自身黏滞性较高时，如收缩过猛，引起局部肌肉纤维及结缔组织的细微损伤，并伴有肌纤维痉挛。其他还有致痛物质、缺血等，也可引起肌肉痉挛。

另外，在比赛中准备活动不充分，训练或比赛前神经系统、各器官和肌肉还未完全进入工作状态，如对局部肌肉连续刺激，并且刺激强度过大，就容易发生痉挛。又如精神紧张或训练水平较低时，体力不支时也容易出现肌肉痉挛。

二、临床表现

发病急，局部发生不自主肌肉强直收缩，僵硬，疼痛难忍，而且一时不易缓解，痉挛肌肉所涉及的关节，伸屈功能有一定的障碍。

三、治疗

(一)紧急处理

1. 腓肠肌痉挛：患者就地仰卧，两臂自然放于体侧，将伤肢抬起，与躯干约成120°，术者一手扶踝关节跟腱部，一手握住脚前掌，连续突然发力使踝关节屈伸，拉长腓肠肌，直到痉挛消除。

2. 股四头肌痉挛：患者就地俯卧，两臂自然放于体侧，尽量抬起伤肢，屈小腿，术者一手扶胫骨上端，一手做局部按摩。

3. 腰背竖脊肌痉挛：患者坐在地上，两腿伸直。术者两手扶于肩胛处适度发力使上体前屈，待痉挛消除后做局部轻微按摩。

4. 屈拇、屈趾肌痉挛时，用力将足趾背伸。最好由同伴协助，但切忌施力过猛。

游泳中发生腓肠肌痉挛时，不要惊惶，先吸一口气，仰浮水面，用抽筋肢体对侧的手握住抽筋肢体的足趾，用力向身体方向拉，同时用同侧的手掌压在抽筋肢体的膝盖上，帮助将膝伸直，即可缓解。

如以上措施不能在短时间内使痉挛消除，要马上送医院治疗。

(二)西医治疗

(1)烟酸肌醇酯0.4～0.6g，一日3次，观察4周以上。腓肠肌痉挛次数明显减少或消失时，改为0.2g，一日3次，维持服用4周或停药。

(2)钙糖片，口服，一次5片，一日3次。

(3)维生素E　100mg，口服，一日3次，儿童酌减。

(三)中医治疗

(1)湿热蕴结，气血失调证：症见腓肠肌不自主强直收缩，僵硬，疼痛难忍，小便短赤，舌红苔黄腻，脉弦数等，治宜清热燥湿，调气和血，方用芍药汤，水煎，温服，一日1剂，一日3次。

(2)中阳虚，阴寒盛证：症见腓肠肌不自主强直收缩，僵硬，疼痛，脘腹剧痛，呕不能食，腹中寒，上冲皮起，见有头足，上下痛而不可触近，舌苔白滑，脉细紧，甚则肢厥脉伏等，治宜温中补虚，降逆止痛，方用大建中汤，水煎，温服，一日1剂，一日3次。

(3)虚劳里急证：症见腓肠肌僵硬，疼痛，腹中挛痛，喜温喜按，面色无华，少气乏力，苔白，脉迟等，治宜温中补气，和里缓急，方用黄芪建中汤，水煎，温服，一日1剂，一日3次。

(四)推拿按摩

(1)点按揉捏法：患者取仰卧位，术者立于患者身旁。术者点按患者委中、承山穴各1分钟，然后按压膝关节上下端一次，再将踝关节屈伸一次，最后用按揉法、揉捏法按摩膝、腓肠肌4分钟左右。

(2)牵拉捏摩法：患者取仰卧位，术者立于患者身旁。术者首先将患者踝关节背伸，即向上勾脚，将膝关节伸直，用手向后牵拉脚部，持续到痉挛缓解为止。痉挛解除后，可将膝部屈起，用手掌推小腿肌肉1～2分钟，然后再用捏法，按摩小腿肌肉1～2分钟，使局部肌肉得到放松。

(3)捏拿旋转法：患者取坐位，屈膝，小腿肌肉放松，术者立于患者身旁。术者用手掌自上而下推小腿肌肉，要有一定力度，由表及里。以拇指和余四指的对合力，由上至下捏拿小腿肌肉，以手掌自上而下旋转揉动小腿肌肉。按摩1～2分钟。

(4)按压叩击法：患者取坐位，术者立于患者身旁。术者将被按摩的小腿放在对侧的大腿上。以拇指自上而下，按而拨动小腿肌肉，握拳叩击小腿肌肉。

上述每种手法按摩1～2分钟。按摩后应感觉轻快，酸痛基本消失。

(5)重推捏拿法：患者取俯卧位，术者可采用重推、揉捏、叩打、点穴、滚、提拿法，在患侧小腿后侧腓肠肌处，重点在痉挛酸痛处，由上而下往返按摩10次；再用指按揉委中、阳陵泉、承山、昆仑、太溪及阿是穴。

(五)针灸治疗

(1)取双侧足三里、承山、委中、浮郄、合阳、跗阳等穴，用泻法，得气后留针25分钟。一日1次，连续治疗7次为1疗程。

(2)针刺阳陵泉透阴陵泉、太冲、承山等穴，将艾条插在针柄上实施温针灸，待燃毕留针25～30分钟，一日1次，继续治疗7次。

还可用热敷、电疗等，有助于缓解痉挛。

四、预防

(1)运动前特别是在大运动量或大强度训练时，要充分做好准备活动，循序渐进。对容易发生痉挛的肌肉，可适当按摩。当身体处于疲劳、饥饿或伤病时，应适当减少运动量，不宜进行剧烈运动。

(2)加强体育锻炼，提高身体的耐寒能力和耐久力。游泳特别是冬泳前，应先用冷水淋湿全身以适应冷水刺激。水温低时，游泳时间不宜太长，更不能在水中停止运动和停留太长时间。

(3)夏季运动时，出汗过多，应注意适当补充淡盐开水及维生素。冬季室外锻炼时要注意保暖。必要时补充维生素E，适当补钙，可吃钙片，多吃含乳酸和氨基酸的奶制品、瘦肉、虾皮、豆制品等食品。

第十三节　运动性低血糖

血糖是血液中各种单糖的总称，主要是葡萄糖，以及半乳糖、果糖和甘露糖等。正常人清晨空腹时静脉血糖浓度为 3.89～6.11mmol/L（70～110mg/dL）。临床上将空腹血糖浓度低于 2.80mmol/L(50mg/dL)，称为低血糖。运动性低血糖是由于运动时间过长、运动量过大，血糖利用过度，葡萄糖过量消耗所引起的一种临床综合征。运动性低血糖多见于长跑、马拉松、长距离滑雪、滑冰和公路自行车等运动项目。

一、病因病理

(1)运动性低血糖的发生是由于长时间剧烈运动后，体内血糖的大量消耗和减少引起。

(2)运动前饥饿，肝糖元储备不足，不能及时补充血糖的消耗造成。

(3)运动性低血糖的病理变化是交感神经活动增强和反应性肾上腺素释放过多，以及中枢神经功能障碍，严重者可致低血糖昏迷。

二、临床表现

运动性低血糖起病急，轻者出现倦怠(进食前特别明显)，心烦易怒，面色苍白、多汗或冷汗，身冷，体温低，心跳快速，呼吸浅促，眩晕，头痛，视力模糊，迅速或强烈的饥饿感等。重则出现视物模糊、焦虑、定向障碍(如赛跑运动员返身跑)、步态不稳、出现幻觉、狂躁、精神失常，最后意识丧失、昏迷。部分患者诱发脑血管意外、心律失常及心肌梗塞。

三、治疗

(一)一般处理

(1)一旦确认低血糖症状，患者平卧，保暖。

(2)应迅速补充含糖食物或饮料、糖果、碳水化合物的食物，如 1 杯甜果汁、1 杯糖水、1 汤匙蜂蜜、3～5 块饼干等。一般在短时间后即可恢复。

(3)如果 10 分钟后症状无明显好转，可再吃一次。有条件的，应立即用血糖仪进行测定。

(二)急救

血糖低于 2.8mmol/L(50mg/dL)者，若神志清醒，可口服葡萄糖 10～20g。如病情严重，神志不清，不能口服者，立即静脉输入 50%的葡萄糖40～

60mL。输入葡萄糖后仍不见效者，可给胰升糖素 1.0mg，肌肉或皮下注射。注入葡萄糖后，10 分钟以上症状仍得不到改善者，随后静脉点滴 10%葡萄糖液，根据病情增减液体量。经以上处理，血糖浓度已恢复正常，但意识仍不清，称为“低血糖后昏迷”，说明已有脑水肿的存在，应加用甘露醇 200mL，20 分钟内滴完。

(三)中医治疗

(1)脾胃气虚证：症见饮食减少，体倦肢软，少气懒言，面色㿠白，大便稀溏，舌淡苔薄白，脉虚软等，治宜补中益气，升阳举陷，方用补中益气汤，水煎，温服，一日 1 剂，一日 3 次。

(2)脾胃虚弱，湿热郁滞中焦证：症见怠惰嗜卧，四肢不收，体重节肿，口苦舌干，饮食无味，食不消化，大便不调，小便频数，舌苔薄白，脉濡等，治宜益气升阳，清热除湿，方用升阳益胃汤，水煎，温服，一日 1 剂，一日 3 次。

(3)肝肾不足，阴亏血虚证：症见眩晕，倦怠无力，耳鸣口干，心悸，午后潮热，腰膝酸软，舌淡苔白，脉沉细弱等，治宜滋阴养血，补肝填精，方用六味地黄丸，口服，一次 1 丸，一日 3 次。

(四)推拿按摩

点揉按摩法：患者取卧位，术者立于患者侧面，术者点、揉按摩太冲、太溪、肾俞、气海俞、脾俞、巨阙、关元、三阴交等穴，每个穴位按摩 2～4 分钟，频率宜慢。

(五)针灸治疗

选取百会、太渊、足三里、涌泉、太渊、巨阙、脾俞、肾俞、气海俞、太冲、太溪、关元、三阴交等穴，行平补平泻法。一日 1 次，7 天为 1 疗程。

四、预防

(1)空腹时不要参加长时间的剧烈运动。尽量在餐后 1 小时后进行运动，如运动时间长(超过 1 小时者)，可在运动过程中或运动结束后进食，以提高血糖水平。

(2)运动前检测血糖两次，每隔 30 分钟检测 1 次。合理安排运动量，每天的运动时间及运动量基本保持不变。大量运动前应适当进食。应准备一些含糖的饮料，或进食糖果、糖水或含糖饮食，以防止再次发生运动性低血糖。

(3)有低血糖症特别是患有糖尿病的人，宜少食多餐。饮食力求均衡，多食蔬菜、糙米、酪梨、魔芋、种子、核果、谷类、瘦肉、鱼、酸乳、生乳酪等。增加高纤维饮食，戒烟禁酒。外出时要随身携带糖果、饼干等食品以备不测。

第十四节 运动性血尿

健康人的尿液中没有红细胞或偶见个别红细胞。如尿液经过离心沉淀后，在光学显微镜下每高倍视野有 3 个以上红细胞者，称为血尿。运动性血尿又称行军性血红蛋白尿，是指健康人在运动后出现的一过性血尿，经临床检查、化验检查及特殊检查找不到其他原因者，属于功能性血尿。运动性血尿多见于运动负荷量大和运动强度高的运动项目，如长跑、三级跳、竞走、足球、篮球、拳击以及跳跃训练(蛙跳、单足跳、蹲跳、纵跳)等。男性多于女性。

一、病因病理

运动性血尿的发病原因和机理尚不完全清楚，多数学者认为与下列因素有关。

(1)泌尿系统损伤

在剧烈运动时，由于肾脏血管收缩，导致肾小球基底膜细胞间隙加大，通透性增强，血液中的红细胞过滤到肾小球囊腔内而引起。冲撞性运动使泌尿系统，特别是肾脏受到直接或间接地挤压、牵扯或打击，导致肾组织和血管的微细外伤而引起血尿。

(2)肾脏缺血、缺氧

当剧烈运动时，全身血液重新分配，大量血液流向心肺系统和运动系统，肾脏血流量相对减少，造成肾小球供血相对不足，使其机能一时性障碍，造成肾小球毛细血管壁通透性增加，其滤过功能受影响，导致红血球、蛋白等物质漏出。同时，由于肾上腺素和去甲肾上腺素分泌增加，肾血管收缩，肾缺血、缺氧，大量乳酸使肾小球通透性增加，出现红细胞外溢，形成运动性血尿。

(3)肾静脉压增高

在直立位下，运动员连续长时间的蹬地动作，又由于肾周围脂肪较少(如长跑运动员)，导致肾脏位置下移，肾静脉与下腔静脉之间的角度变锐，在两静脉交叉处容易发生扭曲，引起肾静脉压增加，红细胞溢出，出现血尿。

(4)泌尿系统有器质性疾病

泌尿系统器质性疾病，如肾炎、泌尿系统结石或感染等，剧烈运动时，对这些器质性疾病刺激增加，易使其损伤或加剧其改变而导致血尿。

(5)男子长跑运动员在长跑过程中，当膀胱内尿液充盈不足时，又加上双脚蹬地面对身体产生的震动，导致膀胱后壁反复受到撞击，引起膀胱壁出血，出现血尿。

二、临床表现

(1)运动后骤然出现血尿，其严重程度与运动员身体适应能力、运动项目、负荷量、运动强度、情绪，机能状态、性别和运动时的自然环境(如温度、湿度、海拔等)等因素密切相关。多数表现为镜下血尿，少数呈肉眼血尿，小便颜色为樱桃红色、或红葡萄酒色、或褐色、或浓茶色等。

(2)伴全身乏力、头晕、肢体沉重感、尿道有烧灼感、偶感腰部不适等。血尿严重程度与运动负荷和运动强度密切相关。

(3)停止运动后，血尿迅速消失，绝大多数在3天内血尿停止。

(4)血液化验、肾功能检查、腹部X线检查及肾盂造影等检查均属正常。

运动性血尿要和泌尿系统疾病鉴别，包括肾小球肾炎、泌尿系统感染、泌尿系统结石、泌尿系统结核(肾结核、膀胱结核)等。泌尿系统疾病所致的血尿，其血尿程度与运动负荷无明显关系，同时伴有尿频、尿急、尿痛、腰痛、浮肿、发热、脓尿等。

三、治疗

(一)一般处理

运动后无任何症状，仅出现镜下血尿，如是一时运动量过大所致，可适当调整运动量和运动强度，减少跑跳动作，加强医务监督，定期验尿。如果出现肉眼血尿，不论有无症状，均应暂时停止剧烈运动，做相关检查。如有器质性改变，应按病情轻重，及时治疗。运动性血尿，一般休息1周后可完全消除。

(二)西医治疗

可试用一般止血药。注射安络血、ATP、VB12肌注；VK止血。

(三)中医治疗

(1)下焦瘀热证：症见尿血，小便频数，赤涩热痛，舌红苔黄，脉数等。治宜凉血止血，利水通淋，方用小蓟饮子加减，水煎，温服，一日1剂，一日3次。

(2)血热证：症见尿血、鼻衄、咳血、呕血、便血和崩漏等。血色鲜红，发热，舌红，苔黄，脉数等，治宜清热凉血、散瘀止血，方用荷叶丸，一次9g，一日3次，空腹，温开水送服。

四、预防

(1)遵守科学训练的原则，循序渐进。合理安排运动负荷，运动量、运动强度和动作难度必须与身体水平相适应。避免骤然加大负荷和训练强度，避免过度训练。

(2)在剧烈运动过程中适当补充水分。特别要注意运动器官负荷量和伤后的体育锻炼。可用弹性腿套或弹性护踝套，以缓冲地面对足底的应力，减少对红细胞的破坏。

(3)加强体育健身运动者和运动员的医务监督，定期体格检查。赛前体检，特别是尿常规检查，每周1次。

第十五节 运动性蛋白尿

运动性蛋白尿是指健康人在运动后出现的一过性蛋白尿，属于功能性蛋白尿(或良性蛋白尿)。运动性蛋白尿多见于运动负荷量大和运动强度高的运动项目，如长距离跑、游泳、足球和自行车等。

一、病因病理

运动性蛋白尿发病机理比较复杂，主要有以下几个方面。

(1)外伤

剧烈运动使肾脏的负担过重。冲撞性运动使泌尿系统特别是肾脏受到直接或间接地挤压、牵扯甚或打击，导致肾组织和血管的微细损伤，可出现血尿伴随蛋白尿。典型的运动项目为拳击、跆拳道和橄榄球等。

(2)肾血流量减少

剧烈运动时，肾上腺素和去甲肾上腺素分泌增加，使其机能一时性障碍，肾血流量减少，造成肾缺血缺氧，血管壁的营养发生障碍，滤过功能受影响，血浆蛋白通过肾小球膜进入，得以较多地排出。

(3)肾小球通透性增加和肾小管重吸收功能降低

剧烈运动时，增加了血浆蛋白的排出，同时又使血浆肾素活动增加。一方面，肾小球对蛋白的渗透性增加，另一方面，肾小管重吸收功能降低，并抑制某些蛋白质的重吸收。

(4)酸性代谢产物的刺激

运动性乳酸等酸性代谢产物增多，运动员大运动量后，乳酸增多，肾小球活动数目减少，出现代谢性酸血症增加尿蛋白量。

(5)泌尿系统器质性疾病

如肾炎、结石或感染等。剧烈运动时，对这些器质性变化刺激增加，易使其损伤或加剧其改变而导致蛋白尿。

二、临床表现

运动后短时间内出现蛋白尿，可伴血尿，无明显的自觉症状，在数小时至24小时内蛋白尿基本消失。如果有严重蛋白尿，且持续时间较长者，才逐渐出现浮肿、头晕眼花、心悸气短、疲倦乏力、训练后感觉明显等。

运动性蛋白尿应与肾炎、肾病综合征、糖尿病等导致的病理性蛋白尿和直立性蛋白尿相鉴别。后者有肾炎、肾病综合征、糖尿病史和持久的病理变化基础。

单纯直立性蛋白尿大多属于良性、无症状性蛋白尿。它是在一定姿势下(主要是直立前凸位)持续较长时间后出现的蛋白尿。通过专门的体位试验可以诊断直立性蛋白尿。

三、治疗

(一)一般处理

发现有蛋白尿时，要查找原因。若为一时性运动量过大所致，要调整训练计划，减轻运动量和运动强度，同时，加强医务监督。若小运动量后出现大量蛋白尿，则应排除适应能力差和器质性疾病的可能，严密观察。如有器质性疾病，应及时治疗。

(二)中医治疗

(1)肾阳虚弱，湿浊内蕴证：症见小便混浊如米泔水，或有滑腻之物而前阴涩痛，反复发作，淋出如脂，头昏无力，腰膝酸软，舌淡苔腻，脉细弱无力等，治宜温肾利湿，分清化浊，方用萆薢分清饮。水煎，入盐0.5g，饭前服，一日1剂，一日3次。

(2)脾肾两虚证：症见小便淋沥不已，时作时止，遇劳即发，腰膝酸软，尿频遗尿，舌质淡苔白，脉虚弱等，治宜健脾利湿，补肾固涩，方用无比山药丸，一次1丸，空腹酒送下，一日2次。

(3)肾阳不足，精血亏虚证：症见腰痛，绵绵不绝，腿膝无力，遇劳更甚，卧则渐轻，面色白，手足不温，小便频多或尿少面浮，舌色淡，脉沉细无力等，治宜温补肾阳，填精益髓，方用龟鹿二胶丸，一次6g，一日3次，温开水送服。

(4)肝肾阴虚证：症见腰痛、胁痛、心悸气短，惊恐不安，五心烦热，口燥咽干，颧红，头晕乏力，舌红少苔，脉细数等，治宜滋补肝肾、养阴柔络，方用养阴脉安片，口服，一次6片，一日3次。

(三)针灸治疗

取穴大椎、肩髃、曲池、合谷、内关、太冲、血海、三阴交、曲泽、委中、足三里、阴陵泉、脾俞、肾俞等穴，针刺得气后，留针15～30分钟，针后加灸。一日1次。7次为1疗程，疗程间休息3天。

四、预防

(1)充分考虑体育健身运动和竞技体育者的年龄、性别、健康状况，合理安排运动负荷量和运动强度。

(2)做好运动场地、器械设备管理和安全卫生检查，避免发生外伤。增强自我保健意识，正确使用防护用具(如护腕、护膝、护掌、护踝、支持带等)，减少创伤的发生。

(3)加强医务监督。定期对经常参加体育活动与专项运动的人进行体格检查，特别是尿常规检查。每天清晨测量脉搏，每周测1次尿常规检查。

第十六节　运动性月经失调

月经是指子宫内膜周期性变化而出现的周期性子宫出血。正常月经周期受下丘脑垂体—卵巢轴功能调节，如果调节发生障碍就会发生月经失调。由运动引起的月经失调，称为运动性月经失调。随着女子参加剧烈运动项目的增多，运动性月经失调的发生率亦相应增高。

一、病因病理

脑垂体分泌促性腺激素。促性腺激素具有调节卵巢功能和维持月经的作用。如果下丘脑或脑垂体功能失调，就会影响促性腺激素的分泌，进而影响卵巢的功能。卵巢功能失调就会导致月经失调。运动性月经失调的原因主要有以下几个方面。

(1)剧烈运动导致内分泌失调

月经受下丘脑垂体—卵巢轴功能调节。直接影响卵巢内分泌功能的激素是垂体分泌的促卵泡激素和黄体生成素。剧烈运动影响内分泌功能，导致月经失调。运动强度越大，持续时间越长，黄体期越短，就越容易导致月经失调。

(2)长期过度精神紧张

女运动员精神过度紧张，长期超负荷训练造成的下丘脑垂体—肾上腺轴持续性激活，抑制了性腺轴功能，最终导致内分泌失调，引起月经失调。

(3)药物的影响

个别运动员为了提高运动成绩，违禁使用类激素药物，引起下丘脑垂体负反馈的作用，干扰正常的垂体—卵巢轴功能调节，影响卵巢内分泌功能，导致月经失调。

(4)个别芭蕾舞演员或芭蕾舞学员为了体形，热量摄入严重不足，导致体重减轻，体脂含量减少，引起人体激素转化，代谢异常，最终引起月经失调。

二、临床表现

运动性月经失调的类型主要有：

(一)月经先期

(1)气不摄血证：症见月经先期，量多色淡，质清稀，或淋漓不止，甚至崩漏，伴有心悸气短，神疲乏力，面色苍白，食欲不振，舌淡苔薄，脉细弱无力。

(2)阳盛血热证：症见月经先期，月经量多，色鲜红或紫红，伴有面赤，烦躁易怒，口渴，饮食减少，口苦口干，头晕目眩，舌质淡红或边尖赤，苔薄黄，脉多弦滑或弦细等。

(二)月经后期

(1)血虚型：症见月经后期，量少色淡，质清稀，伴有眩晕，失眠，心悸，面色苍白，神疲乏力，舌淡，脉弱无力。

(2)血寒型：月经不调。症见月经后期，量少色暗，有块，或色淡质稀，伴有小腹冷痛，喜温喜按，得热则减，或畏寒肢冷，小便清长，大便稀薄，舌淡，苔薄白，脉沉紧或沉迟无力。

(3)气郁型：症见月经后期，量少色暗有块，排出不畅，伴有小腹胀痛，乳胀胁痛，精神抑郁，舌正常或稍暗，脉弦涩。

(三)运动性痛经

症见参加运动训练至经前，腰酸痛，下腹部坠痛难忍，直至行经结束后才逐渐减轻，经血量少色暗，如不参加训练，则无痛经发生。

(四)运动性闭经

因精神过度紧张，导致月经停止一个月以上者，多属下丘脑闭经。

三、治疗

(一)对症治疗

(1)行经期减少运动量甚至停训。

(2)可用氨甲苯酸或酚磺乙胺等止血剂。对难以控制的出血，可用避孕药。

(二)中医治疗

1. 月经先期

(1)气不摄血证：治宜益气补血，健脾养心，方用归脾汤，水煎，温服，一日1剂，一日3次。

(2)阳盛血热证：治宜清热凉血止血，方用清热凉血方，水煎，温服，一日一剂，一日3次。

2. 月经后期

(1)血虚型：治宜补血益气，方用人参养荣汤，水煎，温服，一日1剂，一日3次。

(2)血寒型：治宜益气补血，温经止痛，方用趁痛散，上药研粗末，一次15g，水煎去渣后分2次热服。

(3)气郁型：治宜疏肝行气，活血止痛，方用柴胡疏肝散，水煎，温服，一日1剂，一日3次。

3. 运动性痛经

(1)瘀血积滞证：症见痛经、闭经、产后恶露不尽等，治宜活血化瘀，通利血脉，方用失笑散，于经前3天，连服3剂，连续治疗数个月经周期(注：无瘀血者不宜用，血虚者禁用)。

(2)血虚气滞证：症见经期腹痛，月经不调，纳食减少，晨起口苦，舌淡苔根微黄，脉弦而虚等，治宜补血疏肝，通利血脉，方用香附丸。一次9g，一日2～3次，于经前3天，连服3剂。连续治疗数个月经周期。下腹部放置热水袋。

(3)肝郁血虚证：症见经前小腹疼痛，拒按，经量少或行而不畅。经色紫黯有块，但血块排出后则痛减。伴头晕口苦，胸胁胀满，舌质红，苔黄，脉弦或滑数等，治宜舒肝理气，养血滋肝，方用宣郁通经汤，水煎，温服，一日1剂，一日3次。连服4剂。

4. 运动性闭经

一般情况下，不需要给药或使用黄体酮催经。可采用减少训练或停训，增加营养及避免精神过度紧张，一段时间后即可恢复。

(1)气滞血瘀证：症见经事不行多月，带下，大便不爽，苔薄，脉濡滑，治宜活血化瘀，理气调经，方用通经汤，水煎，温服，一日1剂，一日3次。

(2)血虚血瘀证：症见经事不行多月，小腹疼痛，苔薄白，脉细涩，治宜滋补阴血，化瘀调经，方用七制香附丸，一次6g，一日3次。

(三)推拿按摩

运动性痛经：患者取坐位或卧位，术者立于患者侧面，术者取关元、气海、足三里、三阴交、肾俞、太溪、太冲、天枢等穴，施以一指禅推法、按法、擦法等。用揉法揉小腹部。

(四)针灸治疗

(1)体穴：选用百会、气海、阳陵泉、太冲、足三里、血海、中极、内关、三阴交、肝俞、期门、膈俞、太冲等穴，用捻转补泻法，每次取3～4穴针刺。一日1次，每次留针30分钟，7次为1疗程。

(2)耳穴：子宫、肝、内分泌、神门。每次取2～3穴。

四、预防

(1)合理安排训练强度和训练持续时间，不宜长期大运动强度训练。训练强度应以次最大运动量为限。

(2)合理安排饮食，将摄入的总热量提高到正常水平。蛋白质、脂肪的摄取应大于非运动员，以利于身体的正氮平衡。

(3)女运动员不宜服用人体激素来提前或推迟月经。但对临近比赛，为了进入最佳竞技状态，可采取月经提前法和月经推迟法。

第十七节　运动性中暑

中暑是指在高温环境下，人体体温调节功能紊乱而引起的中枢神经系统和循环系统障碍为主要表现的急性疾病。运动性中暑是中暑的一种，由运动导致或诱发，多见于年轻的体育锻炼者、长跑、马拉松、十公里越野跑、足球、铁人三项运动员以及在炎热季节进行长时间健身运动、训练和比赛者。

一、病因病理

健康人的体温经常保持在37℃左右，受体温调节中枢控制。人体的热源一是来自机体代谢生热，二是来自环境。在体温调节中枢的作用下，人体与外界环境间热交换的形式主要为传导、辐射、对流和蒸发等。人体主要通过出汗，以及皮肤和肺泡表面的蒸发等形式来散热，产热与散热取得平衡。当外界环境的温度越高，人体通过辐射散热的作用越少，当气温达到35℃或35℃以上时，人体只能通过蒸发出汗来散热。蒸发的快慢与空气的湿度及流动速度有直接关系，在外界环境空气湿度和温度相对高的条件下，空气又不流动，仅有的蒸发散热方式也大受影响。这时如果运动量很大，体内产热较多，热量积累的结果是体温明显升高，有时可升至41～42℃，产热大于散热或散热受阻，体内有过量热蓄积，即产生高热中暑。

二、临床表现

运动性中暑有轻重之分。重症中暑又分为热射病、日射病和热痉挛。

(一)轻症中暑

体温常常在38℃以上，头晕、口渴，面色潮红、大量出汗、皮肤灼热等，或出现四肢湿冷、面色苍白、血压下降、脉搏增快等。

(二)重症中暑

(1)热射病

热射病的症状轻重不等，轻者仅呈虚弱状态，重者有高热和虚脱。一般发病急，体温上升，大量冷汗，继而无汗、呼吸浅快、脉搏细速、躁动不安、神志模糊、血压下降，重者可引起昏迷，体温高达41℃以上，脉搏极快，而呼吸短促，最重者可因心力衰竭或呼吸衰竭而致死。

(2)日射病

它是因强烈的阳光照射头部，造成颅内温度增高引起机体的强烈反应，主要表现为剧烈头痛、头晕、恶心、呕吐、耳鸣、眼花、烦躁不安、神志障碍，脉搏细而频速、血压降低等，重者发生昏迷，体温可轻度增高。

(3)热痉挛

热痉挛与高温无直接关系，多发生在剧烈劳动与运动后。由于大量出汗，氯化钠(盐类)丧失过多，导致血钠、氯化物降低，血钾亦可降低，而引起肌肉疼痛和痉挛，称为热痉挛(俗称抽筋)。轻者只是对称性肌肉抽搐，口渴，尿少，但体温正常。重者大肌群也发生痉挛，并呈阵发性。负荷较重的肢体肌肉最易发生痉挛。

三、处理

(一)一般处理

(1)脱离高温环境，迅速将患者转移至阴凉通风处休息。患者平卧，头部抬高，松解衣扣。

(2)如果中暑者神志清醒，并无恶心、呕吐，则应迅速补充液体，可饮用含盐的清凉饮料、茶水、绿豆汤等。

(3)散热，可采用电风扇吹风等散热方法，但不能直接对着患者吹风，避免感冒。冰敷，可头部冷敷，在头部、腋下、腹股沟等大血管处放置冰袋(用冰块、冰棍、冰激凌等放入塑料袋内，封严密即可)。或者用冷水或30%的酒精擦浴直到皮肤发红。每10～15分钟测量1次体温。

(4)在额部、颞部涂抹清凉油、风油精等，或服用人丹、藿香正气水等中成药。

(二)急救

(1)保持呼吸道畅通(必要时气管内插管)，测量血压、脉搏、直肠温度，输液，对严重者要及时送往医院抢救。

(2)针刺：昏迷者应指掐或针刺人中、涌泉等急救穴，或给氨水闻嗅，并在四肢做重推摩和揉捏。头痛剧烈者，冷敷头颈部，针刺或掐点太阳、风池、内关、合谷、曲池、足三里等穴。

(3)按摩：按摩太阳、推印堂、拿风池、点按合谷等穴。如有抽搐，立即针刺人中、十宣、内关、神门、合谷、涌泉等穴。口噤不开者，可用乌梅肉频擦牙龈，或用开关散搐鼻，或针刺下关、颊车等穴，并给予清热熄风、补充津液。

(三)对症治疗

(1)热射病

采用迅速有效的全身降温，积极使用物理降温和药物降温方法。物理降温可用冷水(冰水)浴(温度保持在10℃左右)、冰帽、酒精擦浴，即用50%的酒精溶液，擦洗全身较大动脉循行部位，以及面部、胸部、腹部等。药物降温可选用复方氨基比林，严重者可转送医院。采用盐酸氯丙嗪2mg与生理盐水300mL配伍，静脉滴注等。对呼吸困难者应给氧。

(2)日射病

患者取头高足低位，头侧向一边。头部用冰袋或冷水湿敷。经上述处理后，较轻的中暑痉挛、日射病的预后良好。严重的热射病患者，若抢救不及时，有死亡的危险。体温超过42℃或昏迷的患者，死亡率亦高。

(3)热痉挛

纠正水盐代谢紊乱，静脉注射生理盐水或5%的葡萄糖氯化钠注射液。神志清醒者可口服含氯化钠饮料，神志昏迷者可针刺(指针)人中、涌泉等穴，如肌肉痉挛者，可多服些盐开水，牵引痉挛的肌肉，并用纱布蘸白酒或醋在抽筋处反复擦摩。

(四)中医治疗

1. 热射病

(1)中暑热证：症见口渴，心烦，脘闷不舒，舌苔黄腻，脉濡数等，治宜祛暑清热，方用黄连香薷饮加减，水煎，温服，一日1剂，一日3次。

(2)湿温证：症见神识昏蒙，时昏时醒，似清似昧，身热不退，朝轻暮重，尤以胸腹之热为甚，夜多谵语，烦躁不寐，缠绵不解，喉中痰鸣，舌绛，苔白腻或黄腻，脉濡滑而数等，治宜清热化湿，豁痰开窍，方用菖蒲郁金汤加减，水煎，温服，一日1剂，一日3次。

昏迷者可针刺(指针)人中、涌泉等穴。

2. 日射病

温热病所致神昏谵语，高热抽搐等，治宜清热解毒，镇痉开窍，方用紫雪丹，口服，一次2g，一日2次。

3. 热痉挛

(1)热邪初陷心包证：症见神昏谵语，高热烦躁，舌红脉数，以及小儿高热惊厥、中风窍闭等，治宜清热解毒，开窍安神，方用万氏牛黄清心丸，口服，一次 1 丸，一日 2 次。

(2)暑邪内闭证：症见突然昏倒，不省人事，呼吸急促，牙关紧闭，痰涎壅盛，或兼有四肢不温，面色青白，舌蹇，脉沉伏等，治宜辟秽解毒、开窍醒神，方用红灵丹，口服，或外用少许吹鼻取嚏。内服作用较好，一般一次 0.3～0.6g，温开水送服。

四、预防

(1)合理安排训练和比赛的时间，特别是天气炎热时，更要合理安排训练和比赛时间，避免在一天中最热时间进行。耐力性运动训练宜安排在上午 9 点以前和下午 4 点以后。每次训练 50 分钟后，宜休息 10 分钟。饭后要有必要的休息时间，保证充足的睡眠。

(2)加强医务监督，合理选择运动服装和保护装置。在比赛规则允许范围内以及训练时，宜穿有利于排汗散热的浅色、薄型、透气的丝、棉织品。有些运动项目可以戴通风遮阳帽。高温季节应加强医务监督，身体欠佳、饥饿、疲劳、肥胖者，不宜在高热环境中进行剧烈运动。

(3)饮用防暑降温饮料。注意营养和饮水，注意适当增加食物中蛋白质的供给量，设法提高运动员的食欲，额外增加维生素 B_1、维生素 B_2、维生素 C 的补充量等。组织合理的水盐供应，如低渗含糖盐饮料。有的运动项目，如马拉松跑、公路自行车等，可在训练或比赛中每隔 20 分钟左右供给 100～200mL 的低渗含糖盐饮料。运动中大量出汗者，运动结束后也应注意补充适量的糖盐水。

(4)普及中暑知识。让体育锻炼者、运动员了解中暑的早期(先兆)症状，如口渴、大量出汗或皮肤干燥、汗毛竖起、头部血管跳动明显、注意力不集中、四肢乏力、步态不稳、头昏眼花等，使其能够酌情终止运动。

第十八节　游泳性中耳炎

中耳炎是最常见的耳部疾病，指中耳的普通炎症性疾病，以慢性居多。游泳性中耳炎主要是指在游泳时细菌随水进入中耳而感染引起的炎症。

一、病因病理

中耳包括鼓室、咽鼓管、乳突小房。在正常情况下，中耳充满新鲜空气(靠咽鼓管调节)，当中耳内的压力和外界的大气压力相等时，鼓膜在接受音波的振动后才发生相应的振动作用。咽鼓管是中耳与咽部的通道。中耳炎多因咽鼓管梗阻或感染而引起。

(1)在游泳池、天然游泳场、海滨浴场或水库、鱼塘游泳，由于水质不清洁，有致病菌生长，游泳后耳内有水积留，使人感到不适。如果用手或不清洁的棍、棒等器具掏耳，由于耳朵内的鼓膜已经被水泡软，容易破损，使细菌趁机入侵中耳，引起中耳炎。

(2)游泳者呛水使不清洁的水从咽鼓管进入中耳造成感染。

(3)原有鼓膜破裂或穿孔者，游泳时更容易造成感染。当机体抗病能力降低时，进入中耳的病菌易引起中耳炎。

(4)患有呼吸道炎症或感冒时游泳，也易引起游泳性中耳炎。

二、临床表现

(1)耳朵内疼痛剧烈，听力减退，常伴有发烧，恶心呕吐，食欲不振，便秘等。

(2)如鼓膜破裂常有黄色浓液自外耳道流出。

(3)急性期如不根治，可变成慢性中耳炎，严重的可导致耳聋。

三、治疗

患游泳性中耳炎后，宜卧床休息，适当多喝开水，吃流质食物。迅速到医院治疗。如治疗不及时，可引起严重的、甚至致命的并发症。炎症可能会通过中耳骨壁的破坏区、中耳和血管、神经直接扩散到颅内，引起脑脓肿等严重病症。

(一)西医治疗

在医生指导下口服或注射抗菌素，口服止痛剂(如止痛片)、消炎药，同时注射青霉素或口服磺胺类药等，控制炎症。如已化脓，需医院进一步处理。如鼓膜已经穿孔、破损，可用双氧水洗涤，上消毒剂(如碳酸甘油等)，然后用消毒棉花球塞住外耳道。此外，还可以在乳突部位做热敷及红外线照射等。

(二)中医治疗

1. 内治

(1)风热邪毒外侵证：症见耳部灼热疼痛，张口、咀嚼或牵拉耳壳压迫耳屏时疼痛加剧。伴恶风发热，舌质红，苔白，脉浮数等。治宜疏风清热，解毒消肿，方用五味消毒饮，水煎，温服，一日 1 剂，一日 3 次。

(2)肝胆湿热上蒸证：症见耳痛剧烈，连及同侧头痛，听力下降；舌质红，苔黄，脉数等，治宜清泻肝胆，解毒消肿，方用龙胆泻肝汤，水煎，温服，一日 1 剂，一日 3 次。

(3)血虚耳窍失聪证：症见耳痒微痛，表皮粗糙，增厚，病程缠绵，舌质红，苔白，脉细等，治宜补脾益气，升清聪耳，方用益气聪明汤，水煎，温服，一日1剂，一日3次。

2. 外治

(1)经验方：疔疮散，三七粉、玉枢丹共研，用双氧水洗净耳道，香醋调药散成糊状，棉条蘸，塞耳内。

(2)明矾10g、儿茶10g、苦参10g、蛇蜕12g，共研成细末，烘干，吹入耳内，一日2次。

四、预防

(1)游泳池水必须符合卫生要求，保持清洁，不要在不清洁的水中游泳。游泳前要做体格检查。有上呼吸道感染、感冒或患有中耳炎时，不宜游泳。不要盲目进行深水潜泳。

(2)游泳时必须注意正确呼吸，避免呛水。鼻子呛进水后，应按住一个鼻孔轻轻将水擤出，或回吸至后鼻孔从口中吐出，不要同时捏住两个鼻孔用力擤，以免将水或鼻涕鼓入中耳而引起发炎。

(3)游泳时最好戴橡皮耳塞子，以防止池水进入耳内。当外耳道内有贮水时，应及时弄出。严禁用异物挖耳，可将贮水耳朝下倾，用同侧脚原地跳几次，以促使耳内水流出。也可用火柴杆卷少许脱脂棉将水吸出。还可采用吸引法，即将头偏向有水的耳朵一侧，用手掌紧压住耳朵，屏住呼吸，然后迅速提起手掌，即可将水吸出。

(4)跳水时要注意姿势和方法正确。一般应手和前臂先入水，而头部和身体垂直后入水。如果姿势和方法不正确，就会使身体和头部倾斜入水，造成耳部直接与水面接触，容易拍伤耳膜或使耳膜穿孔。

第十九节　溺水

溺水是在游泳过程中，由于技术上的原因，大量的水或水中异物同时灌入呼吸道或吞入胃中，呼吸道和肺泡充满水，引起喉、气管反射性痉挛，声门关闭，以及水中污物、水草堵塞呼吸道等，引起喉部肌肉痉挛，气体不能进出，导致窒息。如抢救不及时，4～6分钟内即可死亡。溺水后窒息缺氧合并心跳停止的，称为“溺死”，如心跳未停止的则称为“近乎溺死”，统称为溺水。

一、病因病理

(1)在游泳过程中，气管内吸入大量水分阻碍呼吸，或因喉部肌肉强烈痉挛，引起呼吸道关闭，肺通气、换气功能障碍，窒息死亡。

(2)未掌握游泳技术，不熟悉水性，精神比较紧张，在水中站立不稳，或误入深水区，淹没水中。

(3)游泳时肌肉痉挛或体力不支，或患癫痫、顽固性高血压病、先天性心脏病者，以及头部受伤等原因，导致溺水。

二、临床表现

(1)溺水轻者，落水时间短，吸水量 2mL/kg 时，出现轻度缺氧现象，面部青紫浮肿，双眼充血，四肢末端青紫，四肢发硬，呼吸表浅。

(2)溺水重者，落水时间长，吸水量在 10mL/kg 以上者，1 分钟内即出现低血氧症，面色青紫，口鼻腔充满血性泡沫或泥沙，四肢冰冷，昏睡不醒，瞳孔散大，呼吸心跳停止。

(3)检查：呼吸困难或停止，心跳减弱或停止，血压下降为零。胃内积水者上腹部膨胀。

三、治疗

(一)急救

急救措施和次序包括保持呼吸道通畅、倒水、人工呼吸与胸外心脏挤压和吸氧。

1. 保持呼吸道通畅

将溺水者救上岸后，立即清除口腔内的分泌物、呕吐物、泥沙及假牙等。松解衣领、纽扣、乳罩、内衣、腰带和背带等，必要时将舌头用毛巾或纱布包裹拉出，保持呼吸道通畅。注意保暖。

2. 倒水

(1)急救者一腿跪在地上，另一腿屈膝，将溺水者腹部横放在其大腿上，使其头下垂，接着按压其背部，使胃内积水倒出。

(2)急救者从后抱起溺水者的腰部，使其背向上，头向下，也能使水倒出来。其他还有肩托式或俯卧牛背法等倒水形式。

3. 人工呼吸与胸外心脏挤压和吸氧

(1)口对口人工呼吸法

人工呼吸的方法很多，口对口人工呼吸法效果较好。

A. 溺水者仰卧，头部尽量后仰并偏向一侧，尽量使气管伸直。急救者站在患者左侧，以左手托起溺水者下颌，防止舌根后坠；手掌轻压环状软骨，使软骨压迫食管，防止空气入胃。

B. 掰开溺水者口唇，上盖纱布数层，右手捏紧溺水者鼻孔，以防漏气。

C. 急救者深吸气一口，从溺水者口部吹入，至患者胸廓上部升起，吹气时间要短，约占呼吸周期的1/3。然后，放松鼻孔，让溺水者胸廓复原，使气自肺内排出，此时间约占呼吸周期的2/3。

D. 上法反复进行，1分钟吹气16～20次(儿童20～24次/分)，并与胸外心脏按摩同时进行，即心脏按摩4次，人工呼吸1次。如此反复进行。

(2)胸外心脏挤压

A. 溺水者仰卧在地板上或床上，急救者用一手的掌根部按在胸骨正中线的下半段，另一手压在该手的手背上，肘关节伸直，利用体重和肩臂力量向下做冲击性压迫，使胸骨下半段及其相邻的肋软骨下陷3～4cm，然后突然放松压力，胸壁自然弹回，使心脏舒张，每分钟为60～80次(儿童用单手挤压即可，每分钟90～100次)，直到自主恢复心脏跳动为止。

B. 注意事项：

只能用手掌根部加压于胸骨下半段，不应将手掌平放。

按摩与放松的时间应大致相等，舒张期不应过短，以免回心血量不足。

加压方向应对准脊柱，不能有偏斜，否则易引起肋骨骨折。

在进行心脏按摩时，必须施行有效的人工呼吸，两者比例为4∶1。

如果按摩无效，应立即向心内注射1∶1000肾上腺素1mL(在第4肋间胸骨左缘1.5～2cm处垂直刺入，抽得回血，即可注射)。如5分钟后，心脏仍无复跳现象，应立即改做开胸按摩。

如果施行得法，患者肤色、口唇转红润，散大的瞳孔开始缩小，可触及颈动脉或股动脉的搏动。能测到血压，上肢血压应在60mmHg为佳，并恢复自主呼吸，此时即可停止按摩。

在抢救的同时，应尽快送往医院，以进一步抢救。在转送医院途中，继续进行人工呼吸和胸外心脏按摩。通过现场急救，溺水者心跳呼吸恢复后，应迅速脱去湿冷的衣物，以毛毯、毛巾被等包裹全身保暖。如果在寒冷的天气或长时间的水中浸泡，在保暖的同时还应给予加温处理。将热水袋放入毛毯中，注意防止烫伤发生。可用干毛巾摩擦全身，自四肢、躯干向心脏方向摩擦，以促进血液循环。溺水者苏醒后要禁食，用抗菌素防感染。

(二)针灸治疗

针刺或掐人中、合谷、中冲、十宣、涌泉等穴。

(三)中医治疗

雷击散，取嚏，通关开窍，共研末，每用少许吹入鼻内，使之喷嚏而来。必要时每隔15～30分钟重复1次。

四、预防

(1)加强医务监督和身体检查。有癫痫、心脏病、高血压病、肺结核病者不宜游泳。疲劳、饥饿、酒后不宜游泳。游泳时应将假牙取下，避免呛水时假牙落入食管或气管。

(2)加强群众性游泳的安全教育。游泳场应配备救生员和救生用具。学生要在老师或熟悉水性的人的带领下去游泳。深浅水域之间要有标志。中老年人游泳要控制好运动负荷，游泳时间不宜过长。

(3)做好下水前的准备工作，待适应水温后再游泳。在游泳中如果突然觉得身体不舒服，如眩晕、恶心、心慌、气短等，要立即上岸休息或呼救。若小腿或脚部抽筋，千万不要惊慌，可用力蹬腿或做跳跃动作，或用力按摩、拉扯抽筋部位，同时呼叫同伴救助。

(4)了解水文地质情况。在江河湖海中游泳时，必须了解水底情况，是否卫生，水下是否平坦，有无暗礁、暗流、杂草、水域的深浅等。最好不要独自一人外出游泳，更不要到不知水情或比较危险且易发生溺水伤亡事故的地方去游泳。

附录：

一、落水的自救

落水后一定要镇静。立即屏住呼吸，踢掉双鞋，然后放松肢体等待浮出水面，应取仰卧位，头部后仰，使口鼻向上露出水面呼吸。尽量用嘴吸气、用鼻呼气，以防呛水。呼气要浅(呼气时人体比重为1.057，比水略重)，吸气要深(人体比重降到0.967，比水略轻)，可浮出水面。不要将手臂上举慌乱扑动，否则，反而使身体下沉更快。当救助者来到时，落水者一定要听从指挥，让救助者带着你游上岸。绝不可惊慌失措，不要去抓抱救助者的手、腿、腰等部位。否则不仅自己不能获救，反而连累救助者的性命。

会游泳者，如果发生小腿抽筋，要保持镇静，采取仰泳位，用手将抽筋的腿的脚趾向背侧弯曲，然后按捏患侧腿肚子，即可缓解痉挛，然后慢慢游向岸边并上岸。如果发生手腕部肌肉痉挛，可将手指上下屈伸，另一只手辅以按捏即可。如果体力不支时，可改为仰泳，用手足轻轻划水即可使口鼻轻松浮于水面之上，全身放松，调整呼吸、稍作休息后游向岸边或浮于水面等待救援。

在湖泊中游泳，如果发生水草缠足，可深吸一口气潜入水下，迅速将缠足的水草解脱，然后从原路退回，不可继续深入。在江河中游泳，如果遇到漩涡，应以最快的速度沿其切线方向游离漩涡中心。绝对不能采取直立踩水姿势，以防被强大的漩涡吸入水下。万一被卷入水下，也应在入水前深吸一口气，努力争取用潜泳在水下奋力一拼。顽强的求生意识是你获救的唯一希望。

二、溺水的援救

当发现有人落水时，救助者若不会游泳，不宜下水救人。首先应高声呼叫，寻求支援。同时，就地取材，尽快找到漂浮物抛给落水者，如救生圈、木块等。如没有漂浮物，救助者可迅速脱下长裤在水中浸湿，扎紧裤管充气再扎紧裤腰后，抛给落水者。告知落水者用手抓住，借以将头浮出水面呼吸，耐心等到救援人员到来。救助者也可找到长竹竿、长绳或将腰带围巾连接后抛给落水者拉他上岸；如果是踩破冰面的落水者，救助者务必伏卧在冰面上，尽量减轻身体局部对冰面的压力，以防压破冰面跌入水中，然后向落水者接近，将围巾、长绳或竹竿抛给落水者拉他上岸。

如果救助者会游泳，应尽快脱去衣裤和鞋子下水。如有可能，则携带漂浮物下水救人，让落水者抓住漂浮物，救助者再协助其游向岸边。如果没有漂浮物，救助者快接近落水者时，即潜入水下游到溺水者后方，用左手从其左臂和上半身中间握对方的右手，或拖住溺水者的头，用仰泳方式将其拖到岸边。对于神志清醒者要大声告知，不要挣扎，听从指挥才能活命。救助者要特别注意防止溺水者抱住不放，影响急救。万一被溺水者紧紧抱住，救助者应临危不乱，迅速将落水者向上托出水面，同时自己松手下沉，或向后推落水者的脸，紧捏其鼻，使其松手，先与落水者脱离，然后再救。

救助时一定要使落水者的头部露出水面，一是保证落水者顺利呼吸，二是可以减轻落水者的危机感和恐惧感减少挣扎，使救助者能够节省体力，顺利地脱离险境。落水者被救助上岸后，及时采取有效的现场急救，抢救生命。

第二十节　运动性冻伤

运动性冻伤是由于寒冷作用于机体引起的体温调节功能障碍，血液循环和组织代谢不良引起的局部组织损伤以致体温下降。运动性冻伤多见于滑冰、滑雪、冰球及登山运动等项目。冬季户外进行其他项目运动，如不注意防寒也可能发生冻伤。

一、病因病理

(1)由于冬季气候寒冷、潮湿或鞋袜过紧，影响患部周围血液循环，导致局部血管收缩、痉挛、血流减少，组织缺血、缺氧，出现皮肤苍白，继而血管扩张，毛细血管渗透性增高，局部出现水肿或水泡，而发生冻伤。

(2)长期缺乏运动、长时间站立不动、手足多汗、身体抵抗力低等原因，或长时间受冻，血流瘀滞，红细胞在血管腔内凝集，最后形成血栓，使组织坏死，皮肤呈紫褐色，而形成冻伤。

(3)机体状况不良、老年人、某些慢性疾病如贫血、红斑狼疮、硬皮病、类风湿性关节炎、心血管疾病、糖尿病肢端血液循环不良、营养不良、植物神经功能紊乱等，也是导致冻伤的诱因。

二、临床表现

冻伤初起，症见局部性红斑或暗红带紫色肿块，触之冰凉，有肿胀、麻木感、发痒、烧痛，受热后痒感加剧，有大小不等的水泡，水泡破后流出黄色浆液。可有糜烂、溃疡，疼痛加重，愈合缓慢，愈后有色素沉着和疤痕。按损伤程度分为三度：

轻度冻伤：受冻部位的皮肤苍白、开始麻木、发凉，继而红肿充血，发痒，热痛。

中度冻伤：全层皮肤冻伤，局部红肿明显，表面有大小不等的水泡(草黄色)，疼痛较重，甚至感觉迟钝，对冷、热、针刺不敏感。

重度冻伤：深达皮下组织，甚至累及肌肉和骨骼，受冻部位颜色苍白，并出现紫褐色或黑褐色坏死状态，局部的感觉也完全消失，极易并发感染。

全身性冻伤称为“冻僵”，非常少见。“冻僵”后，由于周围血管强烈收缩，常常会出现寒战、四肢发凉、苍白或发紫，进而感觉麻木，反应迟钝，神志模糊，甚至昏迷休克，后果极为严重。

三、治疗

运动性冻伤的治疗，早期要迅速复温。后期关键在保护末梢血管功能，改善血液循环，增强机体抵抗力，预防感染，改善和提高全身状况等。严禁使用有害的救治方法，急救时严禁用火烤、雪擦、冷水泡和捶打受冻部位，避免弄破伤部，或向伤部涂抹没有消毒的油膏，以免加重伤情。

(一)对症处理

迅速将患者脱离寒冷的环境，送到温暖的室内，脱去潮湿的衣服、鞋袜，并保持室温在20～25℃。口服维生素C，一次100～200mg，一日3次。

(1)轻中度冻伤：局部经常用酒精棉球轻轻揉擦，使皮肤微热即可，同时涂冻疮膏，注意患部保暖。应注意冻伤部清洁，温水轻洗或浸泡，不要用热水泡或火烤，也不要用雪擦和冷水浸泡，至冻伤处有湿感或僵木消失为止。

(2)出现水泡者，对局部进行消毒后，用针刺破水泡后进行包扎。对已破溃的水泡，可涂抹紫药水或消炎软膏，再包扎好。有硬块者用红灵酒或姜汁、辣椒频擦，使气血畅通。皮肤上有小疱时，可用蜂蜜70%、猪油30%混合成油膏外敷。溃烂后用马勃1块或马勃膏(马勃20g、凡士林80g)、生肌玉红膏外敷，一日1次。有感染者还可用九一丹、红油膏盖贴。腐脱新生，则改用生肌散以利收口。

(3)重度冻伤或全身性冻伤者，应迅速送往医院处理。

(二)中药治疗

(1)血虚寒厥证：症见手足厥寒，口不渴，舌淡苔白，脉沉细或细而欲绝等，治宜温经散寒，养血通脉，方用当归四逆汤，水煎，温服，一日1剂，一日三次。

(2)阴寒内盛证：症见四肢厥逆，恶寒蜷卧，脉微而复自下利，利虽止而余症仍在者，治宜回阳益气，救逆固脱，方用四逆加人参汤，水煎，温服，一日1剂，一日3次。

(3)寒邪直中三阴，真阳衰微证：症见恶寒蜷卧，四肢厥冷，神疲欲寐，吐泻腹痛，口不渴，舌淡苔白，脉沉微，甚或无脉等，治宜回阳救急，益气生脉，方用回阳救急汤，水煎，温服，一日一剂，一日3次。

(三)推拿按摩

患者取坐位或卧位，术者立于患者侧面，术者取足太阳膀胱经心俞、脾俞、肾俞等穴，先按揉气冲，后按揉心俞、脾俞、肾俞等穴，再按揉涌泉穴，以感觉到热为宜。每晚睡前按摩1次，7日为1疗程。

四、预防

(1)坚持冬季室外锻炼，或经常进行冷水锻炼，如冷水洗脸、擦身、淋浴等。增强体质，提高人体的耐寒力。运动服和鞋要保暖和宽松，防止过紧而影响血液循环。鞋袜要保持干燥，运动后和比赛的间歇期间，应及时穿上衣服。

(2)寒冷及气候骤变季节要在容易出现冻伤部位注意保暖，天冷外出时面部及手部暴露部位应涂一些油脂类防冻霜，患处须戴手套，鞋袜不能过紧，穿厚袜、棉鞋，必要时戴护耳帽或耳罩。每晚睡觉前用热水浸泡手脚，涂油脂类防冻霜，并进行按摩。

(3)饮食中多食含蛋白质和维生素丰富的食物。在冬天宜多吃狗肉、羊肉等食物以增加热量，御寒增温。

附：方剂索引

一画

一号旧伤药(《运动创伤学》)

[组成]续断、土鳖各 15g，儿茶、木香、羌活、独活、血通、松节、紫荆皮各 9g，官桂、檀香、乳香各 6g。

[功用]舒筋，逐寒，止痛。

[主治]关节与软组织损伤后，经常酸痛，不能着力。

[用法用量]上药研为细末，混合均匀。用冷开水和少许蜂蜜调匀，根据损伤面积大小，油纸或纱布上，贴敷伤部。

一号接骨丸(《运动创伤学》)

[组成]正骨紫金丹加自然铜 30g，土鳖 30g。

[功用]生血，和血。

[主治]促进骨痂生长。用于各种骨折。

[用法用量]做蜜丸，每丸重 6g。每次 1 丸，每日 2～3 次。

一号熏洗药(《运动创伤学》)

[组成]川红花、赤芍、血通各 60g，合欢皮、罗节、香附、威灵仙各 40g，三七根、木瓜各 20g，川乌、生草乌、生南星各 15g。

[功用]活血散瘀，解痉止痛。

[主治]陈旧性损伤局部冷痛，酸痛，肌肉萎缩，关节功能受限。

[用法用量]以上各药切片，混合均匀，分装成袋，每袋重 125g。药放入砂锅内，加冷水以刚好淹过药为宜。熬开后把砂锅端开，先用热气熏患部。熏时患部盖干布，以免热气散失过快。药水不烫皮肤后，将患部放入药水内洗，边洗边按摩。洗至药水温热为止，立即把患部擦干保暖。每天熏洗 2 次，一袋药用 2 天。

二画

二号旧伤药(《运动创伤学》)

[组成]黄芪、杜仲、海藻、红花、羌活、官桂各 9g，续断、土鳖各 12g，合欢皮、儿茶、牛膝、松节、紫荆皮各 6g。

[功用]散寒湿，通经络，续筋强筋。

[主治]关节韧带伤后怕冷，酸痛，发硬，乏力。

[用法用量]上药研为细末，混合均匀。用冷开水和少许蜂蜜调匀，根据损伤面积大小，油纸或纱布上，贴敷伤部。

二号接骨丸(《运动创伤学》)

[组成]当归、首乌、鸡血藤、合欢皮各30g，鳖甲、广术香、骨碎补、白及各15g。

[功用]行气和血，补骨，续筋。

[主治]关节脱位、骨折迟缓愈合，脱钙，韧带伤后松弛等。

[用法用量]炼蜜为丸，每丸重6g。每次6g，每日2～3次。

七制香附丸(成药)

[组成](略)

[功用]理气解郁，活血止痛。

[主治]忧思气郁之月经不调。症见月经后期或先后无定期，量少，色紫红有块，甚或闭经，经行小腹胀痛，胸闷腹胀，情志忧郁，乳房作胀或结块，时欲太息，舌质暗紫，苔黄白腻，脉细弦。

[用法用量]共研细末，水泛为丸。一次6g，一日2次，温水送服。或做汤剂，水煎服。

七厘散(成药)

[组成](略)

[功用]活血散瘀，定痛止血。

[主治]治跌打损伤，瘀滞作痛，筋伤骨折，创伤出血。

[用法用量]共研极细末，每服0.2g，日服1～2次，米酒调服或酒调敷患处。

八珍汤(《正体类要》)

[组成]党参、白术、茯苓、当归、熟地黄、白芍各10g，炙甘草5g，川芎6g，生姜3片，大枣2枚。

[功用]补益气血。

[主治]治损伤中后期气血俱虚，创面脓汁清稀，久不收敛者。

[用法用量]水煎温服。一日1剂，每日3次。

十灰散(《十药神书》)

[组成]大蓟、小蓟、荷叶、侧柏叶、茅根、茜草根、大黄、山栀、棕榈皮、牡丹皮各等量。

[功用]凉血止血。

[主治]损伤所致呕吐血、咯血、创面渗血。

[用法用量]各烧灰存性，研极细末保存待用。每服10～15g，用鲜藕汁或鲜萝卜汁调服。

十全大补汤(《医学发明》)

[组成] 熟地黄、白芍、白术、茯苓各12g，当归、党参、黄芪各10g，川芎6g，炙甘草5g，肉桂0.6g(冲服)。

[功用]补气补血。

[主治]损伤后期气血衰弱，溃疡脓清稀，自汗，盗汗，萎黄消瘦，不思饮食，倦怠气短等症。

[用法用量]水煎温服。一日1剂，每日3次。

丁桂散(《中医伤科学讲义》经验方)

[组成]丁香、肉桂各等份。

[功用]祛风散寒，温经通络。

[主治]阴症肿疡疼痛。

[用法用量]共研细末，加在膏药上，烘热后贴患处。

九一丹(《医宗金鉴》)

[组成]熟石膏9份，升丹1份。

[功用]提脓祛腐。

[主治]各种溃疡流脓未尽者。

[用法用量]共研细末。掺于创面，或制药条，插入疮中，外再盖上软膏，每1～2日换一次。用凡士林制成软膏外敷亦可。

人参养荣汤(《和剂局方》)

[组成]党参、白术、炙黄芪、炙甘草、陈皮、当归、白芍、大枣各10g，熟地黄、五味子、茯苓各7g，远志5g，肉桂心1g，生姜10g。

[功用]补益气血，养心宁神。

[主治]损伤后期气血虚弱，阴疽溃后，久不收敛，症见面色萎黄、心悸、健忘、失眠或虚损劳热者。

[用法用量]做汤剂，用水煎服，一日1剂。亦可以做丸剂，按以上药量比例，共研细末，其中姜枣煎浓汁，为丸如绿豆大，每服1汤匙，每日2次。

人参胡桃汤(《济生方》)

[组成]人参9g，胡桃肉15g，生姜6g。

[功用]滋补肺肾，定喘止咳。

[主治]肺肾两虚所致的喘咳。症见腰膝酸软，少气乏力，喘咳胸满，不能安寐。

[用法用量]水煎，温服，一日1剂，一日3次。

三画

三号熏洗药(《运动创伤学》)

[组成]生南星、白蔹、赤芍各45g，红花、川芎、王不留行、木鳖子、泽兰、川木香、海桐皮、土茯苓、鸡血藤、三棱、莪术各30g，生川乌、生草乌、木瓜各20g，穿山甲15g。

[功用]活血通经，软坚散瘀积，解痉挛。

[主治]陈旧性损伤，局部肿胀发硬，关节功能受限，骨化性肌炎等，骨折、脱位、软组织损伤的后遗症。

[用法用量]以上各药切片，混合均匀，分装成袋，每袋重125g。药放入砂锅内，加冷水以刚好淹过药为宜。熬开后把砂锅端开，先用热气熏患部。熏时患部盖干布，以免热气散失过快。药水不烫皮肤后，将患部放入药水内洗，边洗边按摩。洗至药水温热为止，立即把患部擦干保暖。每天熏洗2次，一袋药用2天。

三色敷药(《中医伤科学讲义》经验方)

[组成]黄荆子(去衣炒黑)、紫荆皮(炒黑)各8份，全当归、木瓜、丹参、羌活、赤芍、白芷、片姜黄、独活、天花粉、怀牛膝、威灵仙、木防己、防风、马钱子各2份，川芎、连翘、秦艽各1份，甘草半份。

[功用]消肿止痛，祛风湿，利关节。

[主治]损伤初、中期局部肿痛，亦治风寒湿痹痛。

[用法用量]共研细末。用蜜糖或饴糖调拌如厚糊状．敷于患处。

大成汤(《仙授理伤续断秘方》)

[组成]大黄、枳壳各20g，芒硝(冲服)、当归、木通、厚朴、苏木、川红花、陈皮、甘草各10g。

[功用]攻下逐瘀。

[主治]跌扑损伤后，瘀血内蓄；骨折损伤早期，二便秘结者，或腰椎损伤后伴发肠麻痹腹胀。

[用法用量]水煎服。药后得下即停。

大活络丹(成药)

[组成](略)

[功用]行气活血、通利经络。

[主治]中风瘫痪，痿痹，拘挛疼痛，跌打损伤后期筋肉挛痛。

[用法用量]为细末，炼蜜为丸。每服3g，一日2次，陈酒送下。

小活络丹(成药)

[组成](略)

[功用]温寒散结，活血通络。

[主治]治跌打损伤。

[主治]瘀阻经络，风寒湿侵袭经络作痛，肢体不能伸屈及麻木，日久不愈等症。

[用法用量]共为细末，炼蜜为丸，每丸重3g，每次服一丸，每日1～2次。

小蓟饮子(《济生方》)

[组成]小蓟10g，生地黄25g，滑石15g，蒲黄(炒)、通草各6g，藕节12g，淡竹叶、当归、栀子各10g，甘草6g。

[功用]凉血止血，利水通淋。

[主治]泌尿系统损伤瘀热结于下焦，血淋者。

[用法用量]水煎温服。一日1剂，每日3次。

万应膏(成药)

[组成](略)

[功用]活血祛瘀，温经通络。

[主治]治跌打损伤，风寒湿邪侵袭而筋骨疼痛，胸腹气痛等。

[用法用量]把膏药烘热贴患处。

万灵膏(《医宗金鉴》)

[组成]鹳筋草、透骨草、紫丁香根、当归、红花、自然铜、没药、血竭各30g，川芎25g，半两钱一枚(醋淬)，川牛膝、五加皮、石菖蒲、苍术各15g，木香、秦艽、蛇床子、肉桂、附子、半夏、石斛、鹿茸各10g，虎胫骨(狗骨代)一对，麝香6g，麻油5000g，黄丹2500g。

[功用]消瘀散毒，舒筋活血，止痛接骨。

[主治]跌打损伤，骨折后期或寒湿为患，局部麻木疼痛者。

[用法用量]血竭、没药、麝香各分别研细末另包，余药先用麻油微火煨浸三日，然后熬黑为度，去渣，加入黄丹，再熬至滴水成珠，离火，俟少时药温，将血竭、没药、麝香末放入，搅匀取起，去火毒，制成膏药。用时烘热外贴患处。

上肢损伤洗方(《中医伤科学讲义》经验方)

[组成]伸筋草、透骨草各15g，千年健、桂枝、刘寄奴、苏木、川芎、威灵仙、荆芥、防风、红花各9g。

[功用]活血舒筋。

[主治]上肢骨折、脱位、扭挫伤后筋络挛缩疼痛。

[用法用量]煎水熏洗患肢。

大建中汤(《金匮要略》)

[组成]蜀椒 9g，干姜 15g，人参 6g，饴糖 30g。

[功用]温中补虚，降逆止痛。

[主治]中阳虚，阴寒盛所致的腹痛。症见脘腹剧痛，呕不能食，腹中寒，上冲皮起，见有头足，上下痛而不可触近，舌苔白滑，脉细紧，甚则肢厥脉伏。

[用法用量]水煎，温服，一日 1 剂，一日 3 次。

万氏牛黄清心丸(成药)

[组成](略)

[功用] 清热解毒，开窍安神。

[主治]热邪初陷心包，神昏谵语，高热烦躁，舌红脉数，以及小儿高热惊厥、中风窍闭等。

[用法用量]水丸。口服，一次 1 丸，一日 2 次。

川芎茶调散(《太平惠民和剂局方》)

[组成]川芎、荆芥各 12g，白芷、羌活、甘草各 6g，细辛、防风各 4.5g，薄荷 24g，清茶少许。

[功用]疏风止痛。

[主治]外感风邪所致的头痛。症见偏正头痛或巅顶作痛，恶寒发热，目眩鼻塞，舌苔薄白，脉浮。

[用法用量]水煎，温服，一日 1 剂，一日 3 次。

四画

五加皮汤(《医宗金鉴》)

[组成]当归(酒洗)、没药、五加皮、皮硝、青皮、川椒、香附子各 10g，丹皮 6g，丁香、地骨皮各 3g，老葱 3 根，麝香 0.3g。

[功用]和血定痛舒筋。

[主治]用于伤患后期。

[用法用量]煎水外洗(可去麝香)。

五灵二香丸(《伤科诊断》)

[组成]五灵脂 120g，制川乌、乳香、没药各 30g，麝香 3g，薄荷酒少许。

[功用]通经络，镇疼痛。

[主治]坐骨神经痛。

[用法用量]蜜丸或水丸，每丸 3g。每次 1g，一日 3 次，薄荷酒送下。

云南白药(成药)

[组成](略)

[功用]活血止血，祛瘀定痛。

[主治]损伤瘀滞肿痛，创伤出血，骨疾病疼痛等。

[用法用量]内服每次0.5g，隔四小时一次。外伤创面出血，可直接掺撒在出血处然后包扎；亦可调敷。

六味地黄(丸)汤(成药)

[组成](略)

[功用]滋水降火。

[主治]肾水不足，腰膝疲痛，头晕目眩，咽干耳鸣，潮热盗汗，骨折后期迟缓愈合等。

[用法用量]水煎温服。一日1剂，每日3次。作丸，将药研末，蜜丸，每服10g，日3次。

五味消毒饮(《医宗金鉴》)

[组成]银花20g，蒲公英、紫花地丁、菊花、紫背天葵各15g。

[功用]清热解毒，利湿排脓。

[主治]热毒熏蒸所致的皮疹红斑，脓疱，糜烂，伴发热口渴，心烦，大便秘结，小便黄赤，舌质红，苔黄腻，脉滑数。

[用法用量]水煎，温服。一日1剂，一日3次。

天王补心丹(成药)

[组成](略)

[功用]滋阴清热，补心安神。

[主治]损伤后耗血伤阴，心神不定，睡眠不安，心悸等。

[用法用量]每服10g，每日2～3次。若作汤剂，则根据病情决定药量或加减。

天麻钩藤饮(《杂病证治新义》)

[组成]钩藤(后下)12g，石决明(先煎)18g，天麻、栀子、黄芩、杜仲、益母草、桑寄生、夜交藤、朱茯神各9g，川牛膝12g。

[功用]平肝熄风，补益肝肾。

[主治]肝阳偏亢，肝风上扰所致的头痛。症见头痛，眩晕，失眠，舌红，苔黄，脉弦。

[用法用量]水煎，温服。一日1剂，一日3次。

无比山药丸(《太平惠民和剂局方》)

[组成]山药12g，杜仲、菟丝子各18g，五味子36g，肉苁蓉24g，茯苓、巴戟天、泽泻、赤石脂各6g。

[功用]健脾利湿，补肾固涩。

[主治]脾肾两虚所致的劳淋。症见小便淋沥不已，时作时止，遇劳即发，腰膝酸软，尿频，遗尿，舌质淡苔白，脉虚弱。

[用法用量]蜜丸，一次1丸，空腹酒送下，一日2次。

丹参饮(《时方歌括》)

[组成]丹参30g，檀香、砂仁各5g(均后下)。

[功用]活血祛瘀，行气止痛。

[主治]血瘀气滞所致的心胃诸痛，胸闷脘痞，胁肋刺痛，舌有瘀斑，苔微腻，脉弦。

[用法用量]水煎，温服，一日1剂，一日3次。

五画

四生散(原名青州白丸子，《和剂局方》)

[组成]生川乌1份，生南星6份，生白附子4份，生半夏14份。

[功用]祛风逐痰，散寒解毒，通络止痛。

[主治]跌打损伤肿痛，肿瘤局部疼痛，关节痹痛。

[用法用量]共为细末存放待用，用时以蜜糖适量调成糊状外敷患处。用醋调煮外敷亦可。如出现过敏性皮炎即停敷。

四肢损伤洗方(《中医伤科学讲义》经验方)

[组成]桑枝、桂枝、伸筋草、透骨草、牛膝、木瓜、乳香、没药红花、羌活、独活、落得打、补骨脂、淫羊藿。

[功用]温经通络，活血祛风。

[主治]四肢骨折，脱位，扭挫伤后筋络挛缩疼痛。

[用法用量]煎水熏洗患处。

右归丸(《景岳全书》)

[组成]熟地黄4份，淮山药、山萸肉、枸杞子、菟丝子、杜仲、鹿角胶各2份，当归1份半，附子1份，肉桂1份，蜜糖适量。

[功用]补益肾阳。

[主治]骨及软组织伤患后期，肝肾不足、精血虚损而致神疲气怯，或心跳不宁，或肢冷痿软无力。

[用法用量]共为细末，炼蜜为小丸。每服10g，每日1～2次。

生血补髓汤(《伤科补要》)

[组成]生地12g，芍药、黄芪、杜仲、五加皮、牛膝、当归、续断各9g，川芎6g，红花5g。

[功用]补益气血，濡养筋骨。

[主治]骨折后期。

[用法用量]水煎温服。一日1剂，每日3次。

生肌玉红膏(《外科正宗》)

[组成]当归、白蜡各5份，白芷1.2份，血竭、轻粉各1份，甘草3份，紫草半份，麻油40份。

[功用]活血祛腐，解毒镇痛，润肤生肌。

[主治]溃疡脓腐不脱，新肌难生者。

[用法用量]先将当归、白芷、紫草、甘草四味，入油内浸三日，慢火熬微枯，滤清，再煎滚，入血竭化尽，次入白蜡，微火化开。将膏倾入预放水中的盅内，候片刻，把研细的轻粉末放入，搅拌成膏。将膏匀涂纱布上，敷贴患处。并可根据溃疡局部情况的需要，掺撒提脓、祛腐药在膏的表面上外敷，效果更佳。

左归丸(《景岳全书》)

[组成]熟地黄4份，枸杞子9份，淮山药、山萸肉、菟丝子、鹿胶、龟板各2份，川牛膝1份半，蜜糖适量。

[功用]补益肾阴。

[主治]损伤日久或骨疾病后。肾水不足，精髓内亏，腰膝腿软，头昏眼花，虚热，自汗盗汗等症。

[用法用量]药为细末，炼蜜为丸如豆大。每服10g，每日1～2次，饭前服。

正骨烫药(《中医伤科学讲义》经验方)

[组成]当归、羌活、红花、白芷、乳香、没药、骨碎补、防风、木瓜、川椒、透骨草、川断各12g。

[功用]活血舒筋。

[主治]治疗久伤蓄瘀作痛。

[用法用量]上药装入布袋后放在蒸笼内，蒸热后敷患处。

正骨紫金丹(《医宗金鉴》)

[组成]丁香、木香、血竭、儿茶、熟大黄、红花各1份，牡丹皮半份，甘草1/3份。

[功用]活血祛瘀，行气止痛。

[主治]跌扑堕坠。闪挫伤之疼痛、瘀血凝聚等症。

[用法用量]共研细末，炼蜜为丸，每丸重6g，或作水丸，如梧桐子大。蜜丸，每次服6g，水丸，每次服3g，均每日2～3次。

归脾汤(《济生方》)

[组成]白术、黄芪、酸枣仁各10g，木香1.5g，远志、当归、党参各3g，

炙甘草、龙眼肉各4.5g，茯苓10g。

[功用]养心健脾，补益气血。

[主治]骨折后期、扭挫伤。

[用法用量]水煎温服。一日1剂，每日3次。

龙胆泻肝汤(《医宗金鉴》)

[组成]龙胆草(酒炒)10g，黄芩(炒)、栀子(酒炒)、泽泻、柴胡、木通各6g，当归(酒洗)1.5g，车前子3g，甘草1.5g，生地(炒)6g。

[功用]肝经湿热。

[主治]肝经湿热，或痈疽有肝经实火而津液未伤者。

[用法用量]水煎服，一日1～2剂，一日3次。

六画

安神补心丸(成药)

[组成](略)

[功用]滋阴养血、安神镇静。

[主治]肝肾阴亏，血不养心所致的失眠。表现为入睡困难，多梦易惊，健忘，手足心热，口渴，舌红少苔或无苔，脉细数。

[用法用量]水丸。口服。一次3g，一日3次，温开水送服。

当归鸡血藤汤(经验方)

[组成]当归、熟地各15g，桂圆肉6g，白芍、丹参各9g，鸡血藤15g。

[功用]补气补血。

[主治]骨伤患者后期气血虚弱患者，肿瘤经放疗或化疗期间有白细胞及血小板减少者。

[用法用量]水煎温服。一日1剂，每日3次。

血府逐瘀汤(《医林改错》)

[组成]桃仁12g，当归、生地黄、红花各10g，枳壳、赤芍各6g，柴胡、甘草各3g，桔梗、川芎各4.5g，牛膝10g。

[功用]活血逐瘀，通络止痛。

[主治]瘀血内阻，血行不畅，经脉闭塞疼痛。

[用法用量]水煎温服。一日1剂，每日3次。

当归四逆汤(《伤寒论》)

[组成]当归12g，桂枝、芍药各9g，细辛3g，炙甘草、通草各6g，大枣8枚。

[功用]温经散寒，养血通脉。

[主治]血虚寒厥症。症见手足厥寒，口不渴，舌淡苔白，脉沉细或细而

欲绝。

[用法用量]水煎，温服，一日1剂，一日3次。

回阳救急汤(《伤寒六书》)

[组成]熟附子、白术、茯苓、法夏各9g，人参、干姜、陈皮、炙甘草各6g，肉桂、五味子各3g，生姜9g，麝香0.1g(冲服)。

[功用]回阳救急，益气生脉。

[主治]寒邪直中三阴，真阳衰微证。症见恶寒蜷卧，四肢厥冷，神疲欲寐，吐泻腹痛，口不渴，舌淡苔白，脉沉微，甚或无脉。

[用法用量]水煎，温服。一日1剂，一日3次。

红灵丹(《中医方剂临床手册》)

[组成]麝香、冰片各18g，朱砂、硝石各60g，雄黄、硼砂各36g，礞石24g。

[功用]辟秽解毒、开窍醒神。

[主治]暑邪内闭所致的昏迷、痰厥、中暑、中风等病症。突然昏倒，不省人事，呼吸急促，牙关紧闭，痰涎壅盛，或兼有四肢不温，面色青白，舌蹇，脉沉伏。

[用法用量]散剂。口服，或外用少许吹鼻取嚏。内服作用较好，一般一次0.3～0.6g，一日3次。温开水送服。

伤油膏(《中医伤科学讲义》经验方)

[组成]血竭60g，红花、乳香、没药、儿茶、冰片各6g(后下)，琥珀3g，香油1500g，黄蜡适量。

[功用]活血止痛。

[主治]多用在施行理伤手法时，涂擦在患处。同时起润滑作用。

[用法用量]除冰片、香油、黄蜡外，共为细末，后入冰片再研，将药末溶化于炼过的油内。再入黄蜡收膏。

壮筋养血汤(《伤科补要》)

[组成]续断、生地各12g，当归、白芍、牛膝、牡丹皮各9g，杜仲、川芎各6g，红花5g。

[功用]活血壮筋。

[主治]用于软组织损伤。

[用法用量]水煎，温服。一日1剂，一日3次。

七画

补中益气汤(《东垣十书》)

[组成]黄芪15g，党参、白术各12g，陈皮3g，炙甘草5g，当归10g，升

麻、柴胡各 5g。

[功用]补中益气。

[主治]疮疡日久，元气亏损。伤后气血耗损，中气不足诸症。

[用法用量]水煎温服。一日 1 剂，每日 3 次。

补肾壮筋汤(丸)(《伤科补要》)

[组成]熟地黄、当归、山萸肉、茯苓、续断各 12g，杜仲、白芍、五加皮、牛膝各 10g，青皮 5g。

[功用]补益肝肾，强壮筋骨。

[主治]肾气虚损，习惯性关节脱位等。

[用法用量]水煎温服。一日 1 剂，每日 3 次。或制成丸剂服。

补筋丸(《医宗金鉴》)

[组成]沉香、丁香、川牛膝、五加皮、蛇床子、茯苓、白莲蕊、肉苁蓉、当归、熟地、丹皮、木瓜各 30g，人参、广木香各 9g。

[功用]补肾壮筋，益气养血，活络止痛。

[主治]跌仆，伤筋，血脉壅滞，青紫肿痛。

[用法用量]共为细末，炼蜜为丸，如弹子大，每丸重 9g，每次服 1 丸，用无灰酒送下。

龟鹿二胶丸(成药)

[组成](略)

[功用]温补肾阳，填精益髓。

[主治]肾阳不足，精血亏虚所致的腰痛。表现为腰痛，绵绵不绝，腿膝无力，遇劳更甚，卧则渐轻，面色白，手足不温，小便频多或尿少面浮，舌色淡，脉沉细无力。

[用法用量]蜜丸，一次 6g，一日 3 次，温开水送服。

阴虚胃痛冲剂(辽宁省药品标准(1985 年))

[组成]北沙参、石斛、白芍、麦冬各 60g，川楝 18g，甘草 10g。

[功用]甘寒滋润，生津养胃。

[主治]素体阴虚或久病伤阴所致的胃脘隐隐灼痛，空腹时痛，似饥不欲食，口干，舌红少津有裂纹，少苔或花剥，细数，或见口干舌燥，纳呆干呕，或手足心热等。

[用法用量]冲剂。一次 6g，一日 3 次。

妙香散(《沈氏尊生书》)

[组成]木香 75g，山药、茯神、茯苓、黄芪、远志各 30g，人参、桔梗、炙甘草各 15g，麝香 3g(别研)，辰砂 9g。

[功用]补气宁神，行气开郁。

[主治]心脾两虚所致的心悸。症见心悸不宁，失眠健忘，喜怒无常，面色萎黄，四肢困倦，食少，舌淡苔白，脉弱。

[用法用量]为末，一次 6g，温酒调服，不拘时。

八画

软坚药水

[组成]山豆根、海藻、白蔹各 60g，川芎、川红花、莪术、生南星、生川乌、草乌、生半夏、赤芍各 30g，木瓜、一支蒿、穿山甲各 15g。

[功用]活血散瘀，软坚散结，止痛。

[主治]陈旧性损伤患部肿硬，关节功能障碍，骨化性等。

[用法用量]同新伤药水。药水把棉花或纱布浸湿后，外敷患处，或加红外线照射 20～30 分钟，每日 1～2 次。

软坚散

[组成]黄芪、鸡血藤、海藻各 90g，川芎、莪术、赤芍、白蔹、山豆根各 60g，苍术、生川乌、生草乌各 30g，穿山甲 15g。

[功用]活血散瘀，温筋，镇痛，软坚散结。

[主治]损伤后期局部软组织肿硬，关节功能受限，骨质增生等。

[用法用量]上药研为细末，混匀。药粉用水、醋各半调成糊状，外敷患部。

炙甘草汤(《伤寒论》)

[组成]炙甘草 12g，人参、阿胶各 6g，干地黄 30g，麻仁 20g，桂枝、麦冬、生姜各 10g，大枣 10 枚。

[功用]益气养血，滋阴复脉。

[主治]损伤后气虚血少，心悸，虚烦失眠，脉结代或虚数。

[用法用量]水煎温服。一日 1 剂，每日 3 次。

和营止痛汤(《伤科补要》)

[组成]续断 12g，乌药、赤芍、当归尾各 9g，川芎、苏木、陈皮、桃仁、乳香、没药、木通、甘草各 6g。

[功用]活血止痛，祛瘀生新。

[主治]损伤积瘀肿痛。

[用法用量]水煎温服。一日 1 剂，每日 3 次。

参附汤(《世医得效方》)

[组成]人参 12g，附子(炮去皮)10g。

[功用]回阳救逆。

[主治]阳气将脱，四肢厥冷，气短呃逆，喘满汗出，脉微细者。

[用法用量]水煎温服。一日 1 剂，每日 3 次。

宝珍膏(成药)

[组成](略)

[功用]行气活血，祛风止痛。

[主治]风湿关节痛及跌打损伤疼痛。

[用法用量]贴患处。

肾气丸(成药)

[组成](略)

[功用]补肾助阳。

[主治]肾阳不足所致的阳痿。症见腰痛腿软，下半身常有冷感，少腹拘急，小便不利，或小便繁多，入夜尤甚，早泄，舌淡而胖，苔白，脉虚弱，尺部沉细。

[用法用量]蜜丸，一次 1 丸，一日 2 次，空腹，淡盐汤或温开水送服。

泻青丸(成药)

[组成](略)

[功用]清热泻火，养肝散郁。

[主治]肝火所致的头痛。症见头痛，目赤肿痛，多梦易惊，不能安卧，头眩，大便干燥，小便黄赤，舌质红苔黄，脉弦数。

[用法用量]蜜丸。口服，竹叶煎汤，温开水化下，一次 1 丸，一日 2 次。

金沸草散(《太平惠民和剂局方》)

[组成]旋覆花、前胡各 9g，荆芥穗 12g，甘草、半夏、赤芍各 3g。

[功用]发散风邪，理气化痰。

[主治]风邪犯肺所致的咳嗽。症见恶寒发热，咳嗽痰多，鼻塞流涕，苔白腻，脉浮者。

[用法用量]水煎，温服，一日 1 剂，一日 3 次。

泻白散(又名泻肺散)(《小儿药证直诀》)

[组成]地骨皮、桑白皮各 15g，炙甘草 3g，粳米 10g。

[功用]清泻肺热，平喘止咳。

[主治]肺热所致的喘咳。症见气喘，咳嗽，皮肤蒸热，日晡尤甚，舌红苔黄，脉数。

[用法用量]共研细末，水煎，温服，一日 1 剂，一日 3 次。

定喘汤(《摄生众妙方》)

[组成]白果、麻黄、半夏、款冬花、杏仁、桑白皮各 9g，苏子、黄芩各

6g，甘草 3g。

[功用]宣肺定喘，清热化痰。

[主治]风寒外束，痰热内蕴所致的哮喘。症见咳嗽痰多气急，痰稠色黄，或喉中有哮鸣音，胸膈胀闷，微恶风寒，舌苔黄腻，脉滑数。

[用法用量]水煎，温服，一日 1 剂，一日 3 次。

九画

活血散(《中医正骨经验概述》)

[组成]当归、白芷、紫荆皮各 24g，乳香、没药、血竭、羌活、生香附、甲珠、煅自然铜、独活、续断、川芎、木瓜各 15g，肉桂、贝母、厚朴、炒小茴各 9g，木香 6g，制川乌、制草乌各 3g，麝香 1.5g。

[功用]活血舒筋，理气止痛。

[主治]跌打损伤，瘀肿疼痛，或久伤不愈。

[用法用量]共研细末，开水调成糊状外敷患处。

活血酒(《中医正骨经验概述》)

[组成]活血散 15g，白酒 500g。

[功用]通经活血。

[主治]用于陈旧性扭挫伤，寒湿偏胜之腰腿痛。

[用法用量]将活血散泡于白酒中，7～10 天即成。

活血止痛汤(《伤科大成》)

[组成]当归 12g，赤芍、紫荆藤各 9g，川芎、乳香、落得打、没药各 6g，苏木、红花、陈皮各 5g，地鳖虫、三七各 3g。

[功用]活血止痛。

[主治]跌打损伤肿痛。

[用法用量]水煎温服。一日 1 剂，每日 3 次。

顺气活血汤(《伤科大成》)

[组成]苏梗、厚朴、枳壳、砂仁、归尾、红花、木香、赤芍、桃仁、苏木、香附。

[功用]行气活血祛瘀止痛。

[主治]胸腹挫伤、气滞胀满作痛。

[用法用量]按病情定剂量，水煎，可加入少量米酒和服。

复元活血汤(《医学发明》)

[组成]柴胡 15g，桃仁 12g，天花粉、穿山甲、当归尾各 10g，红花 6g，酒浸大黄 30g。

[功用]活血祛瘀，消肿止痛。

[主治]跌打损伤，血停积于胁下，肿痛不可忍者。

[用法用量]水煎，分 2 次服，如服完第一次后，泻下大便，得利痛减，则停服，如六小时之后，仍无泻下者，则服下第二次，以利为度。

独参汤(《景岳全书》)

[组成]人参 10～20g

[功效与适应症]补气、摄血、固脱。

[主治]治失血后气血衰虚，虚烦作渴，气随血脱之危症。

[用法用量]水炖服。近年来亦有制成注射剂用。

香砂六君子汤(《正体类要》)

[组成]香附、砂仁、人参、白术、茯苓、甘草、陈皮、半夏。

[功用]健脾养胃，益气和中。

[主治]元气虚弱，肿痛不减，或气虚湿滞中焦，脘腹胀痛。

[用法用量]水煎温服。一日 1 剂，每日 3 次。

枳实理中丸(《太平惠民和剂局方》)

[组成]人参、白术、茯苓、炙甘草、炮姜各 10g，枳实 5g。

[功用]理中消痞，逐饮止痛。

[主治]脾胃虚寒，气滞停饮所致的腹痛。症见腹痛，手不可近，呕吐痰涎，纳食少，舌淡，苔白腻，脉滑。

[用法用量]水煎，温服，一日 1 剂，一日 3 次。

养心汤(《症治准绳类方》)

[组成]黄芪、茯苓、茯神、当归、川芎、半夏曲各 12g，远志、柏子仁、肉桂、酸枣仁、人参、五味子各 6g，炙甘草 9g，生姜 6g，大枣 1 枚。

[功用]健脾益气，养心安神。

[主治]心脾两虚，心神不宁所致的失眠。症见体倦乏力，惊悸失眠，食少，面色无华，舌淡脉虚。

[用法用量]水煎服，一日 1 剂，一日 3 次。

养血安神片(《中药制剂手册》)

[组成]仙鹤草 150g，旱莲草、熟地、生地、鸡血藤、合欢皮、夜交藤各 90g。

[功用]养血滋阴，宁心安神。

[主治]阴血不足所致的失眠。心悸，少寐多梦，口干少津，头晕目眩，耳鸣，手足心热，舌红苔少，脉细数。

[用法用量]片剂。口服，一次 3g，一日 3 次，空腹温开水送服(脾气虚而大便溏软者忌服)。

十画

海桐皮汤(《医宗金鉴》)

[组成]海桐皮、透骨草、乳香、没药各6g，当归5g，川椒10g，川芎、红花、威灵仙、甘草、防风各3g，白芷2g。

[功用]活络止痛。

[主治]跌打损伤疼痛。

[用法用量]共为细末，布袋装，煎水熏洗患处。亦可内服。

桃核承气汤(《伤寒论》)

[组成]桃仁10g，大黄12g(后下)，桂枝、甘草、芒硝各6g(冲服)。

[功用]攻下逐瘀。

[主治]跌打损伤，下腹蓄瘀，疼痛拒按，瘀热发狂等症。

[用法用量]水煎温服。一日1剂，每日3次。

桃红四物汤(又名元戎四物汤，《医宗金鉴》)

[组成]当归、川芎、白芍、生地、桃仁、红花。

[功用]活血祛瘀。

[主治]损伤血瘀。

[用法用量]水煎温服。一日1剂，每日3次。

消肿止痛膏(《百家方技精华》)

[组成]五灵脂500g，甲珠、大黄、栀子各150g，乳香、没药、桃仁、红花、合欢皮各100g。

[功用]活血化瘀，消肿止痛。

[主治]跌打损伤，红肿热痛等。

[用法用量]共为极细面，炼蜂蜜调膏，临用时涂布贴患处。

桂枝汤(《伤科补要》)

[组成]桂枝、赤芍、枳壳、香附、陈皮、红花、生地、归尾、元胡、防风、独活各等份。

[功用]祛风胜湿，和营止痛。

[主治]失枕、上肢损伤，风寒湿侵袭经络作痛等症。

[用法用量]童便、陈酒，温服。一日1剂，每日3次。

通窍活血汤(《医林改错》)

[组成]赤芍、川芎各3g，红花、桃仁(研如泥)、鲜生姜(切)各9g，老葱3根(切碎)，红枣(去核)7个，麝香0.15g(冲服)。

[功用]活血通窍。

[主治]头面部出血，颅脑损伤瘀血，头部损伤后头昏、头痛。

[用法用量]将前七味加入黄酒 250g，煎一盅，去渣，将麝香入酒内，再煎二沸，临卧服。

消瘀止痛药膏(《中医伤科学讲义》经验方)

[组成]大黄 150g，木瓜、蒲公英各 60g，地鳖虫、乳香、没药、栀子各 30g。

[功用]活血祛瘀，消肿止痛。

[主治]骨折伤筋，初期肿胀疼痛剧烈者。

[用法用量]共为细末，饴糖或凡士林调敷。

消肿止痛膏(《外伤科学》经验方)

[组成]姜黄、羌活、干姜、栀子、乳香、没药。

[功用]祛瘀、消肿、止痛。

[主治]损伤初期瘀肿疼痛者。

[用法用量]共研细末，用凡士林调成 60%软膏外敷患处。

荷叶丸(《中华人民共和国药典》1985 年版)

[组成](略)

[功用]清热凉血、散瘀止血。

[主治]血热所致出血症，如尿血、鼻衄、咳血、呕血、便血和崩漏等。血色鲜红，发热，舌红，苔黄，脉数。

[用法用量]蜜丸，一次 9g，一日 3 次，空腹温开水送服。

益气聪明汤(《症治准绳》)

[组成]蔓荆子、黄芪、人参、黄柏、白芍、炙甘草、川芎、葛根。

[功用]补脾益气，升清聪耳。

[主治]久病耳聋，时轻时重，少气懒言，面色不华，食欲不振，舌淡，脉细缓无力。

[用法用量] 水煎，温服，每日 1 剂，一日 3 次。

柴胡疏肝散(《景岳全书》)

[组成] 柴胡、香附各 60g，陈皮、枳壳、川芎各 45g，芍药 48g，炙甘草 30g。

[功用]疏肝行气，活血止痛。

[主治]胸肋损伤。

[用法用量]按病情拟定药量，并酌情加减。水煎温服。一日 1 剂，一日 3 次。

十一画

接骨续筋药膏(《中医伤科学讲义》经验方)

[组成]自然铜、荆芥、防风、五加皮、皂角、茜草根、续断、羌活各 3

份，乳香、没药、骨碎补、接骨木、红花、赤芍、地鳖虫各2份，白及、血竭、硼砂、螃蟹末各4份，饴糖或蜂蜜适量。

[功用]接骨续筋。

[主治]骨折，筋伤。

[用法用量]共为细末，饴糖或蜂蜜调煮外敷。

清营退肿膏(《中医伤科学讲义》经验方)

[组成]大黄、芙蓉叶各2份，黄芩、黄柏、花粉、滑石、东丹各1份，凡士林适量。

[功用]清热祛瘀消肿。

[主治]骨折、软组织损伤初期，或疮疡，掀热作痛。

[用法用量]共为细末，凡士林调煮成膏外敷。

续骨活血汤(《中医伤科学讲义》经验方)

[组成]生地黄15g，当归尾、骨碎补、续断各12g，煅自然铜、赤芍、白芍、落得打各10g，红花、地鳖虫、乳香、没药各6g。

[功用]祛瘀止血，活血续骨。

[主治]骨折及软组织损伤。

[用法用量]水煎温服。一日1剂，每日3次。

银翘散(成药)

[组成](略)

[功用]疏风清热解毒。

[主治]邪毒感染初期发热。

[用法用量]水煎温服。一日1剂，每日3次。

黄芪建中汤(《金匮要略》)

[组成]黄芪、桂枝、生姜各9g，芍药18g，炙甘草6g，大枣4枚，饴糖30g。

[功用]温中补气，和里缓急。

[主治]虚劳里急所致的腹痛。症见腹中挛痛，喜得温按，面色无华，少气乏力，苔白，脉迟。

[用法用量]水煎，温服，一日1剂，一日3次。

菖蒲郁金汤(《温病全书》)

[组成]石菖蒲、炒栀子、鲜竹茹、牡丹皮各9g，郁金、连翘、灯芯各6g，木通5g，竹沥15g(冲服)，玉枢丹2g(冲服)

[功用]清热化湿，豁痰开窍。

[主治]湿温，神识昏蒙，时昏时醒，似清似昧，身热不退，朝轻暮重，

尤以胸腹之热为甚，夜多谵语，烦躁不寐，缠绵不解，喉中痰鸣，舌绛，苔白腻或黄腻，脉濡滑而数。

[用法用量]水煎，温服，一日1剂，一日3次。

萆薢分清饮(《丹溪心法》)

[组成]萆薢、益智仁、乌药、石菖蒲、茯苓各9g，盐0.5g。

[功用]温肾利湿，分清化浊。

[主治]肾阳虚弱，湿浊内蕴所致的膏淋。表现为小便混浊如米泔水，或有滑腻之物而前阴涩痛，反复发作，淋出如脂，头昏无力，腰膝酸软，舌淡苔腻，脉细弱无力。

[用法用量]水煎入盐0.5g，饭前服，一日1剂，一日3次。

理中丸(《伤寒论》)

[组成]人参、干姜、炙甘草、白术各9g。

[功用]温中散寒，补气健脾。

[主治]脾胃虚寒所致的胃脘痛。症见脘腹疼痛，喜温喜按，自利不渴，呕吐，食少，舌淡苔白，脉沉细。或阳虚失血，或霍乱吐泻。

[用法用量]蜜丸。口服，一次2丸，一日2次。

接骨续筋药膏(《中医伤科学讲义》经验方)

[组成]自然铜、荆芥、防风、五加皮、皂角、茜草根、续断、羌活各3份，乳香、没药、骨碎补、接骨木、红花、赤芍、地鳖虫各2份，白及、血竭、硼砂、螃蟹末各4份，饴糖或蜂蜜适量。

[功用]接骨续筋。

[主治]治骨折，筋伤。

[用法用量]共为细末，饴糖或蜂蜜调煮外敷。

清热凉血方(《秦伯未经验方》)

[组成]生地15g，赤芍、丹皮、黑山栀、黄芩、侧柏叶、山茶花、藕节、白茅根、茜草根、仙鹤草各10g，黄连5g，银花炭3g。

[功用]清热凉血止血。

[主治]热迫血妄行的吐血，衄血，色鲜红，量多，心烦口渴，舌红苔黄，脉数。

[用法用量]水煎，温服，一日一剂，一日3次。

趁痛散(《妇人良方大全》)

[组成]当归、黄芪各12g，白术、独活、牛膝各10g，桂心、薤白、炙甘草各6g，生姜3片。

[功用]益气补血，温经止痛。

[主治]寒湿滞络之经行身痛症。症见经行腰膝关节疼痛，得热痛减，遇寒加剧，月经错后，量少有块，小腹疼痛，舌紫黯，或有瘀点，脉沉涩或沉紧。

[用法用量]上药研粗末，每次 15g，水煎去渣后分 2 次热服(阴虚火旺者不宜使用)。

十二画

舒筋丸(又称舒筋壮力丸)

[组成]麻黄、制马钱子各 2 份，制乳香、制没药、血竭、红花、自然铜(煅，醋淬)、羌活、独活、防风、钻地风、杜仲、木瓜、桂枝、怀牛膝、贝母、生甘草各 1 份，蜂蜜适量。

[功用]散寒祛风，舒筋活络。

[主治]各种筋伤患冷痹痛。

[用法用量]共为细末，炼蜜为丸，每丸重 5g。每服 1 丸，日服 1～3 次。

舒筋活血汤(《伤科补要》)

[组成]当归、川芎、红花、桃仁、桂枝各 10g，葛根、芍药各 15g，白芍、甘草、丹参各 20g，陈皮 12g。

[功用]解肌祛风、活血止痛。

[主治]颈椎病。

[用法用量]一日 1 剂，水煎 2 次，共 500mL，分 2 次服。

舒筋活络药膏(《中医伤科学讲义》经验方)

[组成]生草乌、生川乌、羌活、独活、生半夏、生栀子、生大黄、生木瓜、路路通各 2 份，赤芍、红花、南星、生蒲黄、旋复花、苏木各 1 份半，饴糖或蜂蜜适量。

[功用]活血止痛。

[主治]跌打损伤肿痛。

[用法用量]共为细末，饴糖或蜂蜜调敷。凡士林调煮亦可。

跌打万花油(亦称万花油，成药)

[组成](略)

[功用]消肿止痛，解毒消炎。

[主治]跌打损伤肿痛，烫伤等。

[用法用量]敷贴：将万花油装在消毒的容器内，再把消毒纱块放到容器内让药油浸泡片刻，即成为万花油纱，可直接敷贴在患处。如是敷在伤口处，每天换药；如无伤口者，3 天换一次，若是不稳定型骨折，用小夹板固定者，换药时可不解松夹板，由夹板之间的间隙泵入药油，让原有的布料吸上即可。

涂擦：把药油直接涂擦在患处。亦可在施行按摩手法时配合使用。

温经通络膏(《中医伤科学讲义》经验方)

[组成]乳香、没药、麻黄、马钱子各等量，饴糖或蜂蜜适量。

[功用]祛风止痛。

[主治]骨关节、软组织损伤肿痛，或风寒湿痹痛。

[用法用量]共为细末，饴糖或蜂蜜调成软膏，或凡士林调煮成膏，外敷患处。

十三画

新伤药水(《运动创伤学》)

[组成]黄芩 50g，生大黄、血通各 40g，三棱、莪术各 25g，黄柏、白芷、羌活、独活、川芎、川红花各 20g，延胡索 10g。

[功用]祛瘀消肿，清热解毒。

[主治]损伤初期，局部肿胀，发热，疼痛。

[用法用量]上药研为细末，混合均匀。用冷开水和少许蜂蜜调匀，根据损伤面积大小，油纸或纱布上，贴敷伤部。

腾药(《刘寿山正骨经验》经验方)

[组成]当归、羌活、红花、白芷、防风、制乳香、制没药、骨碎补、续断、宣木瓜、透骨草、川椒各等量。

[功用]活血散瘀，温经通络，消肿止痛，舒筋接骨。

[主治]骨折、脱位、筋伤及陈伤、痹症等适用熏洗者。

[用法用量]上药共为粗末，每用 120g 加入大青盐、白酒各 30g 拌匀，装入白布袋内缝妥，备用。

洗用：煎水熏洗患处。每日 2 次，翌日仍用原汤煎洗，如此复煎，可用数天。

腾用(即热熨)：用药两袋，干蒸热后轮换敷在患处，每次持续一小时左右，每日 2 次。用毕后药袋挂在通风阴凉处。翌日再用时，在药袋上洒上少许白酒，每袋可用 4～7 天。

雷击散(《急救经验良方》)

[组成]牙皂、防风各 9g，麝香 1.5g，朱砂、雄黄各 7.5g，辛夷、细辛、藿香、贯众、法夏、枯矾、薄荷、苍术、甘草各 6g，白芷、桔梗各 4.5g。

[功用]取嚏通关开窍。

[主治]各种急性病引起的呼吸衰竭，以及用于自缢、溺水、触电等的急救。

[用法用量]共研细末，每用少许吹入鼻内，使之喷嚏而来。必要时每隔 15～30 分钟重复 1 次。

十四画

熨风散(《疡科选粹》)

[组成]羌活、白芷、当归、细辛、芫花、白芍、吴茱萸、肉桂各等量，连须赤皮葱适量。

[功用]温经散寒，祛风止痛。

[主治]流痰，附骨疽及风寒湿痹症所致的筋骨疼痛。

[用法用量]药共为末，每次取适量的末，与适量的连须赤皮葱捣烂混和，醋炒热，布包，热熨患处。

参考文献

[1]邹克扬，贾敏．运动性损伤治疗[M]．北京：北京师范大学出版社，2008.

[2]邹克扬，贾敏．运动性疾病治疗[M]．北京：北京师范大学出版社，2009.

[3]崔瑾．针灸推拿学[M]．北京：中医古籍出版社，2003.

[4]岑泽波．中医伤科学[M]．上海：上海科技出版社，1985.